Grade 2	Grade 3	Grade 4
<3,000～2,000/mm^3	<2,000～1,000/mm^3	<1,000/mm^3
<1,500～1,000/mm^3	<1,000～500/mm^3	<500/mm^3
—	好中球数<1,000/mm^{3}で，かつ，1回でも38.3℃を超える，または時間を超えて持続する38℃以上の発熱	生命を脅かす；緊急処置を要する
ヘモグロビン<10.0～8.0 g/dL	ヘモグロビン<8.0 g/dL；輸血を要する	生命を脅かす；緊急処置を要する
<10.0～8.0 g/dL	<8.0～6.5 g/dL	<6.5 g/dL
<10.0～8.0 g/dL	<8.0～6.5 g/dL	<6.5 g/dL
<75,000～50,000/mm^3	<50,000～25,000/mm^3	<25,000/mm^3
>2.25～4.5 mg/dL	>4.5～15 mg/dL	>15 mg/dL
>90～150 U/L	>150～600 U/L	>600 U/L
>126～210 U/L	>210～840 U/L	>840 U/L
>69～115 U/L	>115～460 U/L	>460 U/L
>1.605～3.21 mg/dL	>3.21～6.42 mg/dL	>6.42 mg/dL
>1.185～2.37 mg/dL	>2.37～4.74 mg/dL	>4.74 mg/dL
タンパク尿 2+；尿タンパク 1.0 -<3.45 g/24 時間	尿タンパク ≧ 3.5 g/24 時間	—
>300～400 mg/dL	>400～500 mg/dL	>500 mg/dL
>300～500 mg/dL	>500～1,000 mg/dL	>1,000 mg/dL；生命を脅かす
>5.5～6.0 mmol/L	>6.0～7.0 mmol/L	>7.0 mmol/L
>11.5～12.5 mg/dL	>12.5～13.5 mg/dL	>13.5 mg/dL
—	<130～120 mmol/L	<120 mmol/L
—	<3.0～2.5 mmol/L	<2.5 mmol/L
<8.0～7.0 mg/dL	<7.0～6.0 mg/dL	<6.0 mg/dL
<1.2～0.9 mg/dL	<0.9～0.7 mg/dL	<0.7 mg/dL

アドヒアランスに着目した
経口抗がん薬
服薬支援マニュアル

編 集

川上 和宜
がん研究会有明病院薬剤部

堀 里子
慶應義塾大学薬学部医薬品情報学講座

松尾 宏一
福岡大学筑紫病院薬剤部

南山堂

執筆者一覧（執筆順）

櫻井 秀彦	北海道科学大学薬学部社会薬学部門薬事管理学分野
古田 精一	北海道科学大学薬学部社会薬学部門地域医療薬学分野
川上 和宜	がん研究会有明病院薬剤部
岡田 浩	京都大学大学院医学研究科社会健康医学系専攻健康情報学分野
松井 礼子	国立がん研究センター東病院薬剤部
島添 隆雄	九州大学大学院薬学研究院臨床育薬学分野
内山 将伸	福岡大学筑紫病院薬剤部
葉山 達也	日本大学医学部附属板橋病院薬剤部
郷 真貴子	大垣市民病院薬剤部
藤堂 真紀	埼玉医科大学国際医療センター薬剤部
三宅 知宏	伊勢赤十字病院薬剤部
土手 賢史	京都桂病院薬剤科
松尾 宏一	福岡大学筑紫病院薬剤部
佐藤 雄己	福山大学薬学部製剤物理化学研究室
有馬 純子	鹿児島大学医学部・歯学部附属病院薬剤部
林 稔展	福岡大学薬学部実務薬剤学教室
北田 徳昭	京都大学医学部附属病院薬剤部
阪田 安彦	広島市立広島市民病院薬剤部
南 晴奈	九州大学病院薬剤部
兒玉 幸修	長崎大学病院薬剤部
須藤 洋行	共創未来 太田薬局
亀岡 春菜	四国がんセンター薬剤部
鍛治園 誠	岡山大学病院薬剤部
鈴木 亘	がん研究会有明病院薬剤部
日置 三紀	滋賀医科大学医学部附属病院薬剤部
西郷 織江	順天堂大学医学部附属順天堂医院薬剤部薬務部

小林 一男	がん研究会有明病院薬剤部
高田 慎也	国立病院機構北海道がんセンター薬剤科
妹尾 啓司	広島市立広島市民病院薬剤部
小出 博義	滋賀医科大学医学部附属病院薬剤部薬剤部
中尾 正志	津久見市医師会立津久見中央病院薬剤部
原田 知彦	神奈川県立がんセンター医療技術部
佐野 元彦	埼玉医科大学総合医療センター薬剤部
宇佐美 英績	大垣市民病院薬剤部
吾妻 慧一	がん研究会有明病院薬剤部
渡邊 裕之	奈良県立医科大学附属病院薬剤部
中島 寿久	国立がん研究センター中央病院薬剤部
渡邊 裕之	九州大学病院薬剤部

序

　近年，標準療法と呼ばれるレジメンに経口抗がん薬が多く組み込まれ，臨床現場では多くの経口抗がん薬が使用されています．がん薬物療法は，入院して行う注射剤による治療が以前は主流でしたが，現在は外来で経口剤を使う治療が主流となりつつあります．薬剤師は，今まで適切な処方監査に基づき，処方通りの薬剤を処方通りの錠数，患者に渡すことが主な仕事でした．しかし，今後は「医薬品，医療機器等の品質，有効性及び安全性の確保等に関する法律」の改正により，調剤時に限らず，必要に応じて患者の薬剤の使用状況の把握や服薬指導を行う義務が法制化されることになる予定です．つまり経口抗がん薬を調剤した薬剤師は，経口抗がん薬のアドヒアランスを評価し，副作用発現時の対応について服薬指導を行うことが義務付けられるということです．経口抗がん薬のアドヒアランスを評価するといっても，どのようにやるのか，どういう点に注意するのかといった知識やスキルは多くの薬剤師に浸透していないのが現状です．

　そこで本書では，第1章にアドヒアランスの評価の考え方と，具体的にどのようにやるかを実践例を交じえて記載し，第2章，第3章でそれぞれの経口抗がん薬について，薬剤師が初回面談時，継続面談時に行うべきこと，アドヒアランスが保てない場合に行うことなどについて薬剤師目線で記載しています．

　本書は，「現場で使える書籍にするためには」という視点を大切にして製作に取り組みました．さらに，本書を読んだ現場の薬剤師と一緒に，よりよいものへ育てていきたいと考えています．本書を手に取った皆様からの多くの声を期待しています．

　当たり前ですが，外来治療での経口抗がん薬は，患者自身が自宅で指示された量を指示された期間内服しなければ安全かつ有効な治療はできません．薬剤師がいなければ，安全かつ有効な経口抗がん薬治療はできないと患者やほかの医療従事者から言われる環境を作っていくことを目標としています．その目標達成のために本書が貢献できればと切に願っています．

　　2019年10月

編者を代表して

川上 和宜

目次

第1章 アドヒアランス総論

服薬アドヒアランスの考え方
....（櫻井 秀彦／古田 精一） 2

経口抗がん薬のアドヒアランス評価方法 ....（川上 和宜） 17

アドヒアランスを高める行動科学
〜エンパワーメントを用いた実践例〜........（岡田 浩） 26

病院でのアドヒアランス評価と向上への取り組み事例
....（松井 礼子） 34

節薬バッグ運動におけるアドヒアランス評価と向上への取り
組み事例 ....（島添 隆雄） 42

第2章 複数のがん種で使用される抗がん薬

ティーエスワン®(S-1) ....（内山 将伸） 50

ゼローダ® ....（葉山 達也） 62

アフィニトール® ....（郷 真貴子） 77

ネクサバール® ....（藤堂 真紀） 89

タルセバ® ....（三宅 知宏） 102

スチバーガ® ....（土手 賢史） 112

ヴォトリエント® ....（松尾 宏一） 121

スーテント® ....（佐藤 雄己） 130

リムパーザ® ....（有馬 純子） 139

第3章 がん種別抗がん薬

【肺癌】

イレッサ® ....（林 稔展） 148

ジオトリフ® ....（北田 徳昭） 156

タグリッソ® ....（阪田 安彦） 162

アレセンサ® ....（南 晴奈） 171

ローブレナ® ....（林 稔展） 179

ジカディア®	（兒玉 幸修）	187
ビジンプロ®	（内山 将伸）	198

【乳癌】

ノルバデックス®	（須藤 洋行）	208
アリミデックス®	（須藤 洋行）	214
フェマーラ®	（亀岡 春菜）	220
アロマシン®	（鍛治園 誠）	227
イブランス®	（鈴木 亘）	236
ベージニオ®	（日置 三紀）	244

【大腸癌】

UFT®/ロイコボリン（ユーゼル）®	（西郷 織江）	253
ロンサーフ®	（小林 一男）	261

【泌尿器癌】

イクスタンジ®	（高田 慎也）	269
ザイティガ®	（妹尾 啓司）	277
カソデックス®	（小出 博義）	288
インライタ®	（中尾 正志）	297

【血液腫瘍：慢性骨髄性白血病】

グリベック®	（原田 知彦）	306
スプリセル®	（佐野 元彦）	317
タシグナ®	（宇佐美 英績）	325

【血液腫瘍：多発性骨髄腫】

レブラミド®	（吾妻 慧一）	334

【肝臓癌】

レンビマ®	（渡邊 裕之）	343

【悪性神経膠腫】

テモダール®	（中島 寿久）	353

【悪性黒色腫】

メキニスト®	（渡邊 裕之）	362
タフィンラー®	（渡邊 裕之）	370

患者指導資材一覧	379
索引	385

第1章

アドヒアランス総論

第1章 アドヒアランス総論

服薬アドヒアランスの考え方

がん患者と服薬アドヒアランス

　国立がん研究センターによる2007年の推計データによれば，日本人は生涯で2人に1人ががんに罹患するとされた．厚生労働省の2017年の患者調査では，悪性新生物の疾病種類別推計患者数は，入院で12万6千人，外来で18万4千人とされている．入院は2008年調査の14万1千人から11％ほどの減少に対し，外来は15万6千人から18％ほど増加している．このように，がんの治療は入院でなく，外来で行われることの方が多くなり，この傾向は今後さらに拍車がかかるものと思われる．

　これまで，がん患者の服薬アドヒアランスは比較的良好であると考えられてきた．後述する健康信念モデルに基づけば，がんは死という重大な脅威を認識させられる疾患であり，服薬遵守意識は極めて高いものと考えられてきたからである．例えば，WHO（2003）が公表したアドヒアランスに関する膨大な研究レビュー集では，第8章ががん領域に割り当てられているが，そこでの主たる対象は，抗がん薬ではなく緩和ケアである[1]．しかし，現在は経口の分子標的薬などの選択肢が広がり，WHO（2003）の公刊当時と異なる状況となっている．外来や在宅での治療が普及するに従い，副作用や既往の慢性疾患にまつわる諸問題や，家族や職場など周囲との関係性など，これまでとは異なる要因により，アドヒアランス低下などの事象が報告され始めている．

　本節で紹介するように，海外ではがんの種類，さらには経口抗がん薬の種類ごとでのアドヒアランスの評価研究，またレビュー論文もすでに複数報告されている．しかし，わが国ではこのような調査・研究の蓄積は発展途上にあり，今後の展開に期待される

服薬アドヒアランスの考え方

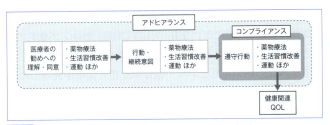

図1 アドヒアランスとコンプライアンスの概念の相違
(文献2より引用)

ところである．本書の刊行の目的もまさにそこにある．

ここで，服薬アドヒアランスの概念について整理しておこう．医学研究では，アドヒアランス（adherence）より先にコンプライアンス（compliance）の概念が広く普及し，医療従事者にも一般的な用語となった感がある．Compliance は応諾，追従，（法令などの）遵守などを意味し，adherence は固守，執着，忠実，支持という意味で用いられている．WHO（2003）は，コンプライアンスは「医療者の指示に患者が従っている程度」であるのに対し，アドヒアランスは「患者が，服薬，食事療法や生活習慣の改善，運動などに関して，医療者の勧めに自ら同意し，一致した行動をとっている程度」と定義している[1]．よって，アドヒアランスという医学上の概念のもとに，服薬や生活習慣の改善や，運動など健康行動に関連する下位概念が位置づけられ，服薬アドヒアランスや食事制限療法のアドヒアランスなど，それぞれ対象別に研究がなされている．

コンプライアンスとアドヒアランスの根本的な違いは患者の同意の有無であり，アドヒアランスが重視されるようになった背景には，患者が自身の疾患に対して，主体的・能動的に治療ならびに医療者と関わることが不可欠になったためとしている（図1）[2]．すなわち，薬物療法であれば，服薬の意義・必要性を理解して服用しようとした上で，適正かつ継続的に服薬できていればアドヒアランスは良好と言える．一方で，理解も自発性もない

第1章　アドヒアランス総論

が，医療者の指示にただ単純に従えている場合でも，コンプライアンスは良好ということになる．WHO（2003）がコンプライアンスという概念からアドヒアランスという概念への転換を主張しているように，抗がん薬という，副作用や相互作用が発現しやすく，かつ重篤なものとなりやすい薬物療法を考えるにあたっては，患者の理解や意志，態度が重要となる．

　がん患者の多くは，その病名を宣告された場合に，これまでとは大きく異なる感情を抱く．初めて死を意識することとなり，病気や治療を受容できなかったり，治療に対するそれまでとは異なる態度や行動をとったりすることが多くみられる．このため，ノンアドヒアランス（non-adherence）や患者自身の判断で用量を減らす過少アドヒアランス（hypo-adherence）のほかに，必要以上の用量を服用する過剰アドヒアランス（hyper-adherence）の問題も考慮しなければならない．Noens らは，慢性骨髄性白血病（CML）のイマチニブ服用患者の調査で，完全なアドヒアランス率はわずか14.2% に留まり，一部の患者には指示より多く服用する過剰アドヒアランスさえ認めらたと報告している[3]．他方で，類似の患者集団でも Marin らは，平均アドヒアランス率は98%［range：24 to 104］と報告している[4]．このように，アドヒアランスは，状況により同様の集団でも異なることが示され，さらには後述する変化のステージモデルのように，同じ患者でも時間の推移，病状や環境の変化によりアドヒアランスは変動する．特に経口抗がん薬には，特異的な副作用が出現したり，服用方法が複雑なものがあるなど，食事や生活面含め，より配慮が必要な薬剤が増えている．このため，患者にアドヒアランス上の問題が生じた場合，それは決して患者側の問題ではなく，そこに対応できていない医療者や医療システムの問題と考えるべきである．

患者のアドヒアランスを考える上で有用な理論モデル

ここでは，患者のアドヒアランスを考える上で有用な理論モデルを紹介する．なぜ理論や理論モデルを念頭にがん患者のアドヒアランスを検討することが有用なのであろうか．それは理論が，人が特定の健康行動をとるかとらないかなどの理由にアプローチでき，対処法や介入プログラムを検討する前に知るべきことを示し，患者に行動変容などをもたらす戦略を立案するヒントを与えてくれるからである．また，理論に基づいて対処法やプログラムを評価することで，モニタリングし，測定すべき指標を明らかにしてくれる．これによって，理論なしに思いつきや経験則のみで行われた対処法やプログラムよりも成果をもたらす可能性が高いからである．さらに，この理論を前提とした取り組みにより，経験則を裏付けたり，逆に新たな患者へのアプローチ法のエビデンスを見いだすきっかけになったりする可能性もある．そこでここでは，がん患者のアドヒアランスを考えるときに有用となる理論[5,6]と，それらに基づいた研究成果を紹介する．以下に代表的な理論モデルを年代順に示す．

∷ 1 健康信念モデル〔Health Belief Model〕（Rosenstock 1974）[7]

健康問題上の脅威（脆弱性，重大性）と脅威を避けることによる利益，行動の意思決定に影響する要因（障害，行動のきっかけ，自己効力感）の認知に焦点を当て，健康行動への影響をモデル化したものである（図2）．

第1章 アドヒアランス総論

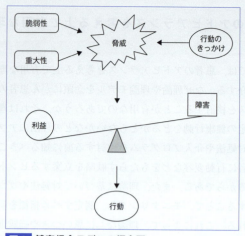

図2 健康信念モデルの概念図

(文献6より引用,一部改変)

- 自分がその状態になりやすいという信念(認知された脆弱性:perceived susceptibility)
- その状態が重篤な結果をもたらすという信念(認知された重大性:perceived severity)
- 行動をとることが脆弱性や重大性を減らすという信念(認知された利益:perceived benefits)
- 行動をとることのコストが利益よりも重くないという信念(認知された障害:perceived barriers)
- 行動を促す要因への曝露(例:テレビCM,医師からのがん検診の勧奨など)(行動のきっかけ:cue to action)
- 行動をうまく行う自分の能力の確信(自己効力感:self-efficacy)※後出,1988年以降追加

Grunfeldらは,健康信念モデルによる解析を試み,アドヒアランスの低い患者はタモキシフェンを服用しても何も得られないと

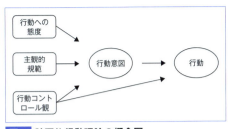

図3 計画的行動理論の概念図

(文献8より引用，一部改変)

の信念を有する割合が高かったのに対し，アドヒアランスが良好な患者はタモキシフェンが乳癌の発症を阻止するとの信念を有する割合が高かったと報告している．タモキシフェンを服用しない主な理由は副作用であり，タモキシフェンの服用忘れを防止する方法や服用時刻などは，アドヒアランスの良好／不良群で違いはなかった．ここから，患者に治療の目的を理解させる医療専門家の役割や，患者の症状管理，介入の改善策を考察している[8]．また，矢ヶ崎は，がん患者の質的研究を行ったところ，死の脅威や病状の不安が高まると，経口抗がん薬を"救世主"などと意味づけて確実に服薬し，反対に，死の脅威が和らぐ，あるいは治療による身体の害の懸念や薬を避けたい感情が高まると，自分の生活に関心が向き，故意に薬をスキップしたり，飲み忘れたりすることを繰り返していたと報告している[9]．

2 計画的行動理論〔Theory of Planned Behavior〕(Ajzen and Fishbein 1980)[10]

計画的行動理論は，人の行動の最も重要な決定因子は行動意図（behavioral intention）であるとし，個人の信念，態度，意図，行動，その行動へのコントロール感の関係性を説明する理論である（図3）．

Manningらは，計画行動理論に基づき，うつ病と治療計画を遵守する意図との間，およびうつ病と投薬計画への遵守の欠如との

第1章　アドヒアランス総論

間の関係を媒介するというエビデンスを提示している[11]．抑うつ症状は意図と服薬遵守の両方に有意に相関し，抑うつ傾向にある乳癌患者は治療計画を遵守する可能性が低いことを示した．

::3 変化のステージ（トランセオレティカル）モデル〔Stage of Change Model, Transtheoretical Model〕(Prochaska and DiClemente, 1982)[12]

これは，無関心期（precontemplation），関心期（contemplation），準備期（preparation），実行期（action），維持期（maintenance）の5つのステージを経て，健康行動が定着するという理論である．これら5つのステージを通じた行動変容と，そのステージに応じた動機と準備性（レディネス：readiness）を説明するモデルである．この5つの連続するステージのそれぞれの段階で，患者は異なる情報を必要とし，ステージに応じた介入方法が必要となる．さらに，患者は時間とともに各ステージを順に経るのではなく，遡ったりするなど，可逆的な動きをみせることも留意すべきである．

Krok-Schoen らは，北米の子宮頸癌の発生率と死亡率の高い地域で，一般の健康助言者による介入により，健診受診に向けての次のステージに進む割合が有意に高まることと，そこでの障壁（時間や費用）などを明らかにしている[13]．

::4 アドヒアランスの影響（または規程）要因とされる概念

これまでみてきたような，人の行動変容に関する理論モデルだけでなく，アドヒアランスの影響要因とされる概念についても多くの研究がなされてきた．その代表的なものとして，コントロール所在〔locus of control〕(Rotter 1966)[14]，自己効力感〔self-efficacy〕(Bandura 1977)[15]，ヘルスリテラシー〔health literacy〕(Nutbeam 2000, Kickbusch 2001)[16, 17]などがあり，それらに基づいて実証研究がなされたものを紹介する．

服薬アドヒアランスの考え方

a コントロール所在

これは，自分の健康を決定あるいは統制している所在が，内部（自己）にあるのか，または外部（他者）にあるのかを認識しているかによって，内部統制型と外部統制型に類別して考える概念である．このように分類して考えることで，患者の健康行動へのかかわりが把握しやすくなる[14]．内部統制型はアドヒアランスが良好な場合が多いが，他者・外部からの助言や支援の受容性が低くなる可能性がある．反対に外部統制型は他者・外部依存的であり，場合によっては運などで自分の状況を説明し自助努力を否定するなどの傾向がみられる．

b 自己効力感

自己効力感とは，ある状況下で自分は適切な行為を行うことができるという信念，あるいは自分の能力への確信であり，この自己効力感の高低が行動や目標の達成に影響するとされている[15]．

c ヘルスリテラシー

ヘルスリテラシーとは，健康な状態を維持・促進するために情報へアクセスし，理解し，活用する動機付けと能力を規定する認知的，社会的スキルを意味する[17]．ヘルスリテラシーは機能的（functional），相互作用的（interactive），批判的（critical）リテラシーという3つに類別されている[15]．機能的リテラシーとは読み書きなど，相互作用的リテラシーとはコミュニケーションにかかわるもの，批判的リテラシーとは批判的に情報を分析する能力とされている[16]．

コントロール所在と行動意図に基づいた実証研究では，対象乳癌患者131人中，55％にアドヒアランス不良時がみられ，年齢が若い，服薬に嫌悪感がある患者は特にその傾向がみられた．意図的に服用しなかった患者はコントロール所在の「内部」および「強力な他者」の次元が他群に比べ有意に低かったとしている[18]．

ヘルスリテラシーと自己効力感の概念を同時に扱った研究では，肺癌患者において，より高いヘルスリテラシーを有する患者

第1章　アドヒアランス総論

表　アドヒアランスの評価方法

	客観的	主観的
直接法	・Directly observed therapy (DOT) ・血中濃度 ・血中バイオマーカー	―
間接法	・ピルカウント ・処方歴等からの推定 Proportion of days covered (PDC) （処方日数／全日数） Daily medication adherence (DMA) （処方日数／受診間隔日数） Medication possession ratio (MPR) 等 （服用量／総処方量） ・電子モニタリング機器 Medication event monitoring system (MEMS) ・ドーズカウンター（吸入等） ・生理学的測定値（心拍数等）	・医療提供者と患者への服薬遵守行動の評価の質問 ・患者の自己報告 Drug attitude inventory (DAI-10/30) Morisky medication adherence scale (MMAS-4/8) Medication adherence rating scale (MARS) 等 ・患者の記録

（文献2より引用）

がより高いレベルの自己効力感を有する可能性が高く，そしてより良好なアドヒアランスを保つことが示された[19]．

　コントロール所在と自己効力感に着目したシステマティックレビューでは，高レベルの自己効力感および内部コントロール所在は，アドヒアランスを促進することが見いだされている[20]．

一般的な服薬アドヒアランスの評価方法

　ここでは第2節「経口抗がん薬のアドヒアランス評価方法」に先立ち，一般的な服薬アドヒアランスの評価方法について解説する．

　服薬アドヒアランスの評価方法は，①客観的か主観的か　②直接法か間接法か　の主に2つで大別できる（**表**）[2]．

　客観的な直接法には，喘息などの直接監視下療法（directly

10

observed therapy：DOT）や生化学的な測定値などがある．皆，正確であるメリットがある一方，コストや労力，患者負担などのデメリットが大きく，常時活用することは困難である．このため，医療現場では間接法が主流となっている．

間接法では，客観的な評価法としては，ピルカウントのほか，処方歴からの推定（PDC，DMA，MPR など）やモニタリング機器（MEMS，ドーズカウンターなど）などで測定する方法がある．

海外の経口抗がん薬の調査研究には，MEMS などを用いたものが複数ある[4,21,22]．同じく間接法でも主観的な評価法には，医療提供者と患者への服薬遵守行動の評価の質問やインタビュー，質問票や尺度を用いた患者の自己報告（self-report）や記録（日誌など）などがある．

客観的法では，ピルカウントでは患者による廃棄や隠ぺい，処方歴からの推定では薬局が固定化されていない場合などでの情報の分散，モニタリング機器利用ではコストなど，それぞれ課題がある．また，主観的方法も医療者，患者共にバイアスや過大推定など，これもまた課題が考えられる[1]．しかし，本来のアドヒアランスは，WHO（2003）の定義にもあるように，患者の同意など意識・態度が反映されるべきであることから，主観的な間接法，特に患者からの回答がアドヒアランの評価として重要となる．

このため，患者の自己報告に関しては，海外では多くの尺度が開発され（DAI-10/3[23]，MMAS-4 /8[24,25]，MARS[26]など），信頼性・妥当性が検証されている．わが国でも DAI-10 や MMAS-4 などが研究に用いられている[27,28]．しかし，国内ではアドヒアランスを対象と記されていても，実際にはコンプライアンス（服薬遵守）に関する評価指標のみで行われた研究が多く[29]，本来の定義に則したアドヒアランスで評価している報告は少ない．また，これまでみた通り，服薬アドヒアランスの把握にはそれぞれ一長一短があることから，複数の評価法を併用することが望ましいと考えられる．

第1章　アドヒアランス総論

アドヒアランスに関与する要因と先行研究を参考とした対処法

　WHO（2003）の膨大な研究レビューの中で，アドヒアランスを規定するものは患者関連要因（patient-related factors），体調・病状関連要因（condition-related factors），治療関連要因（therapy-related factors），医療チームまたは医療システム関連要因（health care team and system-related factors），社会・経済的要因（social and economic factors）の大きく5つがあるとしている．これまでの研究や医療現場における経験則からは，国内でも患者関連要因[30]や体調・病状関連要因，治療関連要因はさまざまに検討されてきており[31,32]，先に紹介した理論モデルも主にこれらに焦点が当てられていた．しかし，WHO（2003）は，医療チームまたは医療システム関連要因と社会・経済的要因にも着目しており，これらは他の要因と密接に関連していると考えられることから，患者のアドヒアランスの問題を検討する上では，複数の要因を踏まえて考える必要があり，単に服薬しているかどうかの問題でないことを示唆している．以下，これからさらに重要となる地域のチーム医療や，家族の支援や経済的な問題に関連して，医療システム関連要因と社会・経済的要因に関する研究成果を概観しておく．

⁑ 1　医療チームまたは医療システム関連要因

　WHO（2001）はがん患者にとって，がんは慢性疾患の面もあるという事実に配慮した保健医療システムが必要だとしており[33]，McGradyらは，思春期・若年成人（AYA）世代（15歳〜30歳前後）のがん患者のアドヒアランスについても，成人慢性疾患患者向けに経験的に支持されてきた服薬支援モデルが有用であるとしており，がんの特殊性にのみ着目しすぎることでの問題点を指摘している[34]．また，医療者側からのモバイルICTやアプリの活用の提案により，患者のセルフケア意識の向上やアドヒアランス改

12

服薬アドヒアランスの考え方

善の可能性，さらには訪問看護師にもメリットをもたらすという報告もある[35,36].

　国内では，副作用モニタリングとアドヒアランス改善のためのテレフォンフォローアップ[37]や，薬薬連携での「お薬伝言板ツール」[38]や「がん化学療法レジメンラベル」[39]，「病薬連携連絡票」の活用[40]，これらを有機的に活用した取り組み[41]の有用性なども報告されており，今後も地域の特徴に則したさまざまな取り組みが期待される.

::2　社会・経済的要因（social and economic factors）

　ここでは，WHO（2003）以降も，家族の関係性がアドヒアランスに与える影響[42]や，経済的要因[43,44]がアドヒアランスに影響することが報告されており，国内でも日本病院薬剤師会作成の事例集で，先の医療チームまたは医療システム関連要因だけでなく社会・経済的要因がアドヒアランスに影響するという研究成果が掲載されている[45].

　以上，本節では服薬アドヒアランスの考え方について概説してきた．今後，経口抗がん薬による治療がさらに普及することは確実であり，このことはがん治療が自宅で行われ，患者が治療の主体者となることを意味する．そのため，この患者を支援するのは地域の薬局や病院の薬剤師である．死の恐怖，副作用の苦痛，家族や経済的な問題に直面する患者に対しては，薬学的管理だけでなく，精神面や生活面，経済合理性を考えた対策や支援を含む全人的支援が必要となる．そのためには，治療薬や病態，病状の知識のみならず，患者家族も巻き込んだチームとしての多くの創意工夫と，理論的背景に基づいた取り組みによる，患者一人ひとりに適応した PDCA サイクルの構築が必要となる.

第 1 章　アドヒアランス総論

■ 引用文献

1) World Health Organization：Adherence to long-term therapies：evidence for action. Geneva, Switzerland：WHO Library Cataloguing-in-Publication Data.2003. 〈http://www.who.int/chp/knowledge/publications/adherence_report/en/〉

2) 櫻井秀彦：服薬アドヒアランスの考え方と評価方法. 薬局, 68：13-19, 2017.

3) Noens L, et al：Prevalence, determinants, and outcomes of nonadherence to imatinib therapy in　patients with chronic myeloid leukaemia：the ADAGIO study. Blood, 113：5401-5411, 2009.（PMID：19349618）

4) Marin D, et al：Adherence is the critical factor for achieving molecular responses in patients with chronic myeloid leukaemia who achieve complete cytogenetic response on imatinib. J Clin Oncol, 28：2381-2388, 2010.（PMID：20385986）

5) 福田吉治ほか：日本語版　一目でわかるヘルスプロモーション：理論と実践ガイドブック.（Theory at a Glance：A Guide for Health Promotion Practice, second edition）, 国立保健科学院（National Cancer Institute）, 2008.

6) 松本千明：医療・保健スタッフのための　健康行動理論の基礎　生活習慣病を中心に. 医歯出版, 2002.

7) Rosenstock IM：Historical originzs of the health belief model. Health education monographs, 2：328-335, 1974.

8) Grunfeld EA, et al：Adherence beliefs among breast cancer patients taking tamoxifen. Patient education and counseling, 59：97-102, 2005.（PMID：16198223）

9) 矢ヶ崎香：経口抗がん薬治療を受ける　再発・転移性乳がん患者の服薬に関する経験. 日本がん看護学会誌, 30：81-89, 2016.

10) Ajzen I, et al：Understanding attitudes and predicting social behaviour. Englewood Cliffs, NJ：Prentice-Hall. 1980.

11) Manning M, et al：Depression and medication adherence among breast cancer survivors：bridging the gap with the theory of planned behaviour. Psychology Health, 26：1173-1187,2011.（PMID：21929477）

12) Prochaska JO, et al：Transtheoretical therapy：towards a more integrative model of change., Psychotherapy：theory, research and practice, 19：276-288, 1982.

13) Krok-Schoen JL, et al：Evaluating the stage of change model to a cervical cancer screening intervention among Ohio Appalachian women. Women & health, 56, 468-486,（2016），（PMID：26479700）

14) Rotter J B,：Generalized expectancies for internal versus external control of reinforcement. Psychological monographs：General and applied, 80：1-28, 1966.

15) Bundura A,：Self-efficacy：Toward a unifying theory of personality change. Psycho-logical Review, 84：191-215, 1977.

16) Nutbeam Don,：Health literacy as a public health goal：a challenge for contemporary health education and communication strategies into the 21st century. Health Promotion International, 15：259-267, 2000.

17) Kickbusch IS,：Health literacy：addressing the health and education divide. Health promotion international, 16：289-297, 2001.（PMID：11509466）

18) Atkins L, et al：Intentional and non-intentional non-adherence to medication amongst breast cancer patients. European Journal of Cancer, 42：2271-2276, 2006..

19) Rust C F, et al：Medication adherence skills training for African-American breast cancer survivors：the effects on health literacy, medication adherence, and self-efficacy. Social work in health care, 54：33-46, 2015.（PMID：25588095）

20) Nafradi L, et al：Is patient empowerment the key to promote adherence? A

systematic review of the relationship between self-efficacy, health locus of control and medication adherence. PLoS one, 12：e0186458, 2017.（PMID：29040335）

21）Lau RC, et al：Electronic measurement of compliance with mercaptopurine in paediatric patients with acute lymphoblastic leukaemia. Med Pediatr Oncol, 30：85-90, 1998..

22）Waterhouse D M, et al：Adherence to oral tamoxifen：a comparison of patient self-report, pill counts, and microelectronic monitoring. Journal of Clinical Oncology, 11：1189-1197, 1993.（PMID：8501505）

23）Hogan TP, et al：A self-report scale predictive of drug compliance in schizophrenics：reliability and discriminative validity. Psychol. Med, 13：177-183, 1983.（PMID：6133297）

24）Morisky DE, et al：Concurrent and Predictive Validity of a Self-Reported Measure of Medication Adherence.Medical Care, 24：67-74, 1986.（PMID：3945130）

25）Morisky DE, et al：Predictive Validity of a Medication Adherence Measure in an Outpatient Setting. The Journal of Clinical Hypertension, 10：348-354, 2008.（PMID：18453793）

26）Thompson K, et al：Reliability and validity of a new Medication Adherence Rating Scale（MARS）for the psychoses. Schizophr Res, 42：241-247, 2000.（PMID：10785582）

27）玉地亜衣ほか：精神科病院における患者の服薬アドヒアランス向上に向けた薬剤管理指導業務の構築．薬学雑誌，130：1565-1572，2010.

28）神島滋子ほか：通院脳卒中患者の服薬行動に関する要因の検討　アドヒアランスの視点から．日本看護科学会誌，28：21-30，2008.

29）山本知世ほか：服薬アドヒアランスの評価に関する国内文献レビュー．日本赤十字広島看護大学紀要，16：57-65, 2016.

30）木村美智男：がん薬物療法における薬学的介入の指標構築に関する研究．薬学雑誌，136：1379-1384, 2016.

31）井沢知子ほか：がん治療後のリンパ浮腫をもつ患者における複合的治療のアドヒアランスの概念分析．日本看護科学会誌，38：169-175, 2018..

32）塩野義製薬株式会社：「患者のつらさ実態調査」＜http://www.shionogi.co.jp/static/tsurasa1503.pdf＞

33）Innovative care for chronic conditions. Building blocks for action：World Health Organization, 2001.

34）McGrady ME, et al：Medication adherence decision-making among adolescents and young adults with cancer. European Journal of Oncology Nursing, 20：207-214, 2016.（PMID：26372619）

35）Ali EE, et al：Patients' perception of app-based educational and behavioural interventions for enhancing oral anticancer medication adherence. Journal of Cancer Education, 33：1306-1313. 2018.（PMID：28707206）

36）Pereira-Salgado A, at al：Mobile health intervention to increase oral cancer therapy adherence in patients with chronic myeloid leukemia（The REMIND System）：clinical feasibility and acceptability assessment. JMIR mHealth and uHealth, 12：e184, 2017.（PMID：29212628）

37）鈴木真也ほか：薬剤師の介入によるソラフェニブの手足皮膚反応のリスクと服薬アドヒアランスの改善度の評価．医療薬学，37：317-321, 2011.

38）河添仁ほか：S-1における外来処方せんを利用した双方向性の情報共有の取り組みとその評価．医療薬学，40：441-448, 2014.

第1章　アドヒアランス総論

39) 佐藤由美子ほか：がん化学療法レジメンラベルとレジメンワークシートを用いた保険薬局への情報提供とその利用状況に関する実態調査．医療薬学，41：471-479，2015．

40) 壁谷めぐみほか：がん患者・保険薬局薬剤師のアンケート調査結果に基づいて作成した病薬連携連絡票．医療薬学，41：275-282, 2015．

41) 吉留実慧子ほか：保険薬局による電話連絡とトレーシングレポートを利用した経口抗がん剤服用外来患者に対する情報提供方法の確立．医療薬学，42：476-482, 2016．

42) Butow P, et al：Review of adherence-related issues in adolescents and young adults with cancer. Journal of Clinical Oncology, 28：4800-4809, 2010.（PMID：20212260）

43) Holle L. M.：The role of the community pharmacy team in assisting patients receiving oral anticancer medications, DrugTopic, 59-69, 2016.

44) Altice CK, et al：. Financial hardships experienced by cancer survivors：a systematic review. J Natl Cancer Inst, 109：pii, 2016.（PMID：27754926）

45) 日本病院薬剤師会：外来患者への薬剤師業務の進め方と具体的実践事例Ver.1.0.2018．＜http://jshp.or.jp/cont/18/0219-2.pdf＞

第1章　アドヒアランス総論

経口抗がん薬の
アドヒアランス評価方法

がん薬物療法における
経口抗がん薬の立ち位置と臨床上の問題点

　がん薬物療法は注射薬がほとんどであったが，近年，分子標的薬を中心に経口抗がん薬が多くのがん種の標準療法として使用されるようになってきている．非小細胞肺癌（Ⅳ期）でEGFR遺伝子変異陽性の一次治療ではオシメルチニブの投与が『肺癌診療ガイドライン2018年版』では推奨されている．さらに，切除不能進行・再発胃癌に対しては，オキサリプラチンを含む併用化学療法としてカペシタビンの併用（CapeOX）療法とS-1との併用（SOX）療法が推奨度2として『胃癌治療ガイドライン第4版』で記載されている．また，乳癌に対するホルモン療法では，アナストロゾールを10年間1日1回内服することが標準療法とされている．カペシタビンやS-1は休薬期間があることや，コースの途中で1回服用量が変わる可能性があり，患者が自宅で適切に内服することが必要である．一方，アナストロゾールは長期間にわたり確実に薬を内服することが必要である．これら内服薬を含むがん薬物療法での治療成功のキーポイントは，患者が自宅で適切に内服薬を服用できるかということである．

　さらに，経口抗がん薬は食事の影響を受ける薬剤がある．腎細胞癌に対して使用されるパゾパニブは，食前1時間から食後2時間は内服を避けるよう用法に記載されており，食事とともにパゾパニブを内服するとパゾパニブのAUCが増加し，副作用が増強する可能性が高い．前立腺癌に対して用いられるホルモン系抗がん薬のアビラテロンも空腹時に内服することが用法に記載されている．これらの経口抗がん薬は，薬を飲んでいるかの確認以外に

17

第1章　アドヒアランス総論

も，内服しているタイミングを確認しないと治療が上手くいかない．

　しかし，外来診療では多くの患者を医師と外来看護師のみで担当していることが多く，経口抗がん薬のアドヒアランス評価を十分に行っているとは言えない現状である．患者はそれぞれ生活様式が異なるので，1日1回空腹時投与といっても朝食前に内服するか，就寝前に内服するか，別のタイミングがよいかなどは一概に言えない．治療継続していく中で，患者が継続して経口抗がん薬を内服できるよう，薬と食事の影響や他の薬との相互作用回避など調整していくことは薬剤師が得意とするところであるが，経口抗がん薬を調剤しわたすだけの対応となっていることが多い．

　そのためにもまずは，経口抗がん薬のアドヒアランス評価を行うことが重要である．特に経口抗がん薬は，降圧薬や高脂血症治療薬などの生活習慣病治療薬と比較して，アドヒアランスは高いことが知られており，経口抗がん薬は副作用で薬を服用できない場合が多い．経口抗がん薬のアドヒアランスを評価することで，経口抗がん薬を服用できるように支持療法薬を提案することや，抗がん薬を減量することを通じて副作用マネジメントにつながる．

経口抗がん薬のアドヒアランス評価方法

　世界保健機関（WHO）のガイドラインには，アドヒアランスの評価方法のゴールドスタンダードはないと記載されている[1]．しかし，患者が内服薬を飲んでいるかを確認する方法は，先行研究でいくつか述べられている．薬剤師が面談時に「薬を飲みましたか？」と聞いただけでは患者は内服薬を飲んでなくても「はい」と答えることが多い．薬の専門家である薬剤師は，スキルを持って内服薬のアドヒアランスを評価する．ここではその方法について確認方法と注意点について述べる．

　大きく分けて客観的評価方法と主観的評価方法がある．客観的

18

経口抗がん薬のアドヒアランス評価方法

評価方法の方が，主観的評価方法よりも客観性が高いと言えるが，現在，薬剤師がアドヒアランスの評価自体を臨床現場では行えていないことが多いので，主観的方法であっても現実的に実施できる方法を実践することが重要である．

1 客観的評価方法

a Pill counts

概要：服用した錠剤のシートの殻などを確認する方法である．診察日や患者が薬局に来た時に，内服済みの錠剤シートや，飲めなかった薬自体を持参してもらいアドヒアランスを評価する．空シートや残薬で評価するので客観性は高い．

具体的方法：経口抗がん薬での治療開始時に，服用した空のシートや残薬を次回に持参するよう説明する．患者負担になるので，持参してもらった空シートは病院や薬局で廃棄する．

注意点：飲めなかった経口抗がん薬は次回使用するので，それを確認するために残薬を持参するように伝えるとスムーズにいくことが多い．特に，経口抗がん薬は高価であるので患者に経済的な負担が減ることを伝えると効果的である．抗がん薬曝露の視点より，空シートを持参してくる場合はチャック付きのビニール袋に空シートを入れることも考慮する．

b 処方日数による評価（medication possession ratio: MPR）

概要：総治療可能期間に対して，患者に薬が処方された期間の割合を示す．この方法は後ろ向きにアドヒアランスを評価する時に使用される．研究で用いられる方法である．処方日数のみで評価するので，経口抗がん薬を服用できなかった理由などはわからない．

具体的方法：患者に薬が処方された期間 / 総治療可能期間として計算する．例えば，90 日間で高血圧薬の薬が何日処方されたかを後ろ向きに調査する．追跡期間を 90 日として，75 日高血圧薬が処方されていた場合は，MPR=75/90=0.83 となる．

注意点：患者が，薬が余っていると伝えた場合にしか処方日数に

第1章　アドヒアランス総論

は反映されない．ノンアドヒアランスの理由はわからないのであくまで後ろ向き研究的である．一般的には 0.8 以上でアドヒアランス良好といわれている．

c 電子機器を用いたモニタリング方法

（medication event monitoring system: MEMS®）

概要：薬が入っているボトル開口部に，ボトルを開口した日時を記録できるマイクロプロセッサを備えたシステムである．ボトルを開口した日時をデータで分析できる．アドヒアランス評価において客観性が高く，欧米を中心にアドヒアランスの研究で多く使用されている．

具体的方法：センサー付きの薬ボトルを患者にわたし，その薬が空になったら薬ボトルを回収する．回収した薬ボトルについているセンサーよりデータを解析する

注意点：日本においてボトルで払い出す薬は少なく，またこのシステム自体が高価であり現状では実施は難しい．薬ボトルを開けた日時はわかるが，1回の服用量は計測できない．カペシタビンや S-1 など1回に複数錠を内服する薬には適していない．

2 主観的な評価方法

a Self-report（自己報告）

概要：患者自身による報告に基づく評価方法である．口頭で確認するより書面の記録で確認することにより，客観性を高めることができる．アドヒアランスに関する臨床研究の多くは Self-report によるものである．ホーソン効果があることを理解し対応する．

具体的方法：経口抗がん薬治療を開始する時に治療日誌をわたし，その日誌に毎日の服用状況を記載するよう指導する．患者がより記載してくるような工夫としては，治療日誌に副作用などが発現して経口抗がん薬を使用できなかった場合には，その副作用に対する支持療法を医師に提案するなど，マネジメントを行うことである．経口抗がん薬は多くの場合，製薬メーカーが治療日誌を作成しているのでそれを用いる．記載してきたことを誉めるこ

と，その記載で副作用により経口抗がん薬が使用できない時には，その理由を明らかにして抗がん薬の減量なども含めたマネジメントを行うことが重要である．

注意点：この方法は患者による報告である．来院時，薬局に来る前に慌てて3週間分の記録を記載する患者もいる．同じ筆圧，筆跡でないかなども確認する．また，経口抗がん薬を飲んでない日があっても，そのことを責めない．できていることを誉めて承認し，経口抗がん薬を飲めなかった理由を引き出すことを意識する．

---

memo ✏ **ホーソン効果**

注目を浴びることで，相手の期待に応えたい心理的行動によって好結果を出す効果のこと．医療者の期待に応えようと思い，薬を飲んでいないのに，飲んでいると答えてしまう．

---

b **Morisky medication adherence scale（MMAS）**

概要：Morisky により開発されたスケールであり，4項目の質問（表1，MMAS-4）と8項目からの質問票（MMAS-8）からなる[2]．MMAS は，高血圧患者の服薬アドヒアランス尺度として開発された．よって，AIDS や糖尿病など長期間内服薬を継続する必要な領域を想定されている．海外のアドヒアランスに関する臨床研究で多く用いられている．

具体的方法：MMAS-4（表1）を患者にみせて合計の点数で評価を行う．

注意点：MMAS は，継続して内服する治療に対して開発されたスケールで，休薬期間のある経口抗がん薬には適さない．このようなアンケート形式では，匿名で行われる場合に患者は最も正直に回答する可能性があるといわれている[3]．

第1章　アドヒアランス総論

表1 Morisky medication adherence scal-4（MMAS-4）

| 1. あなたはこれまで薬を飲み忘れたことがありますか？ |
| 2. あなたはうっかり薬を飲む時を忘れることがありますか？ |
| 3. あなたは具合が良い時に薬を休んでしまうことがありますか？ |
| 4. 薬を飲んでいて具合が悪い時，飲むのをやめますか？ |

まったくない / ほとんどない　4
たまに　　　　　　　　　　　3
時々　　　　　　　　　　　　2
しょっちゅう　　　　　　　　1
いつも　　　　　　　　　　　0　として点数化

経口抗がん薬の過量服用，飲み忘れ時の対応（表2）

1　過量服用時の対応

　患者が経口抗がん薬を過量投与したことが発覚した時は，カペシタビンなどの殺細胞性抗がん薬，オシメルチニブやアキシチニブなどの分子標的薬かアナストロゾールなどのホルモン剤なのかを聞き取る．また，過量服用も2倍なのか，10倍なのかで緊急度が異なる．実臨床で1回1錠の分子標的薬を1回1シート（10錠）内服したケースも経験している．客観的事実を確認することが重要なので，1回に何錠内服したのかを確認する．多くは患者の訴えである場合が多いが，内服した空シートや残った薬剤数から確認するとより客観性が高くなる．特に，臨床現場で多く使用されるカペシタビンやS-1は1回服用量が2～7錠であるので，1回服用量を客観的に評価する．

　次に，殺細胞性抗がん薬や分子標的薬の過量投与時には，その情報を知った時点で主治医に連絡し対応を協議する．一方，ホルモン剤であれば，1回分を内服するべきところ2～3回分内服した程度であれば次回診察日で対応可能な場合が多い．内服後にその薬剤の副作用症状をモニターし，副作用が発現していなければ次回診察時に医師に伝えるように説明する．

経口抗がん薬のアドヒアランス評価方法

表2 経口抗がん薬の過量・過少服用を発見した時の対応

	経口抗がん薬の分類	薬剤師のAction 〜まずは評価を行う〜	薬剤師として考えるべきこと	薬剤師のAction 〜対応策〜
過量服用	・殺細胞性抗がん薬 ・分子標的薬	1回に飲んだ服用量を確認する. 自宅にある薬の殻を持参もしくは, 残っている残薬数を確認	過剰服用した抗がん薬の特徴的な副作用が発現する可能性が高い	直ちに ・病院に連絡する ・病院受診を勧める
	ホルモン剤		2〜3回分を1度に服用したことであれば他の抗がん薬に比較して, 副作用の発現は高くない	次回診察時に ・その分の残薬がないことを診察時に申し出るよう説明
過少服用	・殺細胞性抗がん薬 ・分子標的薬 ホルモン剤	過少服用となった原因を聞き出し, それぞれに対応する		
		パターン① 飲み忘れ	外食があり飲み忘れた	患者の飲み忘れをしやすいパターンを把握し, 本人にフィードバックする
			検査（CT検査など）があり飲まなかった	飲まなかった残薬を, 次回診察時に病院に持参するよう説明
		パターン② 意識して飲まなかった	副作用で（副作用を心配して）飲まなかった	・副作用で無理して飲まなかった場合は, その判断が正しいことを伝える →医師に抗がん薬の減量提案 ・副作用が心配で飲まなかった場合は, 再度説明. すべての人に副作用が発現するという誤解を解く
			治療の必要性を理解していない	・治療意義を説明. 担当医にフィードバックを行い, 共に治療意義を説明する

第1章 アドヒアランス総論

∷2 過少服用時の対応

経口抗がん薬の過少内服が発覚した場合には，すぐに病院に受診する必要はない．逆に焦って2回分を飲まないように説明する．過少服用が発覚した場合には，患者と面談しその理由を確認し，想定されるパターン別に解説する．

a 飲み忘れ

飲み忘れの場合，外食していてその後に服用するのを忘れた，検査があって検査前は飲食禁止だったので経口抗がん薬の内服も中止したといったことは日常臨床でもよく遭遇する．これらの場合は，特に対応は必要なく飲み忘れた日や回数を確認し，次回受診時に残薬を持参し医師に処方調整してもらうことを説明する．

患者それぞれに生活パターンがあるので，どのようなパターンで飲み忘れるのかを把握する．飲み忘れたことを責めるのではなく，その理由を聞き出すことを意識して対応する．注射剤と経口抗がん薬の併用レジメンでは，治療当日は朝から来院し点滴終了後に疲れてそのまま帰宅し夕方飲み忘れるというパターンもある．目の前の患者が飲み忘れを繰り返すようであれば，そのパターンを患者にフィードバックし対策を患者と共に考える．

b 意識して飲まなかった

患者が副作用を心配して意識して飲まなかった場合は対応が必要となる．経口抗がん薬を飲まなかったことを責めるのではなく，なぜ飲まなかったのかを明らかにし対応するという視点を持ち，患者より聞き出すことに焦点を絞る．初回導入時に薬剤師が副作用を説明することにより，患者が過度に副作用を心配して意識的に経口抗がん薬の服用をしていない場合がある．その場合は再度説明を行い，副作用は全員に発現することではないこと，支持療法薬で副作用は対策可能であることなどを説明し，経口抗がん薬は服用しないと効果が出ないことをくり返し伝える．よって，初回説明だけでなく，継続して患者と面談し経口抗がん薬のアドヒアランスを評価する．

中には，治療の必要性を感じていない，治療を希望してなく患

者が経口抗がん薬を内服しない場合もある．この場合も同様に，患者がなぜそのように考えているのかを引き出すことを意識する．副作用の発現率が多い抗がん薬治療は，通常，医師からの説明と患者の同意により開始される．薬剤師の説明だけで対応ができない場合は，医師や看護師と連携する．このような患者ではイベントがあるごとに，治療意義について質問してくることが多いので，医師との情報共有が必要である．

■引用文献

1) World Health Organization：Adherence to long-term therapies：evidence for action, p18, 2003.
2) Morisky DE, et al：Medical Care, 24：67-74, 1986.（PMID：3945130）
3) Kane JM：J Clin Psychiatry, 67（Suppl 5）：9-14, 2006.（PMID：16822091）

第1章　アドヒアランス総論

アドヒアランスを高める行動科学
～エンパワーメントを用いた実践例～

　薬物療法の効果を十分に発揮するためには，服薬アドヒアランスが良好であることは欠かせない．何らかの理由で，患者の治療意欲が十分でなかったり，例え意欲があっても，服薬に障害や患者の思い違いがあるなど，さまざまな理由によってアドヒアランスは低下する[1]．医療者が薬物療法についてのコンサルテーションを患者に行うことは，服薬アドヒアランスを良好にし，治療成績を向上させる[2-4]．

　近年，医療者が決めた治療方針に患者が従うモデルであるコンプライアンスやアドヒアランスという考え方から，治療方針を決めるプロセスやアウトカムに患者も参画し責任を負うというコンコーダンスという概念が広まっている[5]．コンコーダンスにおいて，患者 - 医療者関係が双方向性であることが一つの大きな特徴であるが，このコンコーダンスが薬物療法についての考え方であるのに対して，糖尿病療養全般における基礎的な理念として提唱されたのがエンパワーメントである[6]．

　本節ではまず健康行動科学から，健康信念モデルを紹介し，服薬アドヒアランスを例に解説する．その後，エンパワーメントについても紹介し，最後に，その経口抗がん薬治療における応用例について考える．

健康行動科学：健康信念モデル

　健康信念モデルは，患者の治療意欲を「危機感」と「メリット・デメリットのバランス」で説明する（**図**）[7,8]．がん患者の場合，告知を受ければほとんどの場合，すでに危機感は十分高まっている．そのため，医療者が治療のメリットとデメリットを明確にす

アドヒアランスを高める行動科学〜エンパワーメントを用いた実践例〜

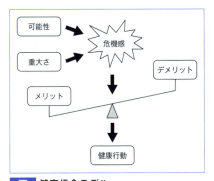

図　健康信念モデル
患者は危機感が高まると，行動変容を起こすメリットとデメリットを考え始める
（文献1, 2より著者作成）

ることで，治療への意欲を大きく変化させる．

　健康信念モデルを使って服薬アドヒアランスへの影響を考える場合，例えば，患者の「危機感」が十分に高まっていないと感じたら，病状や将来の可能性などについての説明を行うことがまず必要になる．すでに将来の病気についての可能性や重大さを理解し「危機感」が高まっている場合，患者への説明は，薬物治療に対する「デメリット」（服薬の手間や想定される副作用など）よりも治療の「メリット」が大きいと理解してもらうことが重要ということになる．

　薬剤師が経口抗がん薬の説明を行う場合，患者の病気への「危機感」は十分高いことが予想される．そのため，まず患者の治療への考えや気持ちを聞いて患者の「危機感」の程度を確認した後，服薬による「メリット・デメリット」のバランスについて説明を行う．薬物療法のメリットを明確にすることだけでなく，副作用のような一見デメリットであっても，そのタイミングや対処方法などを説明することで患者の不安を和らげることができ，服薬アドヒアランスを高めることにつながる．つまり，「デメリット」を減らすのは，副作用の起こるタイミング・期間とその対処

第1章　アドヒアランス総論

方法をあらかじめ伝えておくことで患者の不安を減らすというようなことであり，「メリット」を上げることは，薬物治療後に予想される検査結果の改善などについて，具体的に説明することにあたる．

エンパワーメント5つのステップ

　ミシガン大学のアンダーソン博士らは，「患者が糖尿病を自己管理するために，医療者は患者自身の潜在能力を見つけ出し，使用できるように援助する」とし，この理念をエンパワーメントと名付けた[6]．現在，エンパワーメントは，糖尿病療養指導の基礎的な概念とされているが，糖尿病以外の慢性疾患患者であっても，医療者－患者関係が変わることで，患者の治療意欲の向上につながることは十分に考えられる．

　エンパワーメントにおいて医療者は，患者が療養行動を継続できるように支援できる良好な関係性を築くことを基本条件としている．これは，「エンパワーメント実施のための5つのステップ」として紹介されており，「1．問題を明らかにする」「2．感情を明らかにする」「3．目標を設定する」「4．計画を立てる」「5．結果を評価する」というステップをくり返す（**表1**）．

　医療者は，一方的に教育・指導するのではなく，患者に質問をすることで，患者の抱える疑問や問題を明らかにし，改善する計画をともに立てる．このプロセスをくり返すことで，患者が主体的に考え，治療に取り組むように促している．逆に，医療者が一方的に教育・指導することは，患者の治療への意欲を削ぐだけでなく，治療の主体は医療者で患者ではないというメッセージを患者に伝えることになる．そうなると患者は次第に主体的に自分自身の治療を考えることをしなくなってしまう．

　また，エンパワーメントで重要視していることに「2．感情を明らかにする」点がある．多くの場合，患者の行動を決めているのは，「理屈」ではなく「感情」である．患者の治療に向き合う気

アドヒアランスを高める行動科学〜エンパワーメントを用いた実践例〜

表1 エンパワーメントの5つのステップと質問例

1. 問題を明らかにする
   例：「糖尿病で一番難しいと感じる点は何ですか？」
2. 感情を明らかにする
   例：「家族から糖尿病について言われることについてどう感じておられますか？」
3. 目標を設定する
   例：「どんなことなら始められそうですか？」
4. 計画を立てる
   例：「いつから始めますか？」
5. 結果を評価する
   例：「やってみていかがでしたか？」

(文献6より引用，一部改変)

表2 エンパワーメントモデルと従来型モデル

従来モデル（医療面接・服薬指導）	エンパワーメントモデル
・医療者 - 患者関係は権威主義的なもの ・問題点や，学習すべき点は医療者が決める ・医療者が問題を解決し，治療の主体 ・目標は患者の行動変容 ・行動変化は外から動機づけされる ・患者は無力で，医療者に権力がある	・医療者 - 患者関係は，両者の見解を分かち合うことを基本にする ・問題点や，学習すべき点は，患者により決められる ・患者が問題を解決し，治療の主体 ・目標は患者のインフォームドチョイスを可能にすること ・行動変化は内から動機づけされる ・患者と医療者ともに権力がある

(文献6より引用，一部改変)

持ちを聞けるような患者 - 医療者関係を築き，時には医療者が聞いてみることも大切である．そのことで，患者自身も自分の気持ちを振り返るよい機会になる．

　紹介したエンパワーメントモデルと従来型モデルとの患者 - 医療者関係の違いについてまとめると**表2**のようになる．

糖尿病治療でのエンパワーメント実践例

　患者の服薬アドヒアランスには，薬物治療へ対する意識や治療継続の意欲が大きく関係する．前述のように薬剤師が患者に対して服薬継続の支援を行うことで，アドヒアランスは改善する[2-4]．

第1章　アドヒアランス総論

患者の薬物治療への不安や疑問を理解しやすい説明を行うことも
服薬アドヒアランスを維持していく上で重要である.

1　情報量のコントロール

　糖尿病患者は複数の薬を服用していること多い. それらについ
て, 薬剤師がやりがちなのは多すぎる説明である. 薬剤師は情報
が多いほど患者の満足度が上がると考えがちであるが, 重要度を
意識せずに説明を行うことは患者をしばしば混乱させる. 可能で
あれば, 説明は最も重要なポイントを数個に絞る. 多くても3点
以下にまとめ, 重要度が高いものから説明する[9].

　また, 情報提供において「この薬の服用でHbA1cが0.7%は改
善します」や「食事や運動に少し気をつけるだけで, この薬の効
果はぐっと高くなることがわかっています」といったポジティブ
な情報提供も, 患者の治療意欲を高める[6,7].

2　感情をたずねる質問

　エンパワーメントを実践するにあたっては, 時々患者に対し
て, 楽しみや, 感情についてたずねてみると, 患者との精神的な
距離が近づくことがある. 例えば「今一番の生きがいはどんなこ
とですか?」や「糖尿病の治療について, どう思っておられます
か?」といった患者の生きる目標や治療への気持ちを聞いてみる
とよい. これらの質問は, 患者自身にとってみれば, 自身の日々
の生活や療養行動を振り返り, 考えるよいきっかけとなる. 医療
者は, これらの質問をためらうことも多いが, 一歩踏み込んで聞
いてみることで, 患者の考えや価値観を知ることができるよい
きっかけとなり, 信頼を得ることにつながることも少なくない[9].

　慢性疾患患者の治療は, 個人のライフスタイルや価値観と深く
関係する. 医療者は, ともすれば患者が病気なのだから, 患者が
生活を変えるのは当然といった考えをもちがちである. 医療者は
治療方針に沿ってただ指導するのではなく, 患者の治療に対する
思いを謙虚に聞き, 寄り添う姿勢が求められる.

アドヒアランスを高める行動科学～エンパワーメントを用いた実践例～

経口抗がん薬治療で使える行動科学，エンパワーメント

1　健康信念モデル

　経口抗がん薬治療においては，患者の「危機感」は，病名の告知を受けた時点で十分に大きいため，患者への説明は「メリット・デメリットのバランス」を配慮すればよい．例えば，メリットを印象つけたい場合は，P-N-P（P：ポジティブ，N：ネガティブ）で説明するとよいと言われている[10]．一般的には，患者に最後に説明した事項が一番印象に残るため，ポジティブ（メリット）を最後に説明するとよい．できればP（ポジティブ情報）→N（ネガティブ情報）→P（ポジティブ情報）と挟むことで，薬物治療についてポジティブな印象を残すことができる．例えば，「この薬は，がん細胞の増殖を抑える働きがあります（P），副作用として口の中の粘膜の再生も抑えるため口内炎ができやすくなりますので，水分を十分取り，歯磨きをして口内を清潔に保っておいてください（N），口内を清潔にして，水分をしっかり取ることで口内炎もひどくならずに済みますし，そうなると十分な効果が期待できます（P）」といった具合である．

2　エンパワーメント

　エンパワーメントは，アドヒアランスの向上を目的とするものではないが，患者と医療者が治療プロセスやアウトカムにかかわり，相互に責任を負うことで，患者は服薬に限らず，治療全体へ主体的にかかわるようになっていく．エンパワーメントの考え方において，医療者が患者に指導することは，患者の自己決定を奪うだけでなく，患者自身で考えて主体的に生きることを阻害していると考える．つまり，医療者が良かれと思って熱心に指導すればするほど，患者は受け身になり，次第に考えなくなってしまい，そのことが患者の治療を阻害するのである．

　医療者は患者の自己決定を支援するため，質問により「問題を

第1章　アドヒアランス総論

表3 服薬アドヒアランス向上のポイント

本人
・治療方針決定に本人が参画する（コンコーダンス，エンパワーメント） 　治療方針に本人の意思が反映されることで治療継続の意欲が高まる ・職場環境／生活スタイル 　職場環境や生活スタイルと服用法が合わないなど ・治療効果と副作用（メリット・デメリット） 　薬物治療効果について，実感の有無

処方（病院・診療所：医師，薬剤師など）
・服用剤数を減らす 　配合剤の利用，処方薬全体の見直し ・用法の変更 　服用方法を1日1回などにする

環境（薬局：薬剤師）
・一包化 ・服薬カレンダー／ボックスの利用 ・患者の薬物療法への理解・意欲を高める支援

（文献1より引用，一部改変）

明らかにし」，実行できるか「感情を明らかにし」，「目標を設定する」ことを援助するのである．

　薬剤師は，ともすれば正確な薬剤情報の提供に注力しがちである．しかし，病気を抱えながら人生を送らざるをえない慢性疾患患者の場合，医療者は患者と良好な関係性を築き，患者の価値観や生活習慣を十分に理解した上で，患者が主体的に治療に取り組めるように，患者と力を合わせて考えることが求められている（表3）．無論，患者のアドヒアランスが改善されれば，治療効果も改善することもあるだろうが，薬剤師が行うべきことは，患者の服薬アドヒアランスをただ改善することではなく，患者の生活や価値観に合わせ，適切な薬物療法が実施できるように，薬剤師には患者と共に考えることが最も重要な役割ではないだろうか．

■引用文献

1) 岡田　浩：アドヒアランスに影響を与えるファクターは？ 薬局，62：3889-3891, 2011.
2) Cramer JA：Diabetes Care, 27：1218-1224, 2004.（PMID：15111553）
3) Rubin RR：Am J Med, 118：27-34, 2005.（PMID：15850551）

4) Wens J, et al：Diabetes Res Clin Pract, 79：377-388, 2008.（PMID：17643546）
5) クリスティーヌ・ボンド編：なぜ，患者は薬を飲まないのか？「コンプライアンス」から「コンコーダンス」へ，薬事日報社，2010.
6) 石井 均監訳：糖尿病エンパワーメント，第2版，医歯薬出版，2008.
7) 松本千明：日本保健医療行動科学会雑誌，31：40-45, 2016.
8) 松本千明：健康行動理論の基礎，医歯薬出版，2002.
9) 岡田 浩：3☆ファーマシストを目指せ！，じほう，2012.
10) 福島 統：医療面接技法とコミュニケーションのとり方，メジカルビュー社，2009.10.

第1章 アドヒアランス総論

病院でのアドヒアランス評価と向上への取り組み事例

近年，非常に多くの経口抗がん薬の開発により経口薬で治療を受ける患者が増加している．経口抗がん薬治療においては，服薬アドヒアランスが向上しなければ薬剤の治療効果を得る事ができず，また間違ったスケジュールでの服用は重篤な副作用を招きかねない．国立がん研究センター東病院（以下，当院）では2009年より経口抗がん薬単剤治療患者への薬剤管理指導として薬剤師外来を開設している．薬剤師外来では，経口抗がん薬治療が開始される患者に対して服薬指導を行い，次回以降の受診時からは医師の診察の前に薬剤師による問診を行い，問診情報を医師へ還元するとともに副作用に対する薬物治療の提案を行っている．服薬アドヒアランスの確認には，患者へ服薬日誌をわたし，毎日の日誌記載より服薬状況を確認するとともに，口頭での情報も得て評価している．初回の服薬指導時には服用スケジュールを解りやすく記載した説明書（当院薬剤部作成，図1）を渡して，正しく服用する大切さを伝えている．また，製薬会社より提供される服薬日誌は抗がん薬ごとやレジメンごとに作り上げられており，患者が日誌を記載する時点でも正しい服用スケジュールなのを自身で確認できるために活用している．服薬日誌の活用により日誌への記載習慣を身に付けて患者の服薬アドヒアランスに対する認識も高まるものと考えている．また，高齢の患者も多く，その場合は患者が独自で薬の管理が可能か，家族の支援体制が整うのかなども細かく確認をしている．患者自身での服薬が難しい場合や，家族の協力も得られない場合には，訪問看護師やホームヘルパーなどの社会的資源の利用が可能かなど，看護師やメディカルソーシャルワーカーなどとも連携をして安全な服用ができるような工夫をする場合もある．

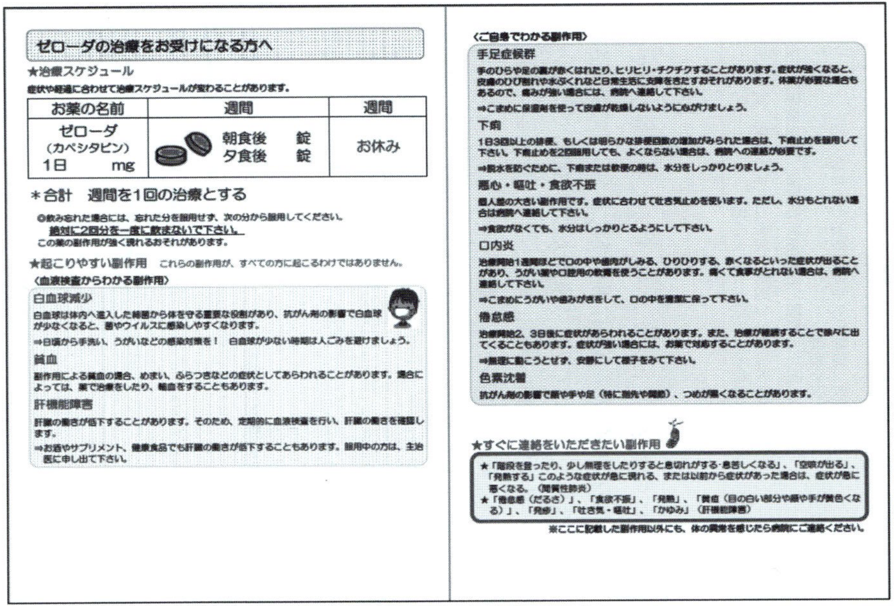

病院でのアドヒアランス評価と向上への取り組み事例

図1 服薬指導時に用いる抗がん薬の説明書

（国立がん研究センター 東病院薬剤部作成）

第 1 章　アドヒアランス総論

表　患者のアドヒアランスに影響する 5 つの要因（WHO，2003 年）

要因	
ヘルスケアチーム側	医師や医療従事者の介入が少ない．信頼関係が築けていない
社会的な要因	高額な医療費．保険薬局に行っても薬が入手できない．等
病態に関する要因	患者が疼痛，疲労感，悪液質の増加など，がん治療を行うこと自体の負担が大きい場合．
治療に関わる要因	日常生活に服薬のタイミングが合わない． 治療計画が繁雑 例えば，用法，用量，服用期間が繁雑，空腹時服用する薬剤
患者側の要因	患者の病気に対する認識や治療に対する姿勢．抗がん剤治療や副作用の不安を抱えたままいる．

　がん治療におけるアドヒアランスは抗がん薬治療だけではなく，副作用への支持療法薬（副作用を軽減する目的で使用される薬剤）も含まれ，アドヒアランス率は決して 100 ％ではないとの報告もある．世界保健機関（WHO）は，アドヒアランスは疾患の進行の時間的な変動に合わせて容易に変化するプロセスであると考えており，患者のアドヒアランスに影響し得る 5 つの要因を挙げている（表）．患者のアドヒアランスが低下している場合は，この 5 つの要因を意識し，何に問題があるのかを探索するために，いろいろな角度から患者にアプローチすることがとても重要であると考える．

　本節では薬剤師外来の経験より，いくつかの事例を紹介する．さまざまな領域においてアドヒアランスの向上の取り組みは数多く報告がされているため，ここではがん治療において思わぬ出来事であり気をつけるべき事項を，著者なりに学んだ症例を紹介したい．

病院でのアドヒアランス評価と向上への取り組み事例

「飲んでいますか？」「飲んでいます」の確認

事例：乳癌，80歳，女性
治療スケジュール：カペシタビン単剤治療　A法（825mg/m²）3週間服用，1週間休薬
事例患者の服用スケジュール：2週間服用，2週間休薬

　治療途中より医師より依頼があり，薬剤師外来で介入した時点で服薬間違いが発覚した事例である．患者は2週間服用し，2週間休薬と思い込み，医師の診察時には「飲んでいます」と申告していた．薬剤師外来時のアドヒアランスの確認の際に，患者本人から服薬スケジュールを申告してもらい確認を行うことで間違いが発覚した．残薬は大量に自宅に所持しており，次回の外来受診時に何かのトラブルで受診できない場合を想定して3週間分の処方と思われていた．「飲んでいますか？」「飲んでいます」のみの口頭確認の脆弱さについて身をもって経験した事例であった．服薬日誌への記載などで確認できない場合は，患者より服薬スケジュールを口頭で申告してもらうことや，残薬がどの程度あるのかを具体的に聴取していくことでアドヒアランスの把握が可能となる．患者は薬への認知機能は保たれており，患者へは服薬日誌に服用期間と休薬期間をわかりやすく目印を付けた上で渡し，日誌への記載をすることでその後の服薬アドヒアランスは良好に保たれた．

第1章　アドヒアランス総論

確認不足が原因

事例：多発性骨髄腫，79歳，女性
治療スケジュール：レナリドミド　15mg/日　Day1-21
　　　　　　　　　　デキサメタゾン　20mg/日　Day1, 8,
　　　　　　　　　　15, 21
事例患者の服用スケジュール：デキサメタゾン　Day1-4連日
投与

　本患者は夫婦で2人暮らしをしており，2人で薬の確認をしな
がら服用し，薬への認知度も高く服薬管理は良好と判断してい
た．1コース目，2コース目と服薬日誌への記載も間違いなく良
好であったが，3コース目よりデキサメタゾンの服用日の記載が
なかったため，デキサメタゾンは服用されているか聞いたとこ
ろ，デキサメタゾンの空の薬袋を出され，服用していることを確
認としていた．しかし，次のコースもデキサメタゾンの記載がな
く，詳しく問うと，Day1-4まで連日で服用していることが発覚
した．患者本人に1週間ごとの正しいスケジュールを伝えると，
驚いて「1週間に1回だったわね」といつの間にか連続で服用す
るものと思い違いをしてしまったとのことであった．服薬アドヒ
アランスが良好との安心感より，日誌の記載がなくなっているイ
ベントに対して一つ踏み込んだ確認が不足してしまい，2コース
にわたりデキサメタゾンを連日で服用させてしまった事例であっ
た．高齢者は特に，というわけではないが，経口抗がん薬の2剤
併用や3剤併用療法も行われてきており，かつそれぞれの薬剤の
スケジュールも違う場合があるため，さらなる注意や工夫が必要
と感じている．思わぬエラーには十分注意を要し，丁寧に確認す
る必要性について身をもって経験した事例であった．

問題点を明らかにする大切さ

事例：乳癌，51歳，女性
治療スケジュール：S-1単剤治療　1回40mg　1日2回
4週間服用，2週間休薬
事例患者の服用スケジュール：1日1回20mg　努力目標で
服用．皮膚転移巣に痛みが出てきたら数日は真面目に服用

　本患者は他院にてS-1単剤治療中に，当院へセカンドオピニオンより転院された事例である．S-1単剤療法が継続となり，薬剤師外来での介入を開始した．患者は「医師より好きなように飲んでよいと言われています」と話し，医師に確認したところ「不安が強いようで，無理に服用はしないでいいよ」と話したとのことであった．アドヒアランスの低下につながった「不安」の原因について患者に問診を行ったところ，問題点として以下の4つが挙げられた．

①初回クール（他院において）の吐き気が辛かった．
②その後，減量してからも吐き気が怖くてまともに服用したことがない（減量後の副作用評価ができていない）．
③初回クールが母親の他界した時期と重なっていた（精神的負担も考慮）．
④意思疎通が取れていない．

対応方法としては，医師より病状の説明とS-1治療の必要性について再度説明してもらうのと共に，吐き気止めの処方提案とその服用に関する説明を行った．減量でのS-1の定期服用について促し，4週服用，2週休薬の正規のスケジュールで服用することができた．患者に吐き気の副作用は発現せず，その後は安定して服薬アドヒアランスを保つことができた．

　アドヒアランスの左右には心理的な問題を抱えている場合も少なくない．問題点を明らかにして，患者の不安に寄り添いながら解決していく大切さを知った事例であった．

第1章 アドヒアランス総論

患者の理解する副作用の度合い

事例：非小細胞肺癌，50歳，女性
治療スケジュール：アファチニブ錠　1回40mg　1日1回空腹時
間違い服用：Grade 3 近い副作用を我慢して継続服用

本患者は小さい子どもを抱える母親であり，治療を積極的に希望していた．治療開始3ヵ月が経過し，1ヵ月ぶりの受診で問診をした際にマスクをしていた．副作用の問診にもあまり訴えはなかったが，マスクを取って見せてもらったところ，Grade 3の皮膚障害であった（図2）．患者は「我慢して服用していました．仕方がないものだと思っていました．外出も控えていました」と話した．患者は休薬と共に，皮膚科受診となり処置，軟膏治療にて改

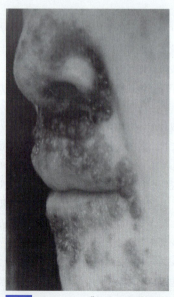

図2 アファチニブによる皮膚障害

善した．患者背景によっても治療に専念するがゆえに副作用の度合いを誤認してしまう可能性について反省した事例である．丁寧な指導と，患者が理解している副作用の重症度を意識して確認する必要があると感じた事例であった．

　経口抗がん薬の治療は今後も増加していくことが予測される．先にも述べたように，抗がん薬治療のアドヒアランスには副作用に対する支持療法も含まれる．外来化学療法において，経口抗がん薬単剤治療の患者では，注射抗がん薬治療の患者と比較してコメディカルの介入が少ないと言われている．理由としては，院外処方せん発行の推進や，点滴治療室での治療形態ではなく在宅治療が主であることが考えられるが，病院薬剤師としては，薬剤師外来の設置に至らなくとも積極的な患者への介入は必要であると考える．また，保険薬局への患者に対する治療情報の提供や，保険薬局からの情報の応需について推進することも大切であると考えている．保険薬局薬剤師にも積極的に患者に介入し，是非病院との連携に取り組んでいただきたいと思う．

第1章　アドヒアランス総論

節薬バッグ運動におけるアドヒアランス評価と向上への取り組み事例

　薬剤師が患者の服薬アドヒアランスの向上および薬剤の適正使用に尽力することは，その職能として当然である．しかし，わが国において，薬剤師がアドヒアランスの向上にどの程度寄与できたかを明らかにした論文は，ほとんど見当たらなかった．一方，海外でアドヒアランスの向上を含めた薬剤師の職能についての報告を見てみると，すでに1980年代には，米国でブラウンバッグ運動が始まっている．これは，患者の使用している薬物の相互作用をチェックすることにより，医薬品の適正使用を啓発する活動であった．また，1997年にはノースカロライナ州においてアッシュビルプロジェクトが開始された．このプロジェクトでは，アッシュビルの薬剤師会が，市職員を対象として糖尿病患者に対する薬学的管理の効果に対する研究に取り組んだ．その結果，薬剤師の薬学的管理がアドヒアランスを向上させ，欠勤率も低下し，それとともに医療費も抑制できることを明らかにしている[1,2]．

　さて，日本では薬剤師の職能一つとして残薬調整が初めて明文化された．それが，厚労省の平成24年度調剤報酬改定である．ここで，保険薬局における薬剤服用歴管理指導料の算定要件として，残薬の確認が明記された．しかし，その約半年後の調査でも，保険薬局で残薬の調整をしてもらったと感じている患者は24％程度にしか過ぎなかったという報告がある[3]．そこで，一般市民・患者への啓発の意味もあり，2012年より筆者らは九州大学薬学研究院・臨床育薬学分野と一般社団法人・福岡市薬剤師会との共同研究として，節薬バッグ運動を開始することにした．この節薬バッグ運動は，単に残薬調整による医療費の削減だけが目的ではなく，服薬アドヒアランスの向上ならびに医薬品の適正使用，さらには適正処方をも目指すという目標を掲げたものである．本

運動は，福岡市周辺の糸島，粕屋，筑紫，宗像薬剤師会，大分市薬剤師会，さらには墨田区薬剤師会へと拡大し，その運動内容も「薬剤師職能の見せる化」に向けて展開している．本稿では，その経過・結果を示しながら，服薬アドヒアランスにどのような影響を与えたか，課題として何が見えてきたかについて述べたい．

節薬バッグ運動スタートの契機

福岡市には，九州大学，福岡大学，第一薬科大学の3薬学部が存在している．薬学教育6年制が始まってはや10年以上経過した．薬学教育6年制の一つの取り組みである長期実務実習の開始に伴い，一般社団法人福岡市薬剤師会（以下，福岡市薬剤師会）では，福岡市薬剤師会実務実習支援センターを開設し，センターに福岡市の3大学から1名ずつ副センター長が就任した．

そんな折，福岡市薬剤師会・瀬尾隆前会長は，節薬バッグ運動を提案した．これは前述したように，単なる残薬確認による医療費削減だけで終わらず，薬学的管理に結びつけることも意図したものであった．この提案が，瀬尾会長と実務実習支援センター後の懇親会で雑談しているうちに出てきて，九州大学との共同研究として取り組むことが決定したのである．飲みニケーションというが，こういうコミュニケーションが取れる環境は，極めて重要であることをあらためて認識した次第である．

節薬バッグ運動の推移

2012年に，福岡市薬剤師会の役員31薬局を対象にトライアルを行った．その結果，トライアル期間3ヵ月の間に約700,000円を削減できた．この数字を全国レベルに換算すると約3,300億円になる．この成果は薬学雑誌（2013）に発表した[4]．

続いて，福岡市薬剤師会全体，さらに福岡市周辺の薬剤師会，大分市薬剤師会に拡大した．その結果，1枚の処方せんあたり2

第1章　アドヒアランス総論

割程度の薬剤費が削減可能であることや，アドヒアランスに関するさまざまな特徴が見えてきた[5]．これらの成果は，薬学雑誌の138巻の10号および12号（2018）[6,7]に発表し，Asian Conference on Clinical Pharmacy 2013から毎年（ベトナム，マレーシア，タイ，韓国で開催），基調講演およびシンポジウムで講演し，日本医療薬学会年会，日本薬学会，日本薬剤師会学術大会などのシンポジウム，口頭，ポスターなどでも紹介してきた．これらの成果発表，特に薬学雑誌に論文化したことが厚生労働省にも高く評価されており，特に2016年度の診療報酬改定では，「医薬品の適正使用の推進」の項目で例示として取り上げられ，残薬調整について新たな要件も加わった．

節薬バッグ運動で服薬アドヒアランスに関して明らかになったこと

さて，本題である節薬バッグ運動を実施・継続することによって，服薬アドヒアランスに関して明らかになった結果について述べたい．

まず，どのような薬剤に残薬が多いか，薬効分類別で調べた．その結果，糖尿病，高血圧および脂質異常症のような生活習慣病の薬剤は，飲み忘れが多い薬剤であることが明らかになった．また，朝の服用に比べ，昼・夕，なかでも昼の服用に有意に飲み忘れが多いことがわかった．さらに糖尿病用剤について，どのような用法の薬剤が残薬となりやすいかを調べてみた．スルホニル尿素系薬剤（SU）と比較すると，ビグアナイドおよびα-グルコシダーゼ阻害薬（α-GI）が有意に残薬が多かった．ビグアナイドは1日複数回服用する薬剤であり，α-GIは食直前に服用する薬剤である．すなわち，1日1回服用の薬剤より2回および3回服用の薬剤，また食後より食前に服用する薬剤が有意にアドヒアランスが悪いことがわかった（表）．これは，高血圧用剤および高脂血症用剤でも同様であった．さらに，高血圧用剤に比べると，高

表 服薬アドヒアランスに影響する因子

	アドヒアランス不良 (PRR > 0.2) n=132 (29.2)	アドヒアランス良好 (PRR ≤ 0.2) n=320 (70.8)	計 n=452 (100)	オッズ比 (95% CI)	P値	C-統計量
服用回数, n (%)						
1回	35 (26.5)	225 (70.3)	260 (57.5)	1.00	NA	0.743
2回	40 (30.3)	53 (16.6)	93 (20.6)	4.82 (2.81-8.36)	<.001*	-
3回	57 (43.2)	42 (13.1)	99 (21.9)	8.64 (5.10-14.92)	<.001*	-
食前・食後, n (%)						
食前	56 (42.4)	70 (21.9)	126 (27.9)	2.68 (1.73-4.16)	<.001*	0.643
食後	76 (57.6)	250 (78.1)	326 (72.1)	1.00	NA	-
OADs薬効クラス, n (%)						
SU	23 (17.4)	100 (31.3)	123 (27.2)	1.00	NA	0.714
ビグアナイド	35 (26.5)	38 (11.9)	73 (16.2)	3.83 (2.02-7.43)	<.001*	-
DPP-4阻害薬	29 (22.0)	119 (37.2)	148 (32.7)	1.04 (0.57-1.93)	0.889	-
α-グルコシダーゼ阻害薬	40 (30.3)	25 (7.8)	65 (14.4)	6.86 (3.54-13.72)	<.001*	-
その他	5 (3.8)	38 (11.9)	43 (9.5)	0.57 (0.18-1.50)	0.264	-

PRR値に基づいて、服薬アドヒアランス不良に関連する要因の予測をアウトカムとした多重ロジスティック回帰分析を行った結果を示す。
各因子について、reference群を基準とした場合の調整済みのオッズ比を算出した。
*危険域 $p < 0.05$ で統計的有意とした。
PRR：処方削減率 (Prescription Reduction Ratio)．OADs：経口糖尿病薬 (Oral Antidiabetic Drugs)．SU：スルホニル尿素

(小物香織氏 博士論文より引用)

第1章　アドヒアランス総論

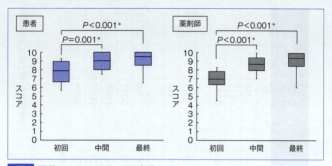

図　服薬アドヒアランスの変化
　n = 43，Friedman検定

脂血症用剤のスタチンとエイコサペンタエン酸のアドヒアランスが有意に悪いことも明らかになった．

　しかし，節薬バッグ運動を実施するだけでは，実際に服薬アドヒアランスが向上しているかどうかは不明であった．そこで筆者らは，服薬アドヒアランスの変化を120日以上という長期にわたって調査することにした．そのために，まず服薬アドヒアランスチェックシートを作成した．これは，朝・昼・夜・就眠前における服薬状況を0～10の11段階の数値評価スケールにしたもので，全く薬を服用しなかった場合を0点，すべての薬を指示通りに服用できた場合を10点として，患者および薬剤師の双方が評価するシートである．このシートに，初回（調査開始時），中間，最終時に患者だけではなく，薬剤師も記入した．

　初回・中間・最終の薬剤師，患者それぞれの平均スコアを図に示す．初回の平均スコアの中央値［最小値，最大値］は患者7.6［3.5, 10］，薬剤師7.0［3, 9.3］，中間は患者9.3［3.7, 10］，薬剤師9［3, 10］，最終は患者9.5［3.7, 10］，薬剤師9.5［3, 10］であり，患者，薬剤師ともに，初回スコアに比べ，中間および最終のスコアは有意に上昇した．しかし，高脂血症用剤は，最後まで服薬アドヒアランスが向上しにくかった．

節薬バッグの結果から服薬アドヒアランスについて考えること

　今回の結果から，服薬アドヒアランスに関するさまざまな要因が見えてきた．統計学的には，朝服用の薬剤が最も飲み忘れが少ないこと，1日の服用回数が増えるほど飲み忘れが多くなることがわかった．朝はきちんと服用するものの，昼は外出だったりで，食事時間も不規則になりがちで，服用し忘れることが多いようである．また，服薬状況を継続的にチェックすることで飲み忘れが減ってくることが明らかになった．スタチンに関しては，やはり朝よりも夜に服用を忘れるケースが多い．したがって，患者の生活形態に合わせた処方が必要になってくると思われる．残念ながら，スタチンは服薬状況のチェックを継続しても，服薬アドヒアランスの向上が少なかった．脂質異常症は喫緊に迫った症状もなく，患者の意識も薄いことが推察される．したがって，丁寧に，また継続的に患者と疾患についてのコミュニケーションをとっていく必要があると考えられる．ここでは，指導したことが大事なのではなく，患者の服薬アドヒアランスが実際に変わることが重要なのである．

　本節は，経口抗がん薬の服薬支援に関するものである．残念ながら，節薬バッグ運動では，抗がん薬のアドヒアランスについては調査できなかった．

　がんは死に直結する病である．したがって，抗がん薬のアドヒアランスは高いものと思いがちである．しかし，副作用発現に対する怖さや治療に対する無力感などから服薬アドヒアランスが上がらないことも考えられる．患者と良好なコミュニケーションを取りながら，継続的に服薬指導を行い，治療の重要性をきちんと理解してもらうことで，患者自らが服薬する姿勢を確立させることが最も大切である．また，どうしても服薬アドヒアランスが向上しない場合は，処方変更あるいは中止の提案を行うべきことがあるかもしれない．筆者らが行ってきた節薬バッグ運動でも，本

書の主題である抗がん薬の服薬アドヒアランスについても共通して考えていくべき問題である.

　これまで小規模で残薬について調査された論文はあったが，今回のように，薬剤師会と大学が連携して大きな規模で研究を継続して行い，複数の論文や記事に掲載された例をみない．今後も継続し，適正処方・適正使用を常に念頭におきながら，患者の服薬アドヒアランスの向上に貢献していく必要がある.

■ 引用文献

1) Cranor CW, et al：The Asheville Project：factors associated with outcomes of a community pharmacy diabetes care program. J Am Pharm Assoc（Wash），43：160-172, 2003.（PMID：12688434）

2) Cranor CW, et al：The Asheville Project：Short-term outcomes of a community pharmacy diabetes care program. J Am Pharm Assoc, 52：838-850, 2012.

3) ファイザー株式会社：処方薬の飲み残しに関する実態調査. <http://www.pfizer.co.jp/pfizer/company/press/2012/2012_11_13.html>

4) 小柳香織ほか：節薬バッグ運動　外来患者の残薬の現状とその有効活用による医療費削減の取組み. Yakugaku Zasshi, 133：1215-1221, 2013.

5) Koyanagi K, et al：Assessed from Leftover Drugs in the SETSUYAKU-BAG Campaign：Focus on Oral Antidiabetic Drugs. Front Pharmacol, 2016.

6) kobayashi D, et al：Assessing the Effects of Prescription Adjustment and Medication Non-adherence Associated with Medication Efficacy Classifications from Leftover Drugs through the SETSUYAKU-BAG Campaign. Yakugaku Zasshi, 138：1313-1322, 2018.

7) kobayashi D, et al：Effects of Using the Adherence Score Sheet According to Application Timing in Improving Medication Adherence in SETSUYAKU-BAG Campaign. Yakugaku Zasshi, 138：1549-1559, 2018.

第 2 章

複数のがん種で使用される
抗がん薬

複数のがん種

ティーエスワン® （S-1）
（テガフール・ギメラシル・オテラシルカリウム）

▶ 配合カプセル T20, T25
▶ 配合顆粒 T20, T25
▶ 配合 OD 錠 T20, T25

Point!

✔ 単剤治療および併用療法があり，併用される薬剤にはシスプラチンやオキサリプラチン，イリノテカン，ゲムシタビンがある.

✔ さまざまな服用スケジュールがあるため注意が必要.

薬剤情報

- 薬効分類：代謝拮抗薬（殺細胞性抗がん薬）
- レジメン：① S-1 単剤（胃癌，大腸癌，頭頸部癌，非小細胞肺癌，乳癌，膵癌，胆道癌）
  1 日 2 回 28 日間内服，14 日間休薬
  ② SP 療法（胃癌，肺癌）
  シスプラチン（8 日目投与）との併用で，1 日 2 回 21 日間内服，14 日間休薬
  ③ SOX 療法（胃癌，大腸癌）
  オキサリプラチン（1 日目投与）との併用で，1 日 2 回 14 日間内服，7 日間休薬
  ④ IRIS 療法（大腸癌）
  イリノテカン（1，15 日目投与）との併用で，1 日 2 回 14 日間内服，14 日間休薬
  ⑤ GS 療法（胆道癌，膵癌）
  ゲムシタビン（1，8 日目投与）との併用で，1 日 2 回 14 日間内服，7 日間休薬

ティーエスワン® (S-1)

表1 S-1の初回投与量の基準値

体表面積	初回基準量 (テガフール相当量)
1.25m² 未満	40mg/回
1.25m² 以上～1.5m² 未満	50mg/回
1.5m² 以上	60mg/回

(文献2より引用)

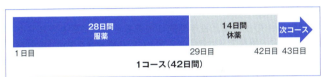

図1 S-1単剤レジメンの服用サイクル
(文献2より著者作成)

- 適応:術前/術後/進行・再発
- 効能または効果:胃癌,結腸・直腸癌,頭頸部癌,非小細胞肺癌,手術不能または再発乳癌,膵癌,胆道癌

服用方法

- 用法・用量[1]
- 初回投与量(1回量)を体表面積に合わせての初回基準量(表1)とし(80 mg/m²/回),1日2回朝夕食後服用.
- S-1単剤レジメンの服用期間:28日間連続経口投与した後,14日間休薬する.42日間を1コースとして投与を繰り返す(図1).
- 空腹時の服用はS-1の効果が減弱する可能性があるため避ける.

対象症例(S-1単剤レジメンの場合:ACTS-GC試験)[3]

- 第2群リンパ節郭清(D2)を伴う胃切除後のT1症例を除く病理学的Stage II / IIIの胃癌治癒切除症例
- 対象年齢:60歳未満37.6%,60歳以上62.4%

第2章 複数のがん種で使用される抗がん薬

・服用期間：1年間

服薬継続率

・ACTS-GC試験における服薬継続率は，少なくとも3ヵ月時点では87.4%，6ヵ月時点で77.9%，9ヵ月時点で70.8%，12ヵ月時点で65.8%であった[3]．

> S-1の投与量と投与期間は患者の予後に影響を及ぼすため[4]，服薬アドヒアランスを上げ投与継続性を高めることがポイントである．服薬完遂率向上のために，休薬期間の延長，減量そして投与方法の変更を行っていく[5, 6]．

1 初回面談時

check

☐ **用法・用量について説明する**
  ▶ 単剤投与，併用療法によって服用スケジュールが異なるため，しっかり説明する．

☐ **アドヒアランスを確認できる服薬記録を渡す**
  ▶ アドヒアランスに影響する有害事象（食欲不振，悪心，下痢，口内炎）を把握する．
  ▶ 服用途中でスケジュールが変更されることがあるため，薬局薬剤師と連携し，アドヒアランス低下を防止する．

☐ **有害事象の評価を説明する**[※1]
  ▶ 主なものは骨髄抑制（投与制限毒性），食欲不振，悪心・嘔吐（軽度），下痢，口内炎である．

☐ **有害事象に対する支持療法の薬効・使用方法を説明する**

☐ **薬を飲み忘れた時の対応を説明する**
  ▶ 飲み忘れた場合は，次の服用間隔に1回分服用する．
  ▶ 絶対に2回分を一度に飲まない．

☐ **併用薬を確認する**

ティーエスワン® (S-1)

複数のがん種

▶ 他のフッ化ピリミジン系薬剤が投与されていないことを確認する．前治療歴がある場合は，7日間以上の間隔が必要である．

▶ ワルファリン，フェニトインと相互作用があり，作用増強するおそれがあるため，併用注意である．それぞれPT-INRと血中濃度を頻回に検査し，至適投与量に調整する．

☐ **各種検査値を確認する（表2）**※2

※1：アドヒアランス低下のリスクが高い患者には，支持療法薬の使用方法を丁寧に説明する．

※2：投与開始基準はあくまでも目安であり，著しく基準から外れる場合は医師に確認する．

表2 S-1の投与開始基準

① 単独投与

検査項目			適正使用基準	慎重投与	
Performance Status (PS)			PS0～2	PS3	
膵癌, 胆道癌 Performance Status (PS) あるいは Kamofsky Performance Status (KPS)			PS0 KPS90 ～ 100%	PS1～3 KPS30～80%	
骨髄機能	ヘモグロビン (g/dL)		9.0以上	8.0～9.0未満	
	白血球数 (/mm^3)		3,500 ～ 12,000	2,000～3,500未満, 12,000以上	
	好中球数 (/mm^3)		2,000以上	1,000～2,000未満	
	血小板数 (/mm^3)		10万以上	7.5万～10万未満	
肝機能	総ビリルビン (mg/dL)		ULN×1.5倍以内	ULNの1.5倍を超えて3mg/dL未満	
	AST (GOT) (IU/L)		ULN×2.5倍以内	ULNの2.5倍を超えて150IU/L未満	
	ALT (GPT) (IU/L)				
腎機能	クレアチニンクリアランス (mL/分)		80以上	80 > CCr ≧ 60	60 > CCr ≧ 30
	投与開始量		初回基準量	初回基準量（必要に応じて1段階減量）	原則として1段階以上の減量（30～40未満は2段階減量が望ましい）

日本臨床検査値標準協議会共用基準範囲の上限（総ビリルビン：1.5mg/dL，AST：30IU/L，ALT：男性42IU/L，女性23IU/L）

53

第2章　複数のがん種で使用される抗がん薬

表2 S-1 の投与開始基準（つづき）

② 胃癌術後補助化学療法

	検査項目	適正使用基準	慎重投与	
骨髄機能	ヘモグロビン（g/dL）	9.0 以上	8.0〜9.0 未満	
	白血球数（/mm³）	3,500 〜 12,000	2,000〜3,500 未満，12,000 以上	
	血小板数（/mm³）	10 万以上	7.5 万〜10 万未満	
肝機能	総ビリルビン（mg/dL）	1.5mg/dL 以内	1.5〜3mg/dL 未満	
	AST（GOT）（IU/L） ALT（GPT）（IU/L）	ULN × 2.5 倍以内	ULN の 2.5 倍を超えて 150IU/L 未満	
腎機能	クレアチニンクリアランス（mL/分）	80 以上	80 ＞ CCr ≧ 60	60 ＞ CCr ≧ 30
	投与開始量	初回基準量	初回基準量（必要に応じて 1 段階減量）	原則として 1 段階以上の減量（30〜40 未満は 2 段階減量が望ましい）

日本臨床検査値標準化協議会共用基準範囲の上限（総ビリルビン：1.5mg/dL，AST：30IU/L，ALT：男性 42IU/L，女性 23IU/L）

初回服薬指導のポイント

▶アドヒアランスを保てない原因として，食欲不振，悪心，下痢，口内炎などの副作用がある．

▶いつ・どんな時に経口抗がん薬の服薬を止めるか[2]
以下の症状が認められた場合，すぐに担当の医師へ連絡するよう患者を指導する．

・38℃以上の発熱がある場合

・治療薬を服用しても下痢がベースラインと比べて 1 日 4 回以上増加する場合

・制吐剤の効果がない場合や 24 時間以上食事や水分が取れない場合

・口内炎により経口摂取に支障がある場合

・飲み始めて数日以内に下痢と口内炎が同時に発現した場合

ティーエスワン® (S-1)

複数のがん種

食事との相互作用[7]

空腹時に服用した場合,S-1 の効果が減弱する可能性がある.18例の患者を対象にした,朝食の有無でのクロスオーバーの試験において,食物摂取は S-1 の成分のオテラシル(Oxo)の薬物動態においてのみ影響を与え,テガフール(FT),ギメラシル(CDHP),フルオロウラシル(5-FU)の薬物動態には影響を与えなかった.空腹時では Oxo の吸収量が増加し,生体内での 5-FU のリン酸化が抑制されて抗腫瘍効果の減弱が起こる可能性が考えられる.

指導資材 (p379 付録参照)

治療日誌:ティーエスワン®服用の手引き,服薬記録(簡易版,詳細版)

アドヒアランス向上のためのポイント

A 主な有害事象の発現率[3]
・白血球減少 59.4%(Grade 3 以上:1.2%)
・食欲不振 43.3%(Grade 3 以上:1.2%)
・悪心 39.1%(Grade 3 以上:3.7%)
・嘔吐 32.5%(Grade 3 以上:1.0%)
・下痢 32.1%(Grade 3 以上:0.2%)
・疲労 25.9%(Grade 3 以上:0.2%)
・口内炎 22.6%(Grade 3 以上:1.2%)
・色素沈着 46.6%(Grade 3 以上:-)

B アドヒアランス低下の主な要因
・食欲不振,悪心,嘔吐,下痢,口内炎は 1 ~ 2 コース目に多く認める[2,8]

C 減量または中止に影響を及ぼす因子[9]
・Alb 3.5 g/dL 未満
・CCr 80mL/ 分未満

第2章　複数のがん種で使用される抗がん薬

D その他

- S-1 の補助化学療法の用量強度は術後の体重減少に大きく関連していることが報告[10, 11]されており，胃癌術後，特に胃全摘術後の体重減少を抑えることは最も注意すべき点であると言える．そのため，経腸栄養剤の投与や運動による筋力増強などが行われている．

- 5-FU の血中濃度は個人差が大きく，過剰な濃度になった場合には副作用が出現する可能性が高くなる[12, 13]．

- 血中 5-FU の AUC が 800 ng・h/mL を超えると grade 3 以上の副作用を認めやすい[14]．

2 継続面談時

check

☐ アドヒアランスを確認する[※1]

☐ 有害事象を評価する[※2]

☐ 各種検査値を確認する（表3）[※3]

> ※1：口頭より手帳で確認した方が信頼性は高い．特に，副作用により服薬スケジュールを変更する．
> ※2：特に投与開始早期は食欲不振，悪心，嘔吐，下痢，口内炎の有無を評価する．
> ※3：投与再開基準はあくまでも目安であり，著しく基準から外れる場合は医師に確認する．

薬剤師目線

補助化学療法として S-1 を 12ヵ月間服用というのは比較的長期であり，味覚の低下や流涙が問題となることもある．味覚低下に関しては苦み，甘味以外が低下することが多く，やや味の濃い食事であれば摂取可能である．流涙は鼻涙管の閉塞に伴うものであるため，高度となった場合は眼科に依頼するが，流涙に伴い目を擦る場合は抗菌剤の点眼薬や表面保護作用のある点眼薬を使用する．

ティーエスワン® （S-1）

表3 S-1 の投与再開基準，休薬基準，減量基準

① 単独投与

項目	休薬・減量基準	投与再開基準	再開方法
白血球減少	2,000mm^2 未満	3,000mm^2 未満	再開方法の目安に準じる
好中球減少	1,000mm^2 未満	1,500mm^2 未満	再開方法の目安に準じる
血小板減少	7.5 万 /mm^2 未満	10 万 /mm^2 未満	再開方法の目安に準じる
総ビリルビン	ULN × 1.5 倍以上（2mg/dL 以上）．なお，肝障害が否定される間接ビリルビン値のみの上昇（2～3mg/dL 程度）は治療継続可	ULN × 1.5 倍未満（2mg/dL 未満）	再開方法の目安に準じる（転移巣の影響も考慮して，慎重に再開する）
AST（GOT）ALT（GPT）	ULN × 2.5 倍以上	ULN × 2.5 倍未満	再開方法の目安に準じる（転移巣の影響も考慮して，慎重に再開する）ULN × 5 倍以上は基本的には再投与を行わない
クレアチニン	ULN 以上	ULN 未満	再開方法の目安に準じる 1.5mg/dL 以上は基本的には再投与は行わない
クレアチニンクリアランス	60mL/ 分 未満（減量を考慮）30mL/ 分 未満（休薬）	30mL/ 分 未満は基本的に再投与は行わない	「適正使用の目安」に表記されたクレアチニンクリアランスに応じた投与量へ減量の上，治療を継続する
下痢	Grade 2 以上	症状回復	再開方法の目安に準じる
口内炎	Grade 2 以上		
悪心	Grade 2 以上	症状回復	可能であれば，同一投与量・投与期間での再会を考慮し，減量・投与期間短縮が必要な場合は再開方法の目安に準じる
嘔吐	Grade 2 以上		
食欲不振	Grade 2 以上		
その他の非血液学的項目	Grade 2 以上	症状回復	再開方法の目安に準じる

日本臨床検査値標準協議会共用基準範囲の上限（総ビリルビン：1.5mg/dL，AST：30IU/L，ALT：男性 42IU/L，女性 23IU/L，クレアチニン：男性 1.07mg/dL，女性 0.79mg/dL）

第2章　複数のがん種で使用される抗がん薬

表3 S-1 の投与再開基準，休薬基準，減量基準（つづき）

再開方法の目安

副作用発現時期	再開方法の目安
投与開始2週間以内	1段階減量を優先して再開を検討する．ただし，初回投与量が40mg/回の場合は，クール内投与期間の短縮で対応する．なお，2週間以上の連日投与により悪化が予想される場合には，1段階減量に加えて投与期間の短縮も併せて行うことを考慮する．
投与開始2週間経過後	クール内投与期間の短縮（2週投与1〜2週休薬など）を優先して再開する．

② 胃癌術後補助化学療法

項目	休薬・減量基準	投与再開基準	再開方法
白血球減少	3,000mm^{2}未満	3,000mm^{2}未満	再開方法の目安に準じる
血小板減少	7.5万/mm^{2}未満	10万/mm^{2}未満	再開方法の目安に準じる
発熱性好中球減少	好中球1,000mm^{2}未満，発熱38.5℃以上	好中球1,500mm^{2}以上かつ平熱	再開方法の目安に準じる
総ビリルビン	ULN×1.5倍以上（2mg/dL以上）．なお，肝障害が否定される間接ビリルビン値のみの上昇（2〜3mg/dL程度）は治療継続可	ULN×1.5倍未満（2mg/dL未満）	再開方法の目安に準じる（転移巣の影響も考慮して，慎重に再開する）
AST（GOT）ALT（GPT）	ULN×2.5倍以上（100U/L以上）	ULN×2.5倍未満（100U/L未満）	再開方法の目安に準じる（転移巣の影響も考慮して，慎重に再開する）ULN×5倍以上は基本的には再投与を行わない
クレアチニン	ULN以上（1.1〜1.5mg/dL以上）	ULN未満（1.1mg/dL未満）	再開方法の目安に準じる1.5mg/dL以上は基本的には再投与を行わない
クレアチニンクリアランス	60mL/分未満（減量を考慮）30mL/分未満（休薬）	30mL/分未満は基本的に再投与は行わない	「適正使用の目安」に表記されたクレアチニンクリアランスに応じた投与量へ減量の上，治療を継続する
下痢	Grade 2以上	症状回復（通常の術後ダンピング症状の範囲は回復と見なす）	再開方法の目安に準じる
口内炎	Grade 2以上		
悪心	Grade 2以上		
嘔吐	Grade 2以上		
食欲不振	Grade 2以上		
その他の非血液学的項目	Grade 2以上		

ティーエスワン® (S-1)

複数のがん種

再開方法の目安

副作用項目とその程度	再開方法の目安	
血液学的項目 Grade 2	同一用量で再開する. ただし, 2週間以上の連日投与により悪化が予想される場合には, クール内投与期間の短縮を考慮する	
血液学的項目 ≧ Grade 3	クール内投与期間の短縮（2週投与1～2週休薬など）を優先して再開する.	
非血液学的項目 ≧ Grade 2	薬剤との因果関係が明らかな場合	1段階減量. ただし, 初回投与量が40mg/回の場合は, クール内投与期間の短縮で対応する. なお, 2週間以上の連日投与により悪化が予想される場合には, 1段階減量に加えて投与期間の短縮も併せて行うことを考慮する.
クレアチニン Grade 1	薬剤との因果関係が明らかでない場合	クール内投与期間の短縮を考慮する

∷ 継続時服薬指導のポイント

・単剤投与または併用療法によって, 服用スケジュールが異なる. また, 連日投与だけではなく, 隔日投与を行う場合もある. さらに, 治療開始後は副作用の発現状況によっては服用スケジュールが変更されることがあるため, 手帳を用いて服薬状況を確認する.

・アドヒアランスや副作用を確認するために, キーパーソンを含めた関係性の構築に努める.

・術後補助化学療法では, 薬剤師外来や薬薬連携などを通じて薬剤師が積極的に介入することで, アドヒアランスおよびに治療効果の向上が期待できる.

∷ 減量方法

60mg → 50mg → 40mg/回（最低投与量は40mg/回）とする.

∷ アドヒアランスが保てない場合の対応

悪心・嘔吐

・長期にわたって続く吐き気, 1日に何回も起こる嘔吐のときは主治医に連絡するように指導.

第2章　複数のがん種で使用される抗がん薬

・処置としては，メトクロプラミド，ドンペリドンなどの制吐薬を投与．

・S-1では悪心・嘔吐に対する予防投与が行われることはないが，状況に応じてデキサメタゾン，メトクロプラミド，ドンペリドン，5-HT$_3$受容拮抗薬（グラニセトロンなど）などを併用投与する．

・事前にこれらの薬剤を処方し，発現したらすぐに服用させ遷延化しないようにするなどの早期対応が重要．

・嘔吐時には脱水に注意する．

食欲不振

・一般に食欲不振はほかの副作用に随伴して起こることが多く，悪心・嘔吐，下痢，便秘，腹部膨満感などの消化器症状によるもののほか，味覚・嗅覚異常，全身倦怠感，精神的な原因によることもある．

・食欲不振が発現した場合には遷延化させないために，それぞれの原因に対して早期から対策を講じる．

下痢

・激しい下痢の場合に脱水症状まで至ることがある．

・下痢が発現した場合には重篤化しないよう減量・休薬を考慮するとともに止瀉薬を投与する．

・脱水，電解質異常，低栄養に注意する．

・軽度の下痢：収斂薬（タンニン酸アルブミンなど），吸着薬（天然ケイ酸アルミニウムなど），整腸薬（ビフィズス菌製剤，酪酸菌製剤など）

・高度の下痢：塩酸ロペラミドを用い，効果が不十分な場合にはリン酸コデイン，アヘンアルカロイドを用いる．必要に応じて補液の投与を行う．

口内炎

・投与開始時から口腔内の清潔を保つなど積極的に口内炎の予防に努めるとともに，定期的に口腔内異常の有無を確認する．

・口内炎には確立した治療はなく，対症療法を行う．

- 口腔内を清潔に保ち，口内炎の二次感染予防や重症化を避ける．
- 含嗽および口腔ケア
  - ▶生理食塩液含嗽液
  - ▶アズレンスルホン酸 Na 水和物含嗽液
  - ▶アズレンスルホン酸 Na・リドカイン含嗽液
- 鎮痛薬
  - ▶アセトアミノフェン
  - ▶NSAIDs
  - ▶オピオイド製剤

■ 引用文献

1) 大鵬薬品工業株式会社：ティーエスワン®添付文書，2017 年 7 月改訂（第 30 版）．
2) 大鵬薬品工業株式会社：ティーエスワン®適正使用ガイド．Available at：＜https://www.taiho.co.jp/medical/brand/ts-1/guide/＞
3) Sakuramoto S, et al：N Engl J Med. 357：1810-1820, 2007（PMID：17978289）．
4) 平島詮典ほか：医学のあゆみ，222：1203-1208, 2007．
5) Kimura Y, et al：Gastric Cancer. 6（Suppl 1）：34-39, 2003（PMID：12775018）．
6) Kimura Y, et al：Jpn J Cancer Chemother. 29：1403-1409, 2002（PMID：12214468）．
7) Peters GJ, et al：Clin Cancer Res. 10：4072-4076, 2004（PMID：15217941）．
8) Hara A, et al：Jpn J Cancer Chemother. 31：601-604, 2004（PMID：15114708）．
9) Kimura M, et al：Jpn J Cancer Chemother. 37：829-834, 2010（PMID：20495311）．
10) 吉川貴己ほか：外科と代謝・栄養．49：205-211, 2015．
11) Fujiwara Y, et al：Oncol Lett. 14：1621-1627, 2017（PMID：28789388）．
12) van Groeningen CJ, et al：Cancer Res. 48：6956-6961, 1988（PMID：3180104）．
13) Findlay MP, et al. Ann Oncol. 7：47-53, 1996（PMID：9081391）．
14) Matsumoto H, et al：Jpn J Cancer Chemother. 34：869-873, 2007（PMID：17565248）．

複数のがん種

ゼローダ®
（カペシタビン）

▶ 錠 300mg

Point!
- ✓ A〜D法で規定されている用法・用量は適応がん種および治療の位置づけに準じて設定されている．
- ✓ 同一レジメンにおいてがん種により治療の位置づけが異なる場合があるため，事前の治療方針を確認する必要がある．
- ✓ A〜D法において同一のスケジュールの場合でも用量が異なるため注意する．

 薬剤情報

- 薬効分類：抗悪性腫瘍薬（殺細胞性抗がん薬）
- レジメン：① ゼローダ® 単剤（乳癌A法・B法，結腸・直腸癌B法）
  - ・乳癌：進行・再発，結腸・直腸癌：術後補助化学療法
  ② CapeOX（オキサリプラチンとの併用）（結腸・直腸癌C法，胃癌C法）
  - ・結腸・直腸癌／胃癌：術後補助化学療法
  ③ CapeOX±ベバシズマブ（BV）（結腸・直腸癌C法）
  - ・結腸・直腸癌：進行・再発化学療法
  ④ ゼローダ®＋BV（結腸・直腸癌C法）
  - ・結腸・直腸癌：進行・再発化学療法
  ⑤ XP（シスプラチンとの併用）±トラスツズマブ（胃癌C法）
  - ・胃癌：進行・再発化学療法
  ⑥ ゼローダ®＋放射線（結腸・直腸癌D法）

・結腸・直腸癌：術後補助化学療法
■適応：術後／進行・再発
■効能または効果：乳癌，結腸・直腸癌，胃癌

服用方法

■用法・用量[1-3]
【乳癌】
- A法：体表面積にあわせた投与量（表1）を朝・夕食後1日2回，21日間経口投与した後，7日間休薬する．これを1コースとして投与を繰り返す（図1）．
- B法：体表面積にあわせた投与量（表2）を朝・夕食後1日2回，14日間経口投与した後，7日間休薬する．これを1コースとして投与を繰り返す（図2）．
※ラパチニブと併用する際はカペシタビン 2,000mg/m^2 朝・夕食後1日2回，14日間経口投与した後7日間休薬する．

【結腸・直腸癌】
- B法：体表面積にあわせた投与量（表2）を朝・夕食後1日2回，14日間経口投与した後，7日間休薬する．これを1コースとして投与を繰り返す（図2）．
- C法：体表面積にあわせた投与量（表3）を朝・夕食後1日2回，14日間経口投与した後7日間休薬する．これを1コースとして他の抗悪性腫瘍薬と併用し投与を繰り返す（図3）．

表1 A法・D法の投与量

体表面積	1回用量
1.31m^2 未満	900mg
1.31m^2 以上 1.6m^2 未満	1,200mg
1.64m^2 以上	1,500mg
825mg/m^2/回	

第2章 複数のがん種で使用される抗がん薬

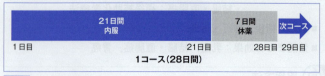

図1 A法の服用サイクル

表2 B法の投与量

体表面積	1回用量
1.33m² 未満	1,500mg
1.33m² 以上 1.57m² 未満	1,800mg
1.57m² 以上 1.81m² 未満	2,100mg
1.81m² 以上	2,400mg
1,250mg/m²/回	

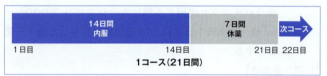

図2 B法の服用サイクル

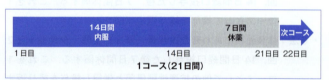

図3 C法の服用サイクル

- D法：体表面積にあわせた投与量（表1）を朝・夕食後1日2回，5日間経口投与した後，2日間休薬する．これを1コースとして放射線照射と併用し投与を繰り返す（図4）．

【胃癌】
- C法：体表面積にあわせた投与量（表3）を朝・夕食後1日2回，14日間経口投与した後，7日間休薬する．これを1

ゼローダ®

表3 C法の投与量

体表面積	1回用量
1.36m² 未満	1,200mg
1.36m² 以上 1.66m² 未満	1,500mg
1.66m² 以上 1.96m² 未満	1,800mg
1.96m² 以上	2,100mg
1,000mg/m²/回	

図4 D法の服用サイクル

コースとして他の抗悪性腫瘍薬と併用し投与を繰り返す．（図3）

対象症例

【乳癌】[4]
- Karnofsky performance score（KPS）≧ 70%
- 26～79歳（中央値52歳）

【結腸・直腸癌】
- PS：0～1（術後補助）[5]
- ＜70歳：81%，≧70歳：19%（18～75歳）（術後補助）[5]
- PS：0-1（進行・再発）[6]
- 33～74歳（中央値57歳）（進行・再発）[6]

【胃癌】
- KPS ≧ 70%（術後補助）[7]
- ＜65歳：65%，≧65歳：35%（29～79歳）（術後補助）[7]
- KPS：70～100（中央値80）（進行・再発）[8]
- 26～74歳（中央値56歳）（進行・再発）[8]

服薬継続率

【結腸・直腸癌】
- 術後補助化学療法（CapeOX）[9]（$n = 282$）
  - RDI：77.8%
  - アドヒアランス率：94%（first cycle），98.2%（8 cycle）
  - 完遂率：83.6%
- 術後補助化学療法（CapeOX）[10]（$n = 944$）
  - RDI：78.0%
- 進行・再発化学療法（CapeOX）[11]（$n = 242$）
  - RDI：79.2%
  - 初回サイクルにおけるアドヒアランス率：
    93.5%（first cycle），96.1%（8 cycle）
    80.4%（80歳以上），94%（70〜80歳），93.8%（70歳未満）

【乳癌】
- 高齢者を対象とした術後補助化学療法（カペシタビン単剤）[12]（$n = 307$）
  - 6サイクル施行におけるアドヒアランス率：80% 到達率；76%，60〜79%到達率；14%

【全がん種対象】
- 経口抗がん薬治療患者を対象とした多施設調査（カペシタビン単剤）[13]（$n = 64$）
  - 内服期間中央値が197日（26〜13221）平均値が374.6 ± 511.7日におけるアドヒアランス率：98.8%（平均値）

ゼローダ®

1 初回面談時

複数のがん種

check

☐ **治療方針に従い治療の位置づけを説明する**
▶ 術後補助化学療法または進行・再発化学療法

☐ **投与開始基準を確認する（表4）**

☐ **用法，用量について説明する**
▶ 規定のA〜D法のどれに該当するか説明する．

☐ **自己管理が可能な資材を提供する**
▶ ダイアリーおよび副作用発現を明記できるもの．

☐ **主な副作用と対策（支持療法）について説明する**

☐ **併用禁忌，中止薬の確認を行う**
▶ 特にテガフール・ギメラシル・オテラシルカリウム配合剤投与中止後7日以内であることやワルファリン併用の有無に関して確認する．

☐ **患者背景を理解する**

表4 投与開始基準

【乳癌】[1]

検査項目	投与開始基準
白血球数 または好中球数	$\geq 3{,}000/mm^3$ または$\geq 1{,}500/mm^3$
血小板	$\geq 100{,}000/mm^3$
ヘモグロビン量	$\geq 9.0g/dL$
AST/ALT	$AST \leq 75IU/L \cdot ALT \leq 90IU/L$
総ビリルビン	$< 2.3mg/dL$
血清クレアチニン	$\leq 1.185mg/dL$
BUN	$\leq 25mg/dL$

Ccr（mL/分）	用量
51〜80	減量不要
30〜50	75%用量（−1段階減量）
< 30	禁忌

第2章　複数のがん種で使用される抗がん薬

表4　投与開始基準（つづき）

【結腸・直腸癌】[2,14]

検査項目	投与開始基準	
	補助化学療法	進行・再発化学療法
好中球数	≧ 1,500/mm^3	
血小板	≧ 100,000/mm^3	
AST/ALT	< 100IU/L	
総ビリルビン	< 2.0mg/dL	
血清クレアチニン	0.79〜1.06mg/dL	
PS	0〜1	0〜2
Ccr（mL/分）	用量	
51〜80	減量不要	
30〜50	75%用量（−1段階減量）	
< 30	禁忌	

【胃癌】[3,7,15]

検査項目	投与開始基準	
	J-CLASSIC-P Ⅱ試験	ToGA試験
好中球数	≧ 1,500/mm^3	
血小板	≧ 100,000/mm^3	
ヘモグロビン	≧ 9.0g/dL	−
AST/ALT	AST ≦ 75IU/L ALT ≦ 90IU/L	AST ≦ 75IU/L ALT ≦ 90IU/L （肝転移が認められる場合AST ≦ 150IU/L） （肝転移が認められる場合AST ≦ 180IU/L）
総ビリルビン	< 2.3mg/dL	
ALP	≦ 805IU/L	≦ 805IU/L （肝転移が認められる場合≦ 1,610IU/L） （骨転移が認められる場合≦ 3,220IU/L）
Alb	−	≧ 2.5g/dL
Ccr	≧ 50mL/分	≧ 60mL/分
51〜80	減量不要	
30〜50	75%用量（−1段階減量）	
< 30	禁忌	

〈J-CLASSIC-P Ⅱ試験〉stage Ⅱ／Ⅲを対象として CapeOX による術後補助化学療法の国内での安全性を検証した試験
〈ToGA試験〉HER2 陽性切除不能な進行再発の胃がんの初回治療を対象としてトラスツズマブの上乗せによる優越性を検証した試験

ゼローダ®

初回服薬指導のポイント

▶患者の理解度および生活背景には相違があるため一律な服薬指導では適切なアドヒアランスを維持することは難しい．複数の研究結果よりアドヒアランスを低下させる要因が抽出されているため，それらを十分考慮した服薬説明の「個別化」が重要である．

▶いつ，どんな時に経口抗がん薬の服用を止めるか[16)]

①38℃以上の発熱

②激しい下痢，水のような便，頻回の軟便

③長期にわたって続く吐き気，1日に何回も起こる嘔吐

④手足がひどく痛い

薬剤師目線

アドヒアランス率は進行・再発化学療法と比較し術後補助化学療法で高い傾向が示唆されている．その理由として，断定的な見解はないものの少なくとも「年齢」「PS」「臓器障害」が大きな変動要因となりうることが推察される．つまり，これら条件が比較的整っているのが術後補助化学療法を施行している患者と考えられる．一方で，「内服サイクルが規定されているレジメン」「綿密な情報提供と教育」はアドヒアランス向上因子として，「副作用の発現」「独居」などは低下因子として報告されている．これらを理解し，単なる服薬指導ではなく，患者背景を鑑みた患者教育と内服薬調整がアドヒアランスの向上に寄与すると考えられる．

食事との相互作用

食後投与と比較し空腹時投与下では，未変化体および代謝物の t_{max} は短縮する．また，未変化体の AUC は増加するが代謝がすすむにつれ食事の影響は減少する．一方，代謝物である5'-DFUR の C_{max} は53％増加するが絶食 AUC ／ 食後 AUC ＝ 1.15 であり，5'-DFUR の薬物動態に対して臨床上問題となる食事の影響はない．

複数のがん種

第2章　複数のがん種で使用される抗がん薬

指導資材

①ゼローダ治療（消化器がん）チェックシート（中外製薬株式会社）

②ゼローダハンドブック（中外製薬株式会社）

③ゼローダ療法副作用チェックシート（中外製薬株式会社）

④「手足症候群」対処の手引き（中外製薬株式会社）

アドヒアランス向上のためのポイント

A 主な有害事象の発現率[6]

＜XELOX＋BV＞

・食欲不振　90%（Grade 3 以上：3.0%）

・手足症候群　78%（Grade 3 以上：2.0%）

・悪心　74%（Grade 3 以上：0.0%）

・口内炎　57%（Grade 3 以上：2.0%）

・下痢　55%（Grade 3 以上：3.0%）

・嘔吐　47%（Grade 3 以上：2.0%）

B アドヒアランス低下の主な要因（未服用理由に占める割合）[9]

・悪心, 嘔吐（21.5%）

・下痢（13.3%）

・服用ミス（12.9%）

・痛み（11.7%）

C アドヒアランス不良因子[11]

・80 歳以上

経口抗がん薬全般のアドヒアランス変動因子[9, 13, 17-19]

＜アドヒアランス向上因子＞

・疾患と治療に対する認識

・社会的サポート（メンタルケア）

・希望する情報の提供

・サイクル数が規定されているレジメン

ゼローダ®

<アドヒアランス低下因子>
- 高齢
- 女性
- 独居
- 長期間の治療
- 悪心 / 嘔吐（間接的因子として 55 歳未満，女性，飲酒習慣なし）

複数のがん種

2 継続面談時

check
- ☐ アドヒアランスを確認する
- ☐ 副作用を確認する
- ☐ 休薬，減量および再開基準を確認する（表5）
- ☐ 状況に応じて支持療法を提案する

表5 カペシタビン休薬・減量・再開基準

	結腸・直腸癌術後補助化学療法・進行 / 再発化学療法		
	1,250mg/m^2/ 回（B法）	1,000mg/m^2/ 回（C法）	825mg/m^2/ 回（D法）
	全毒性	血液毒性	非血液毒性	全毒性
Grade 1	休薬・減量不要	休薬・減量不要	休薬・減量不要	明確な基準なし 主治医の判断で適宜減量する.
Grade 2 1回目	Grade 0〜1 まで休薬 同量で再開	Grade 0〜1 まで休薬 同量で再開	Grade 0〜1 まで休薬 同量で再開	
Grade 2 2回目	Grade 0〜1 まで休薬 －1段階減量で再開	Grade 0〜1 まで休薬 －1段階減量で再開	Grade 0〜1 まで休薬 －1段階減量で再開	
Grade 2 3回目	Grade 0〜1 まで休薬 －2段階減量で再開	Grade 0〜1 まで休薬 －2段階減量で再開	Grade 0〜1 まで休薬 －2段階減量で再開	

第2章　複数のがん種で使用される抗がん薬

表5　カペシタビン休薬・減量・再開基準（つづき）

	結腸・直腸癌術後補助化学療法・進行/再発化学療法		
Grade 2 4回目	中止	中止	中止
Grade 3 1回目	Grade 0〜1まで休薬 −1段階減量で再開	Grade 0〜1まで休薬 −1段階減量で再開	Grade 0〜1まで休薬 −1段階減量で再開
Grade 3 2回目	Grade 0〜1まで休薬 −2段階減量で再開	Grade 0〜1まで休薬 −2段階減量で再開	Grade 0〜1まで休薬 −2段階減量で再開
Grade 4	中止	中止 （−2段階減量で再開）	中止 （−2段階減量で再開）	明確な基準なし 主治医の判断で適宜減量する.

	胃癌術後補助化学療法・進行/再発化学療法			
	1,000mg/m^2/回（C法）・XELOX療法		1,000mg/m^2/回（C法）・XP療法	
	血液毒性	非血液毒性	血液毒性	非血液毒性
Grade 1	休薬・減量不要	休薬・減量不要	好中球数：1,000〜1,500/μL, 血小板数：100,000/μL以上の場合は休薬せず−1段階減量で投与可能. 規定の投与量で治療継続する場合は，好中球数が1,500/μL以上に回復するまで投与を延期する	休薬・減量不要
Grade 2 1回目	Grade 0〜1まで休薬 同量で再開	Grade 0〜1まで休薬 −1段階減量で再開		Grade 0〜1まで休薬 同量で再開
Grade 2 2回目	Grade 0〜1まで休薬 −1段階減量で再開	Grade 0〜1まで休薬 −2段階減量で再開		Grade 0〜1まで休薬 −1段階減量で再開
Grade 2 3回目	Grade 0〜1まで休薬 −2段階減量で再開	中止		Grade 0〜1まで休薬 −2段階減量で再開
Grade 2 4回目	中止	−		
Grade 3 1回目	Grade 0〜1まで休薬 −1段階減量で再開	Grade 0〜1まで休薬 −1段階減量で再開	Grade 0〜1まで休薬 −1段階減量で再開 （発熱性好中球減少症）	Grade 0〜1まで休薬 −1段階減量で再開

ゼローダ®

表5 カペシタビン休薬・減量・再開基準（つづき）

	胃癌術後補助化学療法・進行 / 再発化学療法			
Grade 3 2回目	Grade 0～1ま で休薬 －2段階減量で 再開	Grade 0～1ま で休薬 －2段階減量で 再開	－	Grade 0～1ま で休薬 －2段階減量で 再開
Grade 3 3回目	中止	中止		
Grade 4	中止	中止	Grade 0～1ま で休薬 ・－1段階減量で 再開 (好中球減少症) ・－2段階減量で 再開 (血小板減少症) ・中止又は－2段 階減量 (発熱性好中球減 少症)	中止または－2 段階減量

	乳癌進行 / 再発化学療法	
	825mg/m^2/ 回（A 法）	1,250mg/m^2/ 回（B 法）
	全毒性	全毒性
Grade 1	明確な基準なし 主治医の判断で適宜減量する.	休薬・減量不要
Grade 2 1回目		Grade 0～1 まで休薬 同量で再開
Grade 2 2回目		Grade 0～1 まで休薬 －1段階減量で再開
Grade 2 3回目		Grade 0～1 まで休薬 －2段階減量で再開
Grade 3 1回目		Grade 0～1 まで休薬 －1段階減量で再開
Grade 3 2回目		Grade 0～1 まで休薬 －2段階減量で再開
Grade 4		中止

(文献 1～3 より引用)

▪▪ 継続時服薬指導のポイント

・可能な限り資材等に記載された内服歴を確認する．また，ア
ドヒアランスの遵守の把握が確実かつ継続的に実施できるよ
う，患者本人との関係性や相互で確認する体制作りを意識し

第2章　複数のがん種で使用される抗がん薬

た指導が必要である．本人の理解および管理が難しいと判断した場合は家族（親族）からの支援を要請する．独居で管理に難渋する場合は，理解度に合わせた情報提供および指導（薬袋に日付・注意事項など記載する）を定期的に実施する．

・アドヒアランス低下要因の一つである「悪心／嘔吐」「下痢」を評価する．また手足症候群の評価では，実際に患部を「診る」ことが重要である．早期発見または重篤化を回避するため電話によるサポート体制が必要である．

・病勢進行に伴う PS 低下からアドヒアランスが維持できなくなる可能性があるため，内服状況や経口抗がん薬治療の妥当性を評価する．

減量方法（減量時の1回投与量）

・A 法[1]

明確な基準がないため主治医の判断で適宜減量する．

・B 法[1,2]，C 法[2,3]

まず，副作用の重篤度に合わせて休薬・減量・再開基準を準拠する（**表5**）．減量の際は体表面積により減量幅が異なるので留意する（**表6，7**）．

アドヒアランスが保てない場合の対応

悪心・嘔吐・食欲不振

▶第1選択薬：メトクロプラミド錠5mg 頓用または 15mg/ 日の定期処方

※ CMF を施行した乳がん患者を対処とした RCT にて制吐効果はメトクロプラミド＞ドンペリドンの報告がある[20]．

▶第2選択薬：5-HT$_3$ 受容体拮抗薬の連日投与

下痢

▶第1選択薬：ロペラミド 1〜2mg/ 日

ゼローダ®

表6 B法（1250mg/m²/回）における減量方法

体表面積	初回投与量	減量段階1	減量段階2
1.13m² 未満	1,500mg	900mg	600mg
1.13m² 以上 1.21m² 未満	1,500mg	1,200mg	600mg
1.21m² 以上 1.33m² 未満	1,500mg	1,200mg	900mg
1.33m² 以上 1.45m² 未満	1,800mg	1,500mg	900mg
1.45m² 以上 1.57m² 未満	1,800mg	1,500mg	900mg
1.57m² 以上 1.69m² 未満	2,100mg	1,500mg	900mg
1.69m² 以上 1.77m² 未満	2,100mg	1,800mg	1,200mg
1.77m² 以上 1.81m² 未満	2,100mg	1,800mg	1,200mg
1.81m² 以上	2,400mg	1,800mg	1,200mg

表7 C法（1000mg/m²/回）における減量方法

体表面積	初回投与量	減量段階1	減量段階2
1.36m² 未満	1,200mg	900mg	600mg
1.36m² 以上 1.41m² 未満	1,500mg	900mg	600mg
1.41m² 以上 1.51m² 未満	1,500mg	1,200mg	600mg
1.51m² 以上 1.66m² 未満	1,500mg	1,200mg	900mg
1.66m² 以上 1.81m² 未満	1,800mg	1,500mg	900mg
1.81m² 以上 1.96m² 未満	1,800mg	1,500mg	900mg
1.96m² 以上 2.11m² 未満	2,100mg	1,500mg	900mg
2.11m² 以上	2,100mg	1,500mg	1,200mg

誤飲・飲み忘れなど

自己チェック表などの資材とは別に以下を実施

・薬袋へのマーキング（日付，内服時間など追記）

・理解度にあわせた簡素化した説明書の譲渡

・家族への説明とサポート体制の構築

・必要日数の分割処方（一度にすべて処方しない）

複数のがん種

第2章　複数のがん種で使用される抗がん薬

> **薬剤師目線**
>
> カペシタビンは単回での催吐作用は少ないが連日内服による消化器症状があるため,「支持療法」→「休薬」→「減量」を遵守する. 一方で, 薬剤性とは別の理由で悪心・嘔吐が生じている可能性もあるので, 悪心・嘔吐を来す病態としてイレウス, 脳転移または電解質異常なども要因として想定しておく必要がある.
>
> 食欲不振・胸焼けなどの症状があった場合, プロトンポンプ阻害薬またはH₂受容体拮抗薬を慎重に検討する. プロトンポンプ阻害薬はカペシタビンの効果を下げる報告[21]がある. 食事の内容など総合的な評価が必要である.

■ 引用文献

1) 中外製薬株式会社：ゼローダ®錠300　適正使用ガイド（乳癌）, 2019年2月改訂.
2) 中外製薬株式会社：ゼローダ®錠300　適正使用ガイド（結腸・直腸癌）, 2019年3月改訂.
3) 中外製薬株式会社：ゼローダ®錠300　適正使用ガイド（胃癌）, 2018年11月改訂.
4) O'Shaughnessy J, et al：J Clin Oncol, 20：2812-2823, 2002.（PMID：12065558）
5) Twelves C, et al：N Engl J Med, 30：2696-2704, 2005.（PMID：15987918）
6) Doi T, et al：Jpn J Clin Oncol. 40：913-920, 2010.（PMID：20462981）
7) Fuse N, et al：Gastric Cancer, 20：332-340, 2017.（PMID：26956689）
8) Kang YK, et al：Ann Oncol. 20：666-673, 2009.（PMID：19153121）
9) Kawakami K, et al：Oncol Res. 9：1625-1631, 2017.（PMID：28766482）
10) Haller DG, et al：J Clin Oncol, 11：465-471, 2011.（PMID：21383294）
11) Kawakami K, et al: Patient Prefer Adherence, 9：561-567, 2015.（PMID：25914526）
12) Muss HB, et al：N Engl J Med, 20：2055-2065, 2009.（PMID：19439741）
13) Timmers L, et al：Acta Oncol. 53：259-267, 2014.（PMID：24266637）
14) 大腸癌研究会編：大腸癌治療ガイドライン　2016年版, 金原出版, 2016.
15) Bang YJ, et al：Lancet, 376：687-697. 2010.（PMID：20728210）
16) 中外製薬株式会社：ゼローダ®ハンドブック. Available at: <https://chugai-pharm. jp/hc/ss/pa/sf/xel/index.html>
17) Noens L, et al：Blood, 113：5401-5411, 2009.（PMID：19349618）
18) Efficace F, et al：Br J Cancer, 107：904-909, 2012.（PMID：22871884）
19) Sekine I, et al：Cancer Sci, 104：711-717, 2013.（PMID：23480814）
20) Roila F, et al：Eur J Cancer Clin Oncol, 23：615-617, 1987.（PMID：3308477）
21) Chu MP, et al：JAMA Oncol, 3：767-773, 2017.（PMID：27737436）

複数のがん種

アフィニトール®
（エベロリムス）

▶ 錠 2.5mg，錠 5mg

Point!
- ✔がん種ごとに治療の位置づけや併用薬剤の有無を確認する.
- ✔がん種によって投与時期が異なるが，臨床試験における設定内容に準ずる.

薬剤情報

- ■薬効分類：mTOR 阻害薬（分子標的治療薬）
- ■レジメン：①アフィニトール® 単剤で連日投与
  - ・根治切除不能または転移性の腎細胞癌
  - ・神経内分泌腫瘍
  - ②エキセメスタン（内分泌療法剤）との併用で連日投与
  - ・手術不能または再発乳癌
- ■適応：進行・再発
- ■効能または効果：根治切除不能または転移性の腎細胞癌，神経内分泌腫瘍，手術不能または再発乳癌

服用方法

- ■用法・用量[1,3]
- ・通常，成人には 1 日 1 回 10mg を経口投与する. 患者の状態により適宜減量する.
- ・投与時期ががん種によって異なるが，臨床試験における設定内容に準ずる.
- 【根治切除不能または転移性の腎細胞癌】

空腹時（食後2時間以内，食前1時間以内を避ける），毎日決まった時間帯

【神経内分泌腫瘍】

空腹時（食後2時間以内，食前1時間以内を避ける）もしくは食後（食後30分以内）のいずれか同一条件

【手術不能または再発乳癌】

食後（食後30分以内）かつ毎日同じ決まった時間帯

対象症例

【根治切除不能または転移性の腎細胞癌】[1, 4)]
- 転移性腎細胞癌で淡明細胞型腎細胞癌が組織学的または細胞学的に確認されている
- スニチニブまたはソラフェニブ（両剤または1剤のみ）の投与中または投与中止後に病勢が進行した患者
- 対象年齢：18歳以上
- Karnofsky Performance Status（KPS）：≧70%

【神経内分泌腫瘍】

①膵神経内分泌腫瘍[2, 6)]
- 高分化型または中分化型（低悪性度～中悪性度）
- 適切な臓器機能（骨髄，肝，腎）を有する
- 対象年齢：18歳以上
- PS：≦2

②消化管または肺神経内分泌腫瘍[2, 7)]
- 消化管または肺を原発部位とする高分化型（Grade 1または2）の進行性（切除不能または転移性）神経内分泌腫瘍
- カルチノイド症候群の既往歴および関連する症状がない
- 対象年齢：18歳以上
- PS：≦1

【手術不能または再発乳癌】[3, 8)]
- ER陽性かつHER2陰性
- 閉経後女性（卵巣への放射線照射または黄体形成ホルモン放出

アフィニトール®

ホルモンアゴニストによる卵巣機能抑制は認めない)
- 非ステロイド性アロマターゼ阻害剤による治療歴あり（抵抗性を示す患者）
- 対象年齢：18歳以上
- PS：≦2

服薬継続率

【根治切除不能または転移性の腎細胞癌】[5]
- 治療期間の中央値（範囲）：141（19～451）日
- Relative Dose Intensity（RDI）：記載なし

【神経内分泌腫瘍】
①膵神経内分泌腫瘍[6]
- 治療期間の中央値（範囲）：8.79（0.25～27.47）ヵ月（31%が最低12ヵ月は治療継続した）
- RDI：86%〔59%が用量調節（減量・休薬）を要した〕

②消化管または肺神経内分泌腫瘍[7]
- 治療期間の中央値（範囲）：40.4（0.7～120.4）週
- RDI：90%〔67%が用量調節（減量・休薬）を要した〕

【手術不能または再発乳癌】[9]
- 曝露期間の中央値（範囲）：23.9（1.0～123.3）週
- RDI：86%

1 初回面談時

check
□ **用法・用量について説明する**
▶ 1日1回「空腹時，毎日決まった時間帯」（根治切除不能または転移性の腎細胞癌），「空腹時もしくは食後のいずれか同一条件」（神経内分泌腫瘍），「食後かつ毎日同じ決まった時間帯」（手術不能または再発乳癌）に連日服用することを説明する．

第2章　複数のがん種で使用される抗がん薬

☐ アドヒアランスを確認できる治療日誌を渡す

▶ 服用方法が複雑でないため，服薬管理に対する患者負担は少ないと考える．アドヒアランス低下の主な原因となりうる有害事象の理解や管理が難しいと考えられる患者背景（単身高齢者世帯，有害事象発症のリスク因子である疾病の有無や免疫能）を考慮し，目の前の患者のアドヒアランス低下のリスクを評価する．

☐ 有害事象の評価を説明する

▶ 主なものは口内炎，肺炎である．

☐ 有害事象に対する支持療法薬の薬効・使用方法を説明する[※1]

☐ 薬を飲み忘れた時の対応を説明する[1,3]

▶ 通常の投与時間より6時間以内であればすぐ投与する．
▶ 6時間以上経過している場合は次の日の投与時間に1回分のみ投与する．

☐ 各種検査値を確認する（表1）[※2]

※1：アドヒアランス低下のリスクが高い患者には，支持療法薬の使用方法の説明を丁寧に行う．
※2：投与開始基準は目安である．著しく基準から外れる場合は医師に確認する．

表1 エベロリムスの投与開始基準

【根治切除不能または転移性の腎細胞癌】[1]

	投与開始基準
好中球数	≧ 1,500/µL
血小板数	≧ 100,000/µL
ヘモグロビン	> 9g/dL
血清クレアチニン	男性：≦ 1.605mg/dL[※]／女性：≦ 1.185 mg/dL[※]
AST/ALT（肝転移なし）[※※]	男性：≦ 75/105U/L[※]／女性：≦ 75/57.5U/L[※]
AST/ALT（肝転移あり）[※※]	男性：≦ 150/210U/L[※]／女性：≦ 150/115U/L[※]
血清ビリルビン[※※]	≦ 2.25mg/dL[※]
空腹時血糖	≦ 163.5mg/dL[※]

【神経内分泌腫瘍】[2]

検査項目	投与開始基準	
	膵神経内分泌腫瘍	消化管・肺神経内分泌腫瘍
好中球数	≧ 1,500/µL	≧ 1,500/µL
血小板数	≧ 100,000/µL	≧ 100,000/µL

アフィニトール®

複数のがん種

表1 エベロリムスの投与開始基準（つづき）

検査項目	投与開始基準	
	膵神経内分泌腫瘍	消化管・肺神経内分泌腫瘍
ヘモグロビン	≧ 9g/dL	> 9g/dL
血清クレアチニン	男性：≦ 1.605mg/dL[※] 女性：≦ 1.185 mg/dL[※]	男性：≦ 1.605mg/dL[※] 女性：≦ 1.185 mg/dL[※]
血清ビリルビン[※※]	≦ 2.25mg/dL[※]	≦ 2.0mg/dL
国際標準化プロトロンビン比（INR）	< 1.3（抗凝固療法なし） < 3.0（抗凝固療法あり）	≦2
AST/ALT（肝転移なし）[※※]	男性：≦ 75/105U/L[※] 女性：≦ 75/57.5U/L[※]	男性：≦ 75/105U/L[※] 女性：≦ 75/57.5U/L[※]
AST/ALT（肝転移あり）[※※]	男性：≦ 150/210U/L[※] 女性：≦ 150/115U/L[※]	男性：≦ 150/210U/L[※] 女性：≦ 150/115U/L[※]
空腹時血糖	≦ 163.5mg/dL[※]	-
HbA1c	-	≦ 8％
空腹時血清コレステロール	≦ 300mg/dL	≦ 300mg/dL
空腹時トリグリセリド	男性：≦ 585mg/dL[※] 女性：≦ 292.5mg/dL[※]	男性：≦ 585mg/dL[※] 女性：≦ 292.5mg/dL[※]

【手術不能または再発乳癌】[3)]

	投与開始基準
好中球数	≧ 1,500/μL
血小板数	≧ 100,000/μL
ヘモグロビン	≧ 9g/dL
国際標準化プロトロンビン比（INR）	≦2
血清クレアチニン	男性：≦ 1.605mg/dL[※]／女性：≦ 1.185 mg/dL[※]
AST/ALT（肝転移なし）[※※]	男性：≦ 75/105U/L[※]／女性：≦ 75/57.5U/L[※]
AST/ALT（肝転移あり）[※※]	男性：≦ 150/210U/L[※]／女性：≦ 150/115U/L[※]
血清ビリルビン[※※]	≦ 2.25mg/dL[※]
空腹時血清コレステロール	≦ 300mg/dL
空腹時トリグリセリド	男性：≦ 585mg/dL[※]／女性：≦ 292.5mg/dL[※]
空腹時血糖値	≦ 163.5mg/dL[※]

[※]日本臨床検査標準協議会共用基準値上限をもとに算出
[※※]肝機能障害が認められる場合には，Child-Pugh分類のクラスも併せて評価する
　A：減量考慮，B：治療上の有益性が危険性を上回ると判断した場合のみ減量投与検討，C：可能な限り投与回避

第 2 章　複数のがん種で使用される抗がん薬

表2　食事の影響（健康成人に 10mg 単回経口投与，空腹時との比較）

	空腹時	低脂肪食（約 500kcal）摂取後	高脂肪食（約 1,000kcal）摂取後
Cmax	−	42% 低下	54% 低下
AUC_{0-last}	−	33% 低下	23% 低下
AUC_{0-inf}	−	32% 低下	22% 低下
Tmax	−	1.0 時間遅延	1.75 時間遅延
$T_{1/2}$	35.6 時間	39.6 時間	40.5 時間

（ノバルティス ファーマ社内資料：食事の影響，2120 試験，外国人のデータ）

初回服薬指導のポイント[1,3]

▶ アドヒアランスを保てない原因として，口内炎，肺炎がある．口内炎は予防（口腔内の保湿，清潔保持）が重要であり，口腔内の観察も習慣づける．含嗽は口内炎の発現や重症化の抑制に有効と考えられており，非アルコール性含嗽剤または 0.9% 食塩水を使用する．症状に応じ局所鎮痛薬の口腔内投与や局所副腎皮質ステロイドを使用するが，口腔ケア，含嗽は継続していく．肺炎は治療中止に至った有害事象の中で最も多く，死亡例もある．臨床症状（咳嗽・呼吸困難・発熱）を伝え，早期発見・早期治療の重要性を理解させる．

▶ いつ・どんな時に経口抗がん薬の服用を止めるか
　・中等度の疼痛を伴う口内炎
　・肺炎の臨床症状（咳嗽・呼吸困難・発熱）を認めた場合
　・体表面積の 1/3 に皮疹，紅斑，そう痒などの皮膚症状を認めた場合

食事との相互作用[1,3]

食後に投与した場合，Cmax および AUC が低下するとの報告があるが，$T_{1/2}$ は差を認めなかった（**表2**）．

指導資材（p379 付録参照）

①説明書：「アフィニトール錠を服用されるかたへ」（ノバル

アフィニトール®

ティス ファーマ株式会社）

②治療日誌：「My Diary（私の服薬日誌）」（ノバルティス ファーマ株式会社）

③口内炎対策：「お薬による口内炎のセルフケア」（ノバルティス ファーマ株式会社）

複数のがん種

∷ アドヒアランス向上のためのポイント

Ａ 主な有害事象の発現率

【根治切除不能又は転移性の腎細胞癌】[1]

・口内炎　43.8%（Grade 3 以上：3.6%）

・発疹　29.6%（Grade 3 以上：1.1%）

・貧血　28.1%（Grade 3 以上：8.1%）

・疲労　24.8%（Grade 3 以上：4.8%）

・下痢　23.7%（Grade 3 以上：1.8%）

・無力症　23.0%（Grade 3 以上：3.3%）

【神経内分泌腫瘍】

①膵神経内分泌腫瘍[6]

・口内炎　64.2%（Grade 3 以上：6.9%）

・発疹　48.5 %（Grade 3 以上：0.5%）

・下痢　34.3%（Grade 3 以上：3.4%）

・疲労　32.4%（Grade 3 以上：2.5%）

・感染症　24.0%（Grade 3 以上：2.5%）

・末梢性浮腫　22.1%（Grade 3 以上：0.5%）

②消化管または肺神経内分泌腫瘍[7]

・口内炎　62.9%（Grade 3 以上：8.9%）

・下痢　31.2%（Grade 3 以上：7.4%）

・疲労　30.7%（Grade 3 以上：3.5%）

・感染症　29.2%（Grade 3 以上：6.9%）

・発疹　27.2%（Grade 3 以上：0.5%）

・末梢性浮腫　25.7%（Grade 3 以上：2.0%）

第2章　複数のがん種で使用される抗がん薬

【手術不能または再発乳癌】[8]

・口内炎　56.2%（Grade 3以上：7.7%）

・発疹　36.1%（Grade 3以上：0.8%）

・疲労　32.8%（Grade 3以上：3.7%）

・下痢　29.9%（Grade 3以上：2.1%）

・食欲減退　28.8%（Grade 3以上：1.0%）

・悪心　27.0%（Grade 3以上：0.4%）

B アドヒアランス低下の主な要因（未服用理由に占める割合）

【根治切除不能または転移性の腎細胞癌】[5]

・少なくとも1回の（1段階）減量：7%

・少なくとも1回の休薬：38%（有害事象：35%，臨床検査値異常：3%）

・有害事象による治療中止：13%

　治療中止に至った主な有害事象：非感染性肺炎（4%）

【神経内分泌腫瘍】

①膵神経内分泌腫瘍[6]

・休薬，減量に至った主な有害事象：口内炎（10%），肺炎（7%），血小板減少（7%），下痢（4%），貧血（3%）

・有害事象による治療中止：13%

　治療中止に至った主な有害事象：肺炎，疲労，間質性肺疾患

②消化管または肺神経内分泌腫瘍[7]

・有害事象（Grade 3/4）による治療中止：12%

【手術不能または再発乳癌】[9]

・休薬，減量：66.8%

・有害事象による用量調節：62.4%

　用量調節に至った主な有害事象：口内炎（23.7%），肺炎（7.5%），血小板減少（5.4%）

・有害事象による治療中止：21.4%

　治療中止に至った主な有害事象：肺炎（5.6%），口内炎（2.7%）

C アドヒアランス不良因子

・不明（記載なし）

アフィニトール®

Ｄ その他（治療マネジメントなど）[1,3]

　肺炎は臨床症状を伴わない画像上の異常もあるため，定期的に胸部 CT 検査を実施し，治療期間を通じて注意する．口内炎や皮膚障害は早期（28 日まで）に高頻度で出現し，QOL の低下に伴いアドヒアランスも低下する可能性があるため，投与開始 1 ヵ月は 1 週間隔での来院などモニタリングを強化し，有害事象に対する予防（ケア）を徹底し，個別に支持療法を確立する．

> **薬剤師目線**
>
> 進行・再発治療においても安易な減量・休薬はするべきではないが，エベロリムスは用量に幅がないため，特に非血液毒性で減量対象となる Grade 2 の症状をいかに起こさせないようにするかが治療継続へのポイントとなる．それには支持療法の強化以外に，「自己判断による短期休薬（例：3〜5 日程度）」も必要であり，適切に行えるよう指導する（場合によっては Grade 1 での休薬を考慮する）．

2　継続面談時

check

- ☐ **アドヒアランスを確認する**[※1]
- ☐ **有害事象を評価する**[※2]
- ☐ **各種検査値を確認する（表3）**[※3]

　※1：口頭より治療日誌で確認した方が信頼性は高い．残薬があれば錠数を確認する．

　※2：特に，アドヒアランスの低下要因となる口内炎の有無をケアや支持療法薬の使用状況とあわせて評価する．

　※3：投与開始基準は目安である．著しく基準から外れる場合は医師に確認する．

∷ 継続時服薬指導のポイント

・服薬状況を治療日誌とあわせて確認する（指示された用法で服用できない場合は，確実に服用できる時間帯に変更する）．

第2章　複数のがん種で使用される抗がん薬

表3 エベロリムスの投与再開基準，休薬基準，減量基準

	投与再開基準	休薬基準	減量基準
間質性肺疾患（肺臓炎，間質性肺炎，肺浸潤等）	症状が改善するまで	Grade 2以上	Grade 2：1日1回 5mg Grade 3：投与中止（症状が改善し治療の有益性が危険性を上回ると判断した場合1日1回 5mg） Grade 4：投与中止
口内炎	Grade 1以下	Grade 2以上	Grade 2：（初回）減量不要 （2回目以降）1日1回 5mg Grade 3：1日1回 5mg Grade 4：投与中止
非血液毒性（感染症，腎障害，皮膚障害　等）	Grade 1以下許容可能なGrade 2	Grade 3以上許容不可なGrade 2	Grade 2：（初回）減量不要 （2回目以降）1日1回 5mg Grade 3：1日1回 5mg Grade 4：投与中止
代謝関連事象（高血糖，糖尿病，脂質異常）		Grade 3で一時的に休薬	Grade 3：1日1回 5mg Grade 4：投与中止
血小板減少	Grade 1以下	Grade 2以上	Grade 2：（初回）減量不要 （2回目以降）1日1回 5mg Grade 3：（初回）1日1回 5mg （2回目以降）投与中止 Grade 4：投与中止
好中球減少	Grade 1以下	Grade 3以上	Grade 3：（初回）減量不要 （2回目）1日1回 5mg （3回目以降）投与中止 Grade 4：（初回）1日1回 5mg （2回目以降 Grade 3/4）投与中止
発熱性好中球減少症	好中球数 1,500/μL 以上かつ発熱なし	Grade 3以上	Grade 3：（初回）1日1回 5mg （2回目以降）投与中止 Grade 4：投与中止

（文献1，3より引用）

・治療日誌を記載，持参しない患者についてはキーパーソンを含めてアドヒアランスを確認できる体制を構築する．

・口内炎，肺炎がカバーすべき重要な副作用である．特に口内炎ではケアや支持療法以外に重症化回避目的の自己判断による休薬が必要となる．休薬に該当する症状をあらかじめ指導した上

アフィニトール®

で，そのタイミングや日数を評価し，セルフマネジメント能力を高める（「副作用は管理できる」ということを患者に実感させる）．支持療法薬は使用状況を確認した上で，効果不十分であれば剤型を含め適切な薬剤の選択と服用方法を検討する．

・疲労は過小評価されやすく，QOL と相関すると言われている．特に高齢者で注意する．

・代謝異常（高血糖，高コレステロール）は自覚症状に乏しく，検査値の確認を怠らない．

・腎細胞癌では貧血が多いが，減量・休薬基準がない．Grade 3/4 では投与可否を検討する．

:: 減量方法

最低投与量は 1 日 1 回 5mg である．

> **薬剤師目線** 局所進行または転移性の閉経後乳癌を対象とした BOLERO-2 試験における用量調節は，開始用量が 10mg の連日投与，1 段階減量が 5mg の連日投与，2 段階減量が 5mg 隔日投与であった．適正使用ガイドにおける「投与量の調節」には 1 段階減量のみ記載されているが，5mg の連日投与で忍容性がない場合，5mg 隔日投与を検討する（2.5mg 錠があるが，7.5mg や 2.5mg の連日投与については裁量で行う）．

:: アドヒアランスが保てない場合の対応

口内炎[10]

▶ 含嗽剤：アズレンスルホン酸ナトリウム水和物（うがい液，含嗽用顆粒）など

▶ 局所副腎皮質ステロイド：デキサメタゾン（口腔用軟膏）など

▶ 局所鎮痛薬：局所麻酔薬（リドカインなど），アセトアミノフェン，非ステロイド性抗炎症薬（NSAIDs），麻薬系鎮痛薬など

・支持療法薬やその使用方法に問題なければ，自己判断による短

第2章　複数のがん種で使用される抗がん薬

期休薬ができていないまたはその開始のタイミングが適切でない（遅い）可能性が考えられるため，再度患者と検討する.
・難治例では専門医へのコンサルテーションを主治医に相談する.

皮膚障害[11]

▶乾燥性：保湿外用薬（ヘパリン類似物質，尿素配合剤など）

▶皮疹，そう痒：抗ヒスタミン薬，抗アレルギー薬，ステロイド外用剤（very strong または strong）など

▶爪囲炎：ステロイド外用剤（肉芽形成では strongest）など

・難治例では専門医へのコンサルテーションを主治医に相談する.

疲労，食欲減退，浮腫

・休薬や減量を検討する.
・PS 低下（≧3）または KPS 低下（≦60%）や著しい体重減少がある場合，治療の継続可否を主治医に相談する.
・浮腫は程度によっては利尿薬を考慮する.

■引用文献

1) ノバルティス ファーマ株式会社：アフィニトール®錠適正使用ガイド「根治切除不能又は転移性の腎細胞癌」，2018年7月作成.
2) ノバルティス ファーマ株式会社：アフィニトール®錠適正使用ガイド「神経内分泌腫瘍」，2018年7月作成.
3) ノバルティス ファーマ株式会社：アフィニトール®錠適正使用ガイド「手術不能又は再発乳癌」，2018年7月作成.
4) Motzer RJ, et al：Lancet, 372：449-456, 2008.（PMID：18653228）
5) Motzer RJ, et al：Cancer, 116：4256-4265, 2010.（PMID：20549832）
6) Yao JC, et al：N Engl J Med, 364：514-523, 2011.（PMID：21306238）
7) Yao JC, et al：Lancet, 387：968-977, 2016.（PMID：26703889）
8) Baselga J, et al：N Engl J Med, 366：520-529, 2012.（PMID：22149876）
9) Yardley DA, et al：Adv Ther, 31：1008-1009, 2014.（PMID：24158787）
10) ノバルティス ファーマ株式会社：アフィニトール副作用マネジメント　No.1　口内炎，2018.
11) ノバルティス ファーマ株式会社：アフィニトール副作用マネジメント　No.4　皮膚障害，2018.

複数のがん種

ネクサバール®
(ソラフェニブ)

▶ 錠 200mg

Point!

✔発現する副作用とその対処法を理解しておく.

✔1日2回,空腹時投与となるため注意が必要である.

✔適応がん種によって減量方法が異なるため注意する.

薬剤情報

■ 薬効分類:キナーゼ阻害薬(分子標的治療薬)
■ レジメン:ネクサバール® 単剤

1日2回経口投与,連日投与,空腹時内服[1-3]

■ 適応:進行・再発
■ 効能または効果:根治切除不能または転移性の腎細胞癌,切除不能な肝細胞癌,根治切除不能な甲状腺癌

服用方法

■ 用法・用量[1-3]
・ソラフェニブとして1回 400mg を1日2回経口投与する.
・服用期間:連日内服.
・空腹時に内服する(高脂肪食の食後に本剤を投与した場合,血漿中濃度が低下するとの報告がある.高脂肪食摂取時には食事の1時間前から食後2時間までの間を避けて服用する).

対象症例

・PS
腎細胞癌 [根治切除不能又は転移性腎細胞癌(淡明細胞癌)]:

第2章　複数のがん種で使用される抗がん薬

> **表1** Motzer のリスク分類（当時のリスク分類）
>
> ＜予後因子＞
> 1．低カルノフスキー PS（＜80％）
> 2．高 LDH 値（＞正常値の上限の 1.5 倍）
> 3．低血清ヘモグロビン値（＜正常値の下限）
> 4．高補正血清カルシウム濃度（＞10mg/dL）
> 5．腎摘除していない
> ＜リスク分類＞
> 低リスク群：予後因子 0 個
> 中リスク群：予後因子 1〜2 個
> 高リスク群：予後因子 3 個以上

以下の予後因子を用い，切除不能または転移性腎細胞癌患者をリスク分類する方法

（文献6より引用）

ECOG PS；0 または 1[4,5]

肝細胞癌（進行性肝細胞癌）：ECOG PS；0，1 または 2[4,7]

甲状腺癌（局所進行または転移性分化型甲状腺癌）：ECOG PS；0，1 または 2[4,8]

- 腎細胞癌：全身治療（化学療法または免疫療法）1 レジメンの治療歴がある，根治切除不能または転移性腎細胞癌患者 [Motzer のリスク分類（表1）で高リスク群の患者は除外][4,5]
- 肝細胞癌：全身化学療法による治療歴のない進行性肝細胞癌患者（外科的切除，局所療法の適応がない例，あるいは外科的切除，局所療法後に再発を認めた例を進行性肝細胞癌と定義），Child-Pugh 分類：A[4,7]
- 甲状腺癌：RAI 治療（ヨウ素摂取制限下で，甲状腺ホルモン剤の投与を中止することにより内因性 TSH の分泌を誘導した状態あるいは遺伝子組み換えヒト TSH（rhTSH）剤を投与後に実施）抵抗性の局所進行または転移性分化型甲状腺癌患者（甲状腺のうち，未分化癌，放射性ヨウ素による治療歴のない分化型甲状腺癌は対象としない）．TSH 値：0.5mU/L 未満[8]

服薬継続率

- RDI や治療継続率については，明確なエビデンスはないが，治療継続例は，製薬会社の特定使用成績調査の結果で，腎細胞癌

ネクサバール®

安全性解析対象症例 3,255 例において本剤投与開始から 12ヵ月までの期間ごとの投与継続率は，投与開始〜1ヵ月が82.7%，1ヵ月超〜3ヵ月が66.9%，3ヵ月超〜6ヵ月が52.1%，6ヵ月超〜9ヵ月が41.5%，9ヵ月超〜12ヵ月が31.6% というデータがある[9]．肝細胞癌安全性解析対象症例1,608 例において本剤投与開始から12ヵ月目までの期間ごとの投与継続例は，1ヵ月が69.2%，3ヵ月が42.8%，6ヵ月が22.9%，9ヵ月が14.5%，12ヵ月が8.1%というデータがある[10]．

薬剤師目線

　手足症候群発現の前に角質肥厚や白癬の有無についても事前にチーム内で確認しておくことが望まれる．もし白癬が疑わしい場合には皮膚科へコンサルテーションを依頼し，抗真菌薬の治療も必要とされることがある．白癬の場合，ステロイド外用薬治療により白癬が悪化する場合があるため注意を要する．

　経口マルチキナーゼ阻害薬による心血管イベントのリスクにも注意する必要があるので事前にリスクの層別化をしておくことが重要である．

1 初回面談時

check

☐ **用法・用量について説明する**
- ▶ 空腹時内服のため，食事回数や食事摂取時間を把握した上でアドヒアランスが低下しないタイミングを決定できるようにする．

☐ **アドヒアランスを確認できる治療手帳を渡す**

☐ **併用薬について確認する**
- ▶ CYP3A4，UGT1A9 に関係する薬剤の併用の有無を確認する．またワルファリンとの併用にて出血や PT-INR 値上昇の報告があるため，定期的な PT-INR 値の測定とそれに応じたワルファリンの投与量調節が必要．

複数のがん種

第2章　複数のがん種で使用される抗がん薬

□ 有害事象の評価を説明する

▶代表的なものは高血圧，手足症候群，下痢，疲労，甲状腺機能異常，膵酵素以上，肝機能異常，出血など[1-3]．ベースライン（ソラフェニブ投与前）の血圧の確認（血圧測定器を所持しているか，正しい血圧測定方法を理解しているか，血圧の基準値を理解しているか，降圧薬を内服しているか）
手足の角質肥厚がないか，白癬がないかの確認
出血傾向がないかの確認
心血管系イベントの発生については心機能評価に加えてリスクの層別化（糖尿病，脂質異常，高血圧，心・脳血管疾患，喫煙，飲酒，肥満の有無の確認）をしておくことが望まれる．

□ 有害事象に対する支持療法薬の薬効・使用方法を説明する[※1]

□ 飲み忘れた時の対応を説明する

▶飲み忘れた場合は次の服用時間に1回分内服する．
絶対に2回分を一度に飲まない．

□ 各種検査値を確認する（表2）[※2]

※1：アドヒアランス低下のリスクが高い患者には，支持療法薬の使用方法の説明を患者およびその家族に対して丁寧に行う．
※2：投与開始基準は目安である．著しく基準から外れる場合は医師に確認する．

表2 ネクサバール® の投与開始の目安

項目	投与開始基準
血色素量	8.5g/dL 以上
好中球数	1,500/mm^3 以上
血小板数	100,000/mm^3 以上
総ビリルビン	2.0mg/dL 以下
AST，ALT	Child-Pugh 分類 C の患者は避ける（使用経験がない）
クレアチニン	施設上限値 1.5 倍以下

※注：具体的な検査値などは規定されていない

その他以下の項目[1,3]に注意する．
・高血圧症の患者（降圧薬内服中の患者）では高血圧が悪化するおそれがあるため注意する
・血栓塞栓症の既往のある患者では，心筋虚血，心筋梗塞などがあらわれるおそれがあるため注意する

ネクサバール®

・脳転移のある患者では，脳出血があらわれるおそれがあるため注意する

・消化管などに合併症を有する患者では消化管穿孔のリスクがあるので注意する

・大きな手術を予定している，あるいは手術を終えた患者では創傷治癒遅延のリスクがあるため注意する

・心疾患の既往を有する患者では，うっ血性心不全のリスクがあるため注意する（事前に心臓超音波検査を実施することも推奨される）

・腎透析患者における使用経験はない

・肝細胞癌または肝硬変のある患者において肝性脳症が報告されているので，これらの患者に投与する際は，血中アンモニア値などの検査を行うとともに意識障害などの臨床症状を十分に観察する．

・タンパク尿（尿タンパク／クレアチニン比）ついても腎機能とともに事前に確認しておくことが望まれる

::: 初回服薬指導のポイント

▶アドヒアランスを保てない原因として非血液毒性では，高血圧，手足症候群，下痢，疲労[1-10]などがある．治療早期からの可能なかぎりの予防（高血圧については適切な血圧測定方法の指導，降圧薬の使用，手足症候群については手足の保湿の徹底など）と早期発見・早期対応（手足症候群発現徴候時にはステロイド外用剤の使用，下痢発現時にはロペラミド使用）が極めて重要である．

▶いつ・どんな時に経口抗がん薬の服薬を止めるか

・37.5℃以上の発熱がある場合

・副作用に対して忍容性がない場合

上記の症状がある場合にはなるべく早めに病院を受診するようにする．

複数のがん種

第2章　複数のがん種で使用される抗がん薬

食事との相互作用

　外国人健康成人15例に，高脂肪食（約900〜1,000kcal，脂肪含量50〜60％）摂取直後，中脂肪食（約700kcal，脂肪含量30％）摂取直後および空腹時にネクサバール400mgを単回経口投与した場合，中脂肪食後に投与した際のAUCは，空腹時と比較し14％増加し，高脂肪食後に投与した際は29％低下[2-4].

【高脂肪食】

　高脂肪食とは脂肪分が多く，高エネルギーな食事のことをいう.

※高脂肪食の例：BLT（ベーコン＆レタス＆トマト）サンドイッチのセット（1,086kcal，脂質66.0g，脂肪含有率：54.7％）ハンバーグとオムライスのセット（918kcal，脂質51.7g，脂肪含有率：50.7％）鳥の唐揚げ，子持ちシシャモ，だし巻き卵（938kcal，脂質59.4g，脂肪含有率：57.0％）

指導資材

①治療日誌：ネクサバール®錠服薬ダイアリー（バイエル薬品株式会社）

②服薬におけるその他の冊子：

・ネクサバール®錠服用ハンドブック（バイエル薬品株式会社）

・毎日の血圧測定のススメ（バイエル薬品株式会社）

・副作用ハンドブック－手足症候群について－（バイエル薬品株式会社）

アドヒアランス向上のためのポイント

▲主な有害事象の発現率[4)]

・手足症候群　67.6％（Grade 3以上：16.2％）

・脱毛　54.6％（Grade 3以上：−）

・下痢　51.4％（Grade 3以上：3.5％）

・発疹・皮膚落屑　44.9％（Grade 3以上：4.7％）

・高血圧　34.1％（Grade 3以上：10.3％）

ネクサバール®

・疲労　31.4％（Grade 3 以上：2.4％）

B **アドヒアランス低下の主な要因（未服用理由に占める割合）**

　有害事象：手足症候群（手足皮膚反応），肝機能異常[9-11]

C **アドヒアランス不良因子**

　有害事象，自己判断または不注意による飲み忘れ，副作用または副作用への不安による自己判断の休薬[11]

　アドヒアランスの調査はないものの治療中断理由の項目としては，製薬会社の特定使用成績調査の結果より腎癌[9]，肝細胞癌[10]にて有害事象が占める割合が一番高く，その中でも手足症候群，肝障害が上位を占めていた．

D **その他（治療マネジメントなど）**

　治療中断率が減るように薬剤師外来での継続的な介入，電話モニタリング（ホットライン）の体制，1週間ごとに来院させてアドヒアランスを確認．院外薬局の場合は，連携してアドヒアランスが低下しないような服薬支援体制を構築できるようにする．

　治療開始後4週間は手足皮膚反応のリスクを最小限に抑える努力（保湿を治療開始と同時に徹底するなど）が重要である．

　ソラフェニブ治療において，薬剤師の介入（皮膚症状に対する介入など）がアドヒアランス向上に有用であるという報告がある[11-13]．ソラフェニブの手足症候群（手足皮膚反応）に対して高用量の尿素配合軟膏を予防投与することで症状を軽減し，ソラフェニブの RDI を高める可能性が示唆されたという報告がある[12]．

---

2 **継続面談時**

Check

☐ アドヒアランスを確認する[※1]

☐ 有害事象を評価する[※2]

☐ 各種検査値を確認する（**表3**）[※3]

第2章　複数のがん種で使用される抗がん薬

□ 投与再開基準，休薬基準，減量基準[4]

※1：口頭の確認に加えて日誌や手帳も合わせて確認することが望まれる，本人のみならず家族の話も聞いて確認できると良い．

※2：CTCAEver.4.0 で評価する

※3：投与開始基準は目安であり明確なものは存在しないため，著しく基準から外れる場合は医師に確認する

※4：投与再開基準については具体的に有害事象ごとに示されていないが，休薬後 Grade0～1 に軽快後再開することが望ましいと考えられる．休薬基準，減量基準については表4，5に示す

:: 継続時服薬指導のポイント

・副作用の対処方法について，初回指導の1回のみの薬剤師からの説明だけでは，その内容を忘れてしまうことがあるので，対処方法については，患者とその家族がよく理解できるように繰り返し，よく理解できる言葉を用いて説明するようにし，理解度も合わせて確認しながら指導するようにする．

:: 減量方法

「根治切除不能または転移性の腎細胞癌，切除不能な肝細胞癌」と「根治切除不能な甲状腺癌」では，用量調節段階による投与量が異なるため注意する．「血液毒性」があった場合の対応は同様であるが，「皮膚毒性」・「非血液毒性」があった場合の対応は異なっている（表4，5）．

表4 **根治切除不能または転移性の腎細胞癌，切除不能な肝細胞癌**

用量調節段階	投与量
通常投与量	1回 400mg を1日2回経口投与
1段階減量	1回 400mg を1日1回経口投与
2段階減量	1回 400mg を隔日経口投与

ネクサバール®

表4 根治切除不能または転移性の腎細胞癌,切除不能な肝細胞癌(つづき)

皮膚毒性

皮膚の副作用の Grade	発現回数	投与量の調節
Grade 1:手足の皮膚の感覚障害,刺痛,痛みを伴わない腫脹や紅斑,日常生活に支障を来さない程度の不快な症状	回数問わず	本剤の投与を継続し,症状緩和のための局所療法を考慮する.
Grade 2:手足の皮膚の痛みを伴う紅斑や腫脹,日常生活に支障を来す不快な症状	1回目	本剤の投与を継続し,症状緩和のための局所療法を考慮する.7日以内に改善がみられない場合は下記参照
	7日以内に改善がみられない場合あるいは2回目または3回目	Grade 0~1に軽快するまで休薬する.本剤の投与を再開する場合は投与量を1段階下げる.(400mg1日1回または400mg隔日1回)
	4回目	本剤の投与を中止する
Grade 3:手足の皮膚の湿性落屑,潰瘍形成,水疱形成,激しい痛み,仕事や日常生活が不可能になる重度の不快な症状	1回目または2回目	Grade 0~1に軽快するまで休薬する.本剤の投与を再開する場合は投与量を1段階下げる.(400mg1日1回または400mg隔日1回)
	3回目	本剤の投与を中止する

血液毒性

Grade	投与継続の可否	用量調節
Grade 0~2	投与継続	変更なし
Grade 3	投与継続	1段階下げる[b]
Grade 4	Grade 0~2に軽快するまで休薬[a]	1段階下げる[b]

a. 30日を超える休薬が必要となり,投与の継続について臨床的に意義がないと判断された場合,投与中止とする.
b. 2段階を超える減量が必要な場合,投与中止とする.

非血液毒性

Grade	投与継続の可否	用量調節
Grade 0~2	投与継続	変更なし
Grade 3	Grade 0~2に軽快するまで休薬[b]	1段階下げる[c]
Grade 4	投与中止	投与中止

b. 30日を超える休薬が必要となり,投与の継続について臨床的に意義がないと判断された場合,投与中止とする.
c. 2段階を超える減量が必要な場合,投与中止とする.

(文献1より引用)

複数のがん種

第2章 複数のがん種で使用される抗がん薬

表5 根治切除不能な甲状腺癌

用量調節段階	投与量
通常投与量	1回400mgを1日2回経口投与
1段階減量	1回400mgと1回200mgとを交互に12時間間隔で経口投与
2段階減量	1回200mgを1日2回経口投与
3段階減量	1回200mgを1日1回経口投与

皮膚毒性

皮膚の副作用のGrade	発現回数	投与量の調節[a]
Grade 1：手足の皮膚の感覚障害，刺痛，痛みを伴わない腫脹や紅斑，日常生活に支障を来さない程度の不快な症状	回数問わず	本剤の投与を継続し，症状緩和のための局所療法を考慮する.
Grade 2：手足の皮膚の痛みを伴う紅斑や腫脹，日常生活に支障を来す不快な症状	1回目	本剤の投与を継続し，症状緩和のための局所療法を考慮する．7日以内に改善がみられない場合は下記参照
	7日以内に改善がみられない場合あるいは2回目	Grade 0～1に軽快するまで休薬する．本剤の投与を再開する場合は投与量を1段階下げる.
	3回目	Grade 0～1に軽快するまで休薬する．本剤の投与を再開する場合は投与量を2段階下げる[b].
	4回目	本剤の投与を中止する
Grade 3：手足の皮膚の湿性落屑，潰瘍形成，水疱形成，激しい痛み，仕事や日常生活が不可能になる重度の不快な症状	1回目	Grade 0～1に軽快するまで休薬する．本剤の投与を再開する場合は投与量を1段階下げる.
	2回目	Grade 0～1に軽快するまで休薬する．本剤の投与を再開する場合は投与量を2段階下げる.
	3回目	本剤の投与を中止する

a. Grade 2または3の副作用により減量し，減量後の用量でGrade 2以上の副作用が少なくとも28日間認められない場合は，開始時の用量に増量することができる.
b. 3段階を超える減量が必要な場合，投与中止とする.

血液毒性

Grade	投与継続の可否	用量調節
Grade 0～2	投与継続	変更なし
Grade 3	投与継続	1段階下げる[b]
Grade 4	Grade 0～2に軽快するまで休薬[a]	2段階下げる[b]

a. 30日を超える休薬が必要となり，投与の継続について臨床的に意義がないと判断された場合，投与中止とする.
b. 3段階を超える減量が必要な場合，投与中止とする.

表5 根治切除不能な甲状腺癌（つづき）

非血液毒性

Grade	発現回数	投与継続の可否	用量調節
Grade 0〜1	回数問わず	投与継続	変更なし
Grade 2	回数問わず	投与継続	1段階下げる[c, d]
Grade 3	1回目	Grade 0〜2に軽快するまで休薬[b] 7日以内に改善がみられない場合は下記参照	1段階下げる[c, d]
	7日以内に改善がみられない場合あるいは2回目または3回目	Grade 0〜2に軽快するまで休薬[b]	2段階下げる[c, d]
	4回目	Grade 0〜2に軽快するまで休薬[b]	3段階下げる[c, d]
Grade 4	回数問わず	投与中止	投与中止

a. 薬物治療を行っていない嘔気/嘔吐または下痢は除く.
b. 30日を超える休薬が必要となり，投与の継続について臨床的に意義がないと判断された場合，投与中止とする.
c. 3段階を超える減量が必要な場合，投与中止とする.
d. Grade 2または3の副作用により減量し，減量後の用量でGrade 2以上の副作用が少なくとも28日間認められない場合は，開始時の用量に増量または1段階増量することができる.

（文献1より引用）

■ アドヒアランスが保てない場合の対応

高血圧

　まずは正しい血圧測定が実施されているかを確認する．血管新生阻害薬の高血圧の機序[14, 15]としては，器質的な異常としては，血管内皮細胞の生存低下や毛細血管密度の減少があり，機能的な異常としては血管収縮，NO（一酸化窒素）とPG（プロスタグランジン）I_2産生の減少，強力な血管収縮剤であるET-1（エンドセリン-1）産生の増加が考えられる．経口マルチキナーゼ阻害薬における高血圧についての詳細な降圧薬使用に関する明確な国内のガイドラインは存在しない．どんな降圧薬を使用するかは，海外ではポジションペーパー[16]が出されたのでそれも参考に，個々の患者の背景に応じて降圧薬は選択する必要がある．

▶ 第1選択薬：アンジオテンシンⅡ受容体拮抗薬（ARB）（腎癌で片腎の場合，eGFRが30 mL/分未満，血清クレアチニンが

第2章　複数のがん種で使用される抗がん薬

1.5mg/dL 以上の場合は，ACEi/ARB は第一選択とはしない．投与する場合は少量から開始する．）（投与を受ける患者の平均年齢が70歳と仮定すると，GFR30 mL/分は男性では血清クレアチニン値1.8 mg/dL，女性では血清クレアチニン値1.4mg/dL．平均年齢が75歳ならば，男女まとめてクレアチニン値1.5mg/dLとなる．）（GFR30は血清クレアチニン値で男性1.7，女性1.3 mg/dL 程度）

▶ 第2選択薬：ジヒドロピリジン系のカルシウム拮抗薬（薬物相互作用の面からアムロジピンを選択することが望ましい）（心機能が正常で頻脈がない場合）

▶ 第3選択薬：β遮断薬，$\alpha\beta$遮断薬（カルベジロール），α_1遮断薬（ドキサゾシン）（合併症に注意し，少量から開始する．β遮断薬の場合には脈拍数（徐脈）には注意する．閉塞性肺疾患がある場合にはβ_1選択性が高いビソプロロールを選択する．）

手足症候群

・白癬の鑑別：白癬の場合には抗真菌薬を使用する
・まずは皮膚の保清・保湿を徹底する
・発赤やヒリヒリ感を認めた場合には早期にステロイド外用剤を使用する

下痢

▶ 第1選択薬：ロペラミドカプセル[17]：4時間あけて1カプセル追加．改善なければさらに4時間あけて2カプセル追加．即効性はないため指導する．

▶ 第2選択薬：腸内環境を整える必要がある場合には，整腸剤併用も考慮する．ビオフェルミン®錠（ビフィズス菌）よりも芽胞形成する酪酸菌（ミヤBM®錠）やラクトミン，糖化菌，酪酸菌を配合するビオスリー®配合錠の使用の方が，効果が期待できる可能性がある．

疲労

・貧血，甲状腺機能低下症，原病の悪化の可能性もある．

ネクサバール®

・食事ができず，自宅で横になることが多くなるようであれば病院に早めに連絡するよう指導する.

■ 引用文献

1) バイエル薬品株式会社：ネクサバール®錠添付文書，2019年9月改訂（第1版）.
2) バイエル薬品株式会社：ネクサバール®錠インタビューフォーム，2016年2月改訂（改訂第16版）.
3) バイエル薬品株式会社：ネクサバール®錠適正使用ガイド，第2版，2016年2月作成.
4) バイエル薬品株式会社：ネクサバール®錠総合製品情報概要，2018年1月改訂.
5) Escudier B, et al：N Engl J Med, 356：125-134, 2007.（PMID：17215530）
6) Motzer RJ, et al：J Clin Oncol, 17：2530-2540, 1999.（PMID：10561319）
7) Llovet JM, et al：N Engl J Med, 359：378-390, 2008.（PMID：18650514）
8) Brose MS, et al：Lancet, 384：319-328, 2014.（PMID：24768112）
9) バイエル薬品株式会社：ネクサバール®錠 特定使用成績調査最終報告書（根治切除不能又は転移性の腎細胞癌），2015年4月.
10) バイエル薬品株式会社：ネクサバール®錠 特定使用成績調査最終報告書（切除不能な肝細胞癌），2016年4月.
11) 鈴木真也ら：医療薬学, 37：317-321, 2011.
12) 小林美沙樹ら：医療薬学, 41：18-23, 2015.
13) Ochi M, et al：World J Gastroenterol, 24：3155-3162, 2018.（PMID：30065561）
14) Agarwal M, et al：Curr Oncol Rep, 20：65, 2018.（PMID：29931399）
15) Saleh L, et al：Curr Opin Nephrol Hypertens, 25：94-99, 2016.（PMID：26717314）
16) Zamorano JL, et al：Eur Heart J, 37：2768-2801, 2016.（PMID：27567406）
17) Benson AB 3rd, et al：J Clin Oncol, 22：2918-2926, 2004.（PMID：15254061）

複数のがん種

タルセバ®
（エルロチニブ塩酸塩）

▶ 錠 25mg，100mg，150mg

Point!

- 皮膚障害が高頻度で発現するため，服用開始からスキンケアと保湿が重要である．
- 間質性肺疾患に十分注意する．

薬剤情報

- 薬効分類：上皮増殖因子受容体（EGFR）チロシンキナーゼ阻害薬（分子標的治療薬）
- レジメン：肺癌　タルセバ® 単剤　連日内服
  膵癌　タルセバ® ＋ゲムシタビン
  タルセバ® 連日内服，ゲムシタビン
  1,000mg/m² 　1，8，15 日目投与　28 日間隔
- 適応：進行・再発
- 効能または効果：*EGFR* 遺伝子変異陽性の切除不能な進行・再発の非小細胞肺癌，治癒切除不能な膵癌

服用方法

- 用法・用量[1]
- ・肺癌：タルセバ®150mg を 1 日 1 回服用．
- ・膵癌：ゲムシタビンとの併用においてタルセバ®100mg を 1 日 1 回服用（図）．
- ・食事の影響を避けるため，食事の 1 時間前から食後 2 時間までの服用は避ける．

タルセバ®

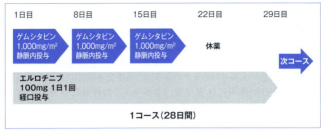

図 膵癌のエルロチニブとゲムシタビンの投与サイクル

(文献2より引用)

対象症例

【肺癌】
- PS：0〜3[3]
- 対象年齢：60歳未満 42.6%，60歳以上 57.4%[3]
- 人種：アジア人 12.9%，その他 87.1%[3]
- 喫煙歴：喫煙歴あり 73.4%，喫煙歴なし 21.3%，不明 5.3%[3]
- *EGFR*変異：変異あり 24%，変異なし 19.1%，不明 56.9%[3]

【膵癌】
- PS：0〜2[4]（国内の臨床試験はPS：0〜1[5]）
- 対象年齢：65歳未満 51%，65歳以上 49%[4]
- 化学療法歴のない患者[4]

服薬継続率

【肺癌】
- タルセバ®の副作用による減量は21%，投与中止は13%[6].
- 2次治療において初回の減量または休薬までの日数（中央値）は国内2つの臨床試験ではそれぞれ22日，29日との報告あり[7].

【膵癌】
- タルセバ®の服用は中央値で102.5日，ゲムシタビンの投与中央値は4コース[5]
- タルセバ®の副作用による減量は16%，投与中止は28.3%[5]

第2章　複数のがん種で使用される抗がん薬

薬剤師目線

　PS 0〜2，75歳未満，Stage Ⅳの肺癌患者における*EGFR*遺伝子陽性（exon19 欠失変異，L858R 変異陽性）の1次治療に対しては，タルセバ®を含む EGFR-TKI が勧められる．また，*EGFR*遺伝子陽性（exon19 欠失変異，L858R 変異陽性）の1次治療として，タルセバ®＋アバスチン®も推奨されているが，アバスチン®の副作用に注意する．タルセバ®の投与にあたっては*EGFR*遺伝子変異を必ず確認する．継続服用によりタルセバ®耐性の *EGFR T790M* 変異が陽性となることがある．

　膵癌の海外第Ⅲ相臨床試験（PA.3 試験）は国内未承認の用法・用量が含まれており注意が必要である．膵癌におけるタルセバ®＋ゲムシタビン療法は，当初切除不能膵癌に対する治療選択肢の一つとして認識されていたが，現在は局所進行例に対する意義は否定的である．

　タルセバ®による間質性肺疾患は投与開始から4週間以内の発症が多いことから服用開始1ヵ月は注意を要する[7]．ただし，4週以降も発症する可能性があることは認識しておく．

1 初回面談時

check

☐ 用法・用量について説明する

▶ 肺癌・膵癌とも連日経口服用である．

☐ 服用には食事とのタイミングを調整する

▶ 食事の1時間前，もしくは食後2時間以上を経過した空腹時に服用するよう指導する．
▶ 食事の時間を確認し，患者の生活スタイルに合わせた服用時間を説明する．
▶ 毎日同じ時間帯に服用するよう指導する．

☐ 薬を飲み忘れた時の対応を説明する

▶ 当日飲み忘れたことに気づいた場合は，空腹時に服用するよう指導する．
▶ 絶対に2回分を一度に飲まない．

☐ 間質性肺炎の注意点を説明する

▶ 服用前に必ず現在の呼吸状態や急性肺障害や肺炎，肺線維症などの既往歴を確認する．
▶ 発熱，呼吸困難，咳嗽，息切れなどの症状が見られた場合は受診を勧める．

タルセバ®

□ **喫煙者には禁煙指導する**
  ▶ 喫煙による CYP1A2 の誘導によりタルセバ® の血中濃度が 64％低下するため，禁煙するよう指導する[7].

□ **皮膚症状に対する日常ケアについて説明する**

□ **各種検査値を確認する**
  ▶ タルセバ® 単剤治療の場合は肝機能値を確認する
  ▶ ゲムシタビンとの併用治療は骨髄抑制に注意し，ゲムシタビンの投与基準に従って医師に確認する

□ **併用薬を確認する**

複数のがん種

初回服薬指導のポイント

▶ 皮膚症状は 96.7％発症する[7]. 発疹，皮膚乾燥，掻痒感などが高頻度で認められ，特に顔面や頸部に発疹が発症しやすく容姿が損なわれるためアドヒアランス低下につながる. タルセバ®服用開始と同時に保湿剤によるスキンケアが重要である.

▶ 現在の呼吸状態や肺炎などの既往歴および喫煙歴を必ず確認する. 間質性肺疾患の危険因子は喫煙歴あり，PS 不良，肺疾患の既往である[1]. 国内の臨床試験において，間質性肺疾患が 6 例に認められ，うち 2 人が死亡した[8].

▶ いつ・どんな時に経口抗がん薬の服用を止めるか[7]
  ・息切れ，呼吸困難，発熱，乾性咳嗽がある場合
  ・治療薬を服用しても下痢がベースラインより 1 日 4 回以上発現する場合（Grade 2）
  ・発疹によるかゆみまたは他の症状を伴い体表の 50％ 以下を占める紅斑が発現した場合（Grade 2）

食事との相互作用

タルセバ® 150mg の食後投与における C_{max} と AUC は空腹時投与と比較してそれぞれ 64％と 109％増加したため，食事の 1 時間

105

第2章 複数のがん種で使用される抗がん薬

表1 タルセバ®と食事および制酸薬併用の影響

	AUC	Cmax
食後	109%増加	64%増加
ラニチジン（300mg）	33%低下	54%低下
ラニチジン（300mg）2時間前あるいは10時間後の服用	15%低下	17%低下
オメプラゾール（40mg）	46%低下	61%低下

(文献1, 9より引用)

前から食後2時間までの服用は避ける（**表1**）.

また，ラニチジン，オメプラゾールとの併用でタルセバ®のAUCとC_{max}はそれぞれラニチジンで33%，54%の減少，オメプラゾールで46%，61%減少した.しかし，ラニチジン150mg投与2時間前，もしくは10時間後にタルセバ®を投与した場合，タルセバ®のC_{max}とAUCの減少率は小さくなる（それぞれ17%と15%減少）（**表1**）[9].

∷ 指導資材
①治療説明書：タルセバを服用される患者さんへ（中外製薬株式会社）
②スキンケア：皮膚症状とお肌の手入れについて（中外製薬株式会社）

∷ アドヒアランス向上のためのポイント
A 肺癌　単剤治療の主な有害事象の発現率[8]
・発疹　83%（Grade 3以上：14%）
・下痢　81%（Grade 3以上：1%）
・皮膚乾燥　77%（Grade 3以上：5%）
・爪囲炎　66%（Grade 3以上：1%）
・掻痒症　64%（Grade 3以上：3%）
・口内炎　63%（Grade 3以上：1%）
・食欲低下　35%（Grade 3以上：3%）
・ALT上昇　33%（Grade 3以上：8%）

タルセバ®

・AST 上昇　26％（Grade 3 以上：3％）

B 膵癌　ゲムシタビン併用治療の主な有害事象の発現率[5]

・発疹　73.6％（Grade 3 以上：2.8％）

・食欲不振　70.8％（Grade 3 以上：14.2％）

・搔痒症　53.8％（Grade 3 以上：0.9％）

・倦怠感　52.8％（Grade 3 以上：2.8％）

・悪心　52.8％（Grade 3 以上：5.7％）

・白血球減少　80.2％（Grade 3 以上：29.2％）

・血小板減少　72.6％（Grade 3 以上：8.5％）

・ヘモグロビン減少　71.7％（Grade 3 以上：12.3％）

・好中球減少　68.9％（Grade 3 以上：30.2％）

C アドヒアランス低下の主な要因

【肺癌】

未服用理由[10]

・高齢者，Medication Adherence Report Scale[11] ＜ 25，眼症状，口内炎

中止理由に占める割合[3]

・下痢：6％

・発疹：14％

【膵癌】

中止理由に占める割合[5]

・間質性肺疾患：4.7％

・食欲不振：2.8％

・肝機能異常：1.9％

D RDI 低下因子

【肺癌】[3]

・下痢，発疹，結膜炎，嘔吐，口内炎

【膵癌】[5]

・肝機能異常，食欲不振

E その他

PS が 2 以上，喫煙歴あり，間質性肺疾患や肺感染症，肺気腫の

複数のがん種

第2章　複数のがん種で使用される抗がん薬

合併または既往が間質性肺疾患の危険因子のため，問診を行い主治医と情報共有する．タルセバ®の間質性肺疾患は国内の臨床試験において一次化学療法で103人中6人（5.8%），二次治療以降では123人中6人（4.9%）に発現し，そのうち死亡に至った症例はそれぞれ2人，3人であった[7]．

2 継続面談

check
- ☐ 息切れ，呼吸困難，咳，発熱の有無を確認する[※1]
- ☐ 皮膚障害を評価する[※2]
- ☐ 便の状態と回数を確認する[※3]
- ☐ 肝検査値を確認する（表2，3）[※4]

　※1：間質性肺疾患は死に至る副作用である．
　※2：アドヒアランス低下要因となるざ瘡様皮疹，皮膚乾燥，爪囲炎などの皮膚障害を評価する．
　※3：下痢の有無を確認する．
　※4：食欲不振や倦怠感，黄疸など肝機能上昇を疑う場合は医師へ報告する．

:: 継続時服薬指導のポイント

・間質性肺疾患の症状を説明し，症状が発現すれば受診するよう指導する．
・皮膚の状態を確認する．皮膚障害の重症度が高いほど治療効果が良好であり保湿剤のアドヒアランスを評価し，スキンケアの重要性について説明する．
・黄疸や尿の色も確認する．

:: 減量方法

　有害事象の内容や程度によって150mg/日から50mg/日ずつ減量する．膵癌の場合は100mg/日から50mg/日へ減量する．

タルセバ®

表2 タルセバ®の休薬，減量規定（肺癌）

副作用の Grade	副作用の種類	用量変更
―	2週間を超える休薬を要する副作用	投与中止
	間質性肺障害	投与中止
1	上記以外の副作用	同一用量で投与を継続
2	上記以外の副作用	Grade 1 に回復するまで休薬．休薬後は同一用量で投与を再開
3	発疹	Grade 2 以下に回復するまで休薬．休薬後は1用量減量し，投与を再開
	下痢	Grade 1 以下に回復するまで休薬．休薬後は1用量減量し，投与を再開
	上記以外の副作用	Grade 1 以下に回復するまで休薬．休薬後は同一用量で投与を再開
4	種類は問わない	投与中止

(文献 7 より引用)

表3 タルセバ®の休薬，減量規定（膵癌）

副作用	Grade	休薬基準	投与再開時の用量
間質性肺疾患	問わない	直ちに休薬．間質性肺疾患と判断した場合には投与中止	間質性肺疾患と判断されなかった場合には，同一用量で投与再開
角膜炎	2	2週間以上継続する場合は Grade 1 以下になるまで休薬	同一用量で再開．50mg に減量可
	3	Grade 1 以下になるまで休薬	50mg で再開
下痢	2	症状が容認できない場合は Grade 1 以下に回復するまで休薬	同一用量で再開．50mg に減量可
	3	Grade 1 以下になるまで休薬	50mg で再開
発疹（ざ瘡/ざ瘡様）	2	症状が容認できない場合は Grade 1 以下に回復するまで休薬	同一用量で再開．50mg に減量可
	3	Grade 1 以下になるまで休薬	50mg で再開
AST または ALT	3	Grade 2 以下になるまで休薬	50mg で再開
上記以外の非血液毒性	2	4週間以上継続した場合は Grade 1 以下になるまで休薬	50mg で再開
	3	Grade 1 以下になるまで休薬	50mg で再開
すべての非血液毒性	4	投与の中止	―

(文献 2 より引用)

第2章　複数のがん種で使用される抗がん薬

⠿ アドヒアランスが保てない場合の対応

皮膚障害

▶ 軽度：ステロイド軟膏

▶ 中等度：ミノサイクリン錠　100〜200mg/日　分2朝夕食後

▶ 重度：ステロイド薬内服

・原則タルセバ®開始と同時にスキンケア（保清，保湿，保護）の開始と保湿剤（ヘパリン類似物質，ワセリン，尿素製剤）の塗布を指導する．

・ざ瘡様皮疹が認められればテトラサイクリン系もしくはマクロライド系抗菌薬を服用する．ただし，ミノサイクリン錠服用時は肝機能に注意する．

・ステロイド軟膏は，頭部がStrongローション剤，顔面や頸部はMedium 〜 Strong，体幹や四肢は Strong 〜 Very Strong を選択する．

・Grade 3の症状発現でGrade 2以下に回復するまで休薬し，休薬後は1用量減量し投与を再開できる．

・掻痒が強い場合は抗ヒスタミン薬や抗アレルギー薬で対応する．

・タルセバ®は服用開始後数日で強い皮膚症状が出現することもあり，服用初期より前胸部・顔面にざ瘡様皮疹の発現が認められる場合がある．その後体幹・四肢の皮膚乾燥→爪囲炎発現と経過する傾向がある．

下痢

▶ 第一選択薬：ロペラミド

倦怠感や食欲不振

・肝機能異常による倦怠感や食欲不振の可能性がある．

・皮膚や尿の色を確認し，黄疸や茶褐色尿であればただちに受診するよう指導する．

■ 引用文献

1）中外製薬株式会社：タルセバ®錠 インタビューフォーム，2015年7月改訂（第11版）.

タルセバ®

2）中外製薬株式会社：タルセバ®錠 適正使用ガイド（膵癌），2019 年 6 月改訂．

3）Shepherd FA, et al：N Engl J Med. 353：123-132, 2005.（PMID：16014882）

4）Vickers MM, et al：Eur J Cancer. 48：1434-1442, 2012.（PMID：22119354）

5）Okusaka T, et al：Cancer Sci. 102：425-431, 2011.（PMID：21175992）

6）Rosell R, et al：Lancet Oncol. 13：239-246, 2012.（PMID：22285168）

7）中外製薬株式会社：タルセバ®錠 適正使用ガイド（非小細胞肺癌），2019 年 4 月改訂．

8）Koichi Goto, et al：Lung Cancer. 82：109-114, 2013.（PMID：23910907）

9）Ling J, et al：Anticancer Drugs. 19：209-216, 2008.（PMID：18176118）

10）Timmers L, et al：J Cancer Res Clin Oncol. 141：1481-1491, 2015.（PMID：25743274）

11）Butler JA, et al：Transplantation. 77：786-789, 2004.（PMID：15021850）

複数のがん種

複数のがん種

スチバーガ®
（レゴラフェニブ水和物）

▶ 錠 40mg

Point!

✔ 160mg 投与患者は手足症候群が理由で継続できないことが多いため，Grade 2 発現時は 120mg へ速やかに減量する．

✔ 未回復の，前治療による副作用（神経障害・皮膚障害）有無を確認し患者指導の個別化を図る．

薬剤情報

■ 薬効分類：キナーゼ阻害薬（分子標的治療薬）
■ レジメン：スチバーガ® 単剤

　　　　　1 日 1 回 160mg を食後に 3 週間連日経口投与し，その後 1 週間休薬する．これを 1 サイクルとして投与を繰り返す．

■ 適応：進行・再発
■ 効能または効果：
　治癒切除不能な進行・再発の結腸・直腸癌
　がん化学療法後に増悪した消化管間質腫瘍
　がん化学療法後に増悪した切除不能な肝細胞癌

服用方法

■ 用法・用量
・1 日 1 回 160mg を食後に 3 週間連日経口投与し，その後 1 週間休薬する．これを 1 サイクルとして投与を繰り返す．
・空腹時の服用は避ける（食後投与と比較して未変化体の C_{max}，AUC が低下する）．

スチバーガ®

対象症例

【結腸・直腸癌】[1]
- PS：0～1
- 対象年齢：18歳以上
- 必須の前治療歴：フッ化ピリミジン，オキサリプラチン，イリノテカン，ベバシズマブ，（RAS野生型の場合）抗EGFR抗体

【消化管間質腫瘍】[2]
- PS：0～1
- 対象年齢：18歳以上
- 必須の前治療歴：イマチニブ，スニチニブ

【肝細胞癌】[3]
- PS：0～1
- 対象年齢：18歳以上
- 必須の前治療歴：ソラフェニブ（ソラフェニブ≧400mg/日を1サイクル28日間のうち最低20日以上服用できた患者）
- 肝機能：Child-Pugh分類A（B，Cは除外）

服薬継続率

- CORRECT試験（大腸癌）期間中，レゴラフェニブ160mg/日を継続できた患者割合は57%．20%の患者が減量を要し，70%の患者が休薬を要したと報告されている．[4]

> **薬剤師目線**
> 前治療の副作用がどの程度残っているかを確認することが重要．大腸癌の場合，フッ化ピリミジン，オキサリプラチン，（RAS野生型の場合）抗EGFR抗体の前治療がある．神経障害による感覚鈍麻，有痛性神経障害，フッ化ピリミジンや抗EGFR抗体の皮膚障害によって手足症候群の発見が遅れる可能性があることを念頭に置く．可能な限り，前治療の皮膚障害から回復した後に治療を開始する．
> 手足症候群予防・治療に用いられる保湿薬やステロイド外用剤のアドヒアランスを維持するために，患者指導の個別化を図る．

第2章 複数のがん種で使用される抗がん薬

> 外用剤のアドヒアランスが低い場合，保湿薬とステロイド外用剤の混合を検討する．家族だけではなく訪問看護師らの支援が得られないかを検討することも重要．

1 初回面談時

check

☐ **併用薬を確認する**
- ワルファリンと併用することで PT-INR が延長する可能性がある[5]．PT-INR のモニタリングを強化し，鼻出血，紫斑，血便などの出血症状に注意するよう説明する．

☐ **家庭血圧測定の必要性を説明する**

☐ **手足症候群対策に処方された外用薬の使用方法を具体的に説明する**
- ヘパリン類似物質や尿素などの保湿薬が手足症候群予防に処方される．1 Finger Tip Unit（約 0.5g）を手のひら約 2 枚分の面積に用いて，手足に十分量塗布するよう指導する．図のように，ティッシュペーパーが付着する程度が適量である．
- ステロイド外用剤塗布を開始するタイミングを明確に説明する．一般的には，手足に紅斑，過角化，浮腫等を認めた時点（Grade 1）で症状発現部位に strongest クラスのステロイド外用剤を塗布する．

☐ **皮膚障害発現を低減するため，保湿・刺激除去に関する生活指導を行う（表1）**

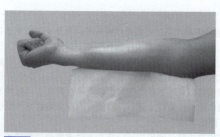

図 保湿剤塗布量の目安

（マルホ株式会社 HP より転載）

スチバーガ®

表1 患者への生活指導

物理的刺激を避ける	締め付けの強い靴下を着用しない 足に合った柔らかい靴を履く エアロビクス，長時間歩行，ジョギングなどの禁止 包丁の使用，ぞうきん絞りを控える 炊事，水仕事の際にはゴム手袋等を用いて，洗剤類にじかに触れないようにする
熱刺激を避ける	熱い風呂やシャワーを控える
皮膚の保護	保湿剤を塗布する 木綿の厚めの靴下を履く 柔らかい靴の中敷を使用する
2次感染予防	清潔を心がける
直射日光にあたらないようにする	外出時には日傘，帽子，手袋を使用する 露出部分にはサンスクリーン剤を使用する

（スチバーガ® 適正使用ガイドより抜粋）

複数のがん種

初回服薬指導時のポイント

▶ ライフ・スタイルを確認する

・趣味や仕事内容を確認し，皮膚刺激に繋がる可能性を評価する．手足に局所的な圧が加わる作業は極力控えるよう説明する．

▶ レゴラフェニブ休薬のタイミングについて説明する

・手足症候群 Grade 2（表2）が休薬の目安である．「手足に痛みを感じるようになれば服用中止」と説明するとよい．カペシタビンによる手足症候群発現歴（≧ Grade 2）がある患者は，レゴラフェニブでも手足症候群が発現しやすい可能性がある[6]ため，より強調して説明する．

食事との相互作用

▶ 空腹時投与では，食後投与と比較して未変化体 C_{max} および AUC が低下するため空腹時投与は避ける．

▶ 高脂肪食摂取後では，低脂肪食摂取後と比較して活性代謝物 C_{max} および AUC が低下するため高脂肪食後の投与は避ける（指導資材を用いて説明）．

115

第2章　複数のがん種で使用される抗がん薬

指導資材（p380 参照）

①治療日記：スチバーガ®服用ダイアリー（バイエル薬品株式会社）

②高脂肪食改善レシピ：スチバーガ®錠を服用される患者さんへ（バイエル薬品株式会社）

アドヒアランス向上のためのポイント

A 主な有害事象の発現率（大腸癌）

主な有害事象の発現率を表2に示す.

表2 スチバーガ® による主な有害事象の発現率

	有害事象発現率（any grade / grade ≥ 3-4）		
	CORRECT[1] （phase III） n=500	CONCUR[7] （アジア人対象 phase III） n=136	REBECCA[8] （cohort study） n=654
倦怠感	47% / 9%	22% / 3%	41% / 15%
手足症候群	47% / 17%	74% / 16%	29% / 9%
皮疹・落屑※	26% / 6%	12% / 4%	4% / 1%
口内炎	27% / 3%	10% / <1%	11% / 1%
下痢	34% / 7%	29% / 2%	19% / 4%
発声障害（嗄声）	29% / <1%	20% / 1%	報告なし
高血圧	28% / 7%	25% / 12%	11% / 5%
ALT 上昇	5% / 2%	32% / 8%	報告なし
高ビリルビン血症	9% / 2%	48% / 12%	1% / 0%
低リン血症	5% / 4%	3% / 7%	報告なし
蛋白尿	7% / 1%	8% / 1%	1% / <1%

※典型的には，第1サイクル内で顔，額，頭皮，前胸部，背部に発現する.

B 用量強度低下の主な要因（減量の原因となった有害事象）[7]

・手足症候群 22.8%（31 人 /136 人）

・高ビリルビン血症 7.4%（10 人 /136 人）

C アドヒアランス低下の主な要因[9]（イタリアでの観察研究による）

・PS ≥ 2，治療の受け入れ不良，多剤服用，最終学歴が大学卒でない

スチバーガ®

Ｄその他（治療マネジメントのポイント）

・副作用発現のタイムコースを意識して患者対応を行う．皮膚障害（手足症候群や皮疹・落屑），倦怠感，高血圧は１サイクルにおける発現率が最も高く，２サイクル以後の発現率は徐々に低下する．対して，下痢は治療期間を通して発現率が低下しない[10]．

複数のがん種

2 継続面談時

check
□ 治療日記を参考にアドヒアランスを確認する

□ 臨床症状と臨床検査値より有害事象を評価し対応する（表３）

∷ 継続服薬指導時のポイント

・手足症候群を評価するため，患者の訴えに頼るのではなく，手のひら，足の裏を自ら確認する．

・倦怠感は頻度が高い有害事象である．がん患者が訴える倦怠感の原因は多様であるため，貧血，不眠，栄養障害，疼痛，精神的苦痛，甲状腺機能低下症や心機能障害等の合併症有無を確認する．レゴラフェニブによる甲状腺機能低下症が報告されており[11]，嗄声，浮腫，寒がり，便秘等の臨床症状を観察する．毎月の甲状腺刺激ホルモン（TSH）確認が推奨される．

・高血圧は治療開始１週目より発現し，服用期間中は持続する．合併症に高血圧がある場合は血圧上昇を顕著に認めることが多いため速やかに降圧療法を開始，強化する．休薬期間中に改善することが多いため，休薬期間が長くなる場合は過度の降圧に注意．

∷ 減量方法

最低投与量は 80mg/ 日．

117

第2章　複数のがん種で使用される抗がん薬

表3　スチバーガ® の休薬基準，減量基準

	Grade 1	Grade 2	Grade 3	Grade 4
手足症候群（手掌・足底発赤知覚不全症候群）	疼痛を伴わないわずかな皮膚の変化または皮膚炎（例：紅斑，浮腫，角質増殖症）	疼痛を伴う皮膚の変化（例：角層剥離，水疱，出血，浮腫，角質増殖症）；身の回り以外の日常生活動作の制限	疼痛を伴う高度の皮膚の変化（例：角層剥離，水疱，出血，浮腫，角質増殖症）；身の回りの日常生活動作の制限	
	治療継続	・初回発現：症状改善（G0-1）まで最低7日間休薬．40mg減量を考慮 ・7日以内に改善なし，又は2回目発現：症状改善まで休薬．40mg減量して再開 ・3回目発現：症状改善まで休薬．更に40mg減量して再開 ・4回目発現：治療中止	・初回発現：症状改善（G0-1）まで最低7日間休薬．40mg減量して再開 ・2回目発現：症状改善まで休薬．更に40mg減量して再開 ・3回目発現：治療中止	
高血圧	無症候性，一過性（<24時間）のdBP>20mmHgの上昇	dBP>20mmHgの上昇 >150/100 への上昇	2種類以上の薬物治療又は治療強化を要する	生命を脅かす（高血圧クリーゼ等）
		無症候性 / 症候性*		
	治療継続	無症候性：症状改善とdBP≤100mmHgまで休薬 降圧剤服用でdBP≤100mmHgに管理できなければ40mg減量	・降圧剤を強化し，症状改善とdBP≤100mmHgを確認後に40mg減量し再開 ・dBP≤100mmHgに管理できなければ更に40mg減量	治療中止

スチバーガ®

表3 スチバーガ® の休薬基準，減量基準（つづき）

	Grade 1	Grade 2	Grade 3	Grade 4
肝機能障害（B型肝炎ウイルス再活性化を除外．発現後2週間は週2回，その後は週1回のモニタリングが推奨）				
AST（IU/L）	<114	114-190	190-760	>760
ALT（IU/L）	<132	132-220	220-880	>880
ALP（IU/mL）	<845	845-1690	1690-6760	>6760
γGTP（IU/L）	<183	183-365	365-1460	>1460
T-Bil（mg/dL）	<1.8	1.8-3.6	3.6-12	>12
	治療継続	・ベースラインがG1→G2への上昇は経過観察 ・ベースラインが正常→G2への悪化はG1に回復するまで中止し，再開時は減量 ・再開後，G2再燃すれば中止	・ベースラインの値に回復するまで中止し，再開時は減量 ・再開後，再燃すれば中止 ・AST>304，ALT>352でBil上昇が少しでもあれば治療中止を検討	治療中止
その他の有害事象	治療継続	治療継続	G≦2まで休薬40mg減量し再開	G≦2まで休薬40mg減量し再開 治療中止を検討

＊頭痛，肩凝り，耳鳴り，めまい，動機，吐き気等．
dBP：収縮期血圧，G：Grade

（文献1より引用）

▪▪ アドヒアランスが保てない場合の対応

倦怠感

・甲状腺機能低下症を合併している場合，TSH ≧ 10 μ U/mL がレボチロキシン投与の目安．25 μ g/ 日で開始し，維持量（75〜150 μ g/ 日）まで増量．心疾患がない場合は 1.6 μ g/kg/ 日，心疾患がある場合は 50 μ g/ 日で開始することも選択肢．

高血圧

表3に準拠し，以下の対応を行う．

① ACE 阻害薬，ARB，あるいは Ca 拮抗薬を用いて降圧療法を開始．Ca 拮抗薬のうち，ベラパミルやジルチアゼムは CYP3A4 阻害作用が強くレゴラフェニブとの相互作用が懸念されるた

第2章　複数のがん種で使用される抗がん薬

め使用しない.

②1剤目を増量する（最大量まで漸増可）.

③1剤目で使用しなかった降圧薬を追加する（最大量まで漸増可）. ただし, ACE阻害薬とARBの併用は避ける.

④利尿薬, β拮抗薬など, ほかの作用機序の降圧薬追加を検討する.

> **薬剤師 目線**
>
> 高頻度マイクロサテライト不安定性（MSI-High）を有する大腸癌で, レゴラフェニブの前治療にペムブロリズマブ投与歴がある場合, 倦怠感, 皮膚障害, 下痢, 肝障害などが免疫学的有害事象（irAE）である可能性がある. 低Na血症, 低血圧を伴う倦怠感の場合は副腎不全の可能性があるため, 安静時コルチゾールや副腎皮質刺激ホルモンの確認を行い診断につなげる. 下痢や肝障害がirAEの場合はステロイド投与が基本となる.

引用文献

1) Grothey A, et al：Lancet, 381：303-312, 2013.（PMID：23177514）
2) Demetri GD, et al：Lancet, 381：295-302, 2013.（PMID：23177515）
3) Bruix J, et al：Lancet, 389：56-66, 2017.（PMID：27932229）
4) Goel G：Cancer Manag Res, 10：425-437, 2018.（PMID：29563833）
5) Kitade H, et al：J Pharm Health Care Sci, 2：15, 2016.（PMID：27398225）
6) Kobayashi K, et al：Oncology, 96：200-206, 2019.（PMID：30763946）
7) Li J, et al：Lancet Oncol, 16：619-629, 2015.（PMID：25981818）
8) Adenis A, et al：BMC Cancer, 16：412, 2016.（PMID：27389564）
9) Del Prete S, et al：Future Oncol, 13：415-423, 2017.（PMID：27780365）
10) J Clin Oncol, 31：4 _suppl, 467-467, 2013.
11) Sugita K, et al：Anticancer Res, 35：4059-4062, 2015.（PMID：26124355）

複数のがん種

ヴォトリエント®
（パゾパニブ塩酸塩）

▶錠 200mg

Point!

✔食事の影響を避ける用法で，用量を遵守して服用すること．[1,2]

✔服用中に肝機能検査値異常が発現した場合は，休薬，減量または中止すること．[3]

薬剤情報

■薬効分類：キナーゼ阻害薬（分子標的治療薬）

■レジメン：ヴォトリエント® 単剤

連日内服

■適応：進行・再発

■効能または効果：悪性軟部腫瘍，根治切除不能または転移性の腎細胞癌

服用方法

■用法・用量

・1日1回 800mg（4錠）

・副作用の発現により減量して投与を継続する場合は，症状や重症度等に応じて，200mg ずつ減量する．また減量後に増量する場合は，200mg ずつ増量すること．1日量として 800mg を超えないこと[3]．

・中等度以上の肝機能障害を有する患者に対しては，200mg を超える用量は推奨されない．

・肝機能以上検査値異常が発現した場合は，次の基準を考慮して，休薬，減量または中止すること（表1）[3]．

第2章　複数のがん種で使用される抗がん薬

表1 肝機能検査値異常に対する休薬，減量および中止基準

肝機能検査値	処置
男性　126 ≦ ALT ≦ 336（U/L） 女性　69 ≦ ALT ≦ 184（U/L）	投与継続（Grade 1 以下あるいは投与前値に回復するまで1週間ごとに肝機能検査を実施）
男性　ALT ≧ 336（U/L） 女性　ALT ≧ 184（U/L）	Grade 1 以下あるいは投与前値に回復するまで投与を中断し，投与を再開する場合は，400mg の投与とする．再開後，肝機能検査値異常（男性 126 ≧ ALT，女性 69 ≧ ALT）が再発した場合は，投与を中止する
男性 126 ≧ ALT，女性 69 ≧ ALT（U/L），かつ 総ビリルビン > 3.0（mg/dL）（直接ビリルビン > 35%）	投与中止（Grade 1 以下あるいは投与前値に回復するまで経過を観察）

（文献3より引用）

- 食事の1時間以上前から食後2時間後までは避けるように服用する．
- 食後に服用した場合，C_{max} および AUC が上昇する[2]ので副作用が増強するおそれがある．
- CYP3A4 阻害薬および誘導薬は，本剤の薬物動態に影響を及ぼす可能性がある（薬品だけではなく，グレープフルーツやセイヨウオトギリソウなどにも注意する）．
- P-gp（P 糖タンパク）および BCRP の基質であり，これらの阻害薬との併用は本剤の PK に影響を及ぼす可能性がある．

薬剤師目線
プロトンポンプ阻害薬（エソメプラゾール）との併用により，AUC が約 40%，C_{max} が 42% 低下したとの報告があり，胃酸分泌を抑制する薬剤との併用には注意が必要である（**表2**）[4]．

対象症例[1]

- ECOG の PS：0 ～ 1
- Karnofsky performance score（KPS）：70 以上
- 対象年齢：18 歳以上

ヴォトリエント®

表2 エソメプラゾール併用時の体内動態パラメータ

投与群	例数(N)	Cmax (μgg/mL)	Tmax (hr)	AUC (μg・hr/mL)	C24 (μg/mL)
単独	12	48.9 (39.5, 60.6)	3.0 (1.9, 7.8)	848 (660, 1090)	27.2 (20.4, 36.4)
エソメプラゾール併用	12	28.4 (23.8, 33.9)	3.9 (1.0, 24.8)	512 (418, 627)	17.3 (12.6, 23.7)

幾何平均値（95% CI），tmax：中央値（範囲）

（文献4より引用）

服薬継続率

- 悪性軟部腫瘍：相対用量強度（relative dose intensity：RDI）はプラセボ100％に対し，パゾパニブでは96％であった[5]．
- 腎細胞癌：データなし

1 初回面談時

check
- [ ] **用法用量について説明する**
  - 毎日同じ時間に指示された用量を守って服用するように説明する（例：起床時，朝食2時間後，就寝前など）．
- [ ] **アドヒアランスを確認できる治療手帳を渡す**
  - 疲労感などの副作用でアドヒアランスが保てない可能性がある．
  - メーカーが作成しているチェックシートなどを配布し服用状況を確認できるようにして置く．
- [ ] **有害事象の評価を説明する**
  - 主な副作用は下痢，高血圧，食欲不振や倦怠感などである．
- [ ] **有害事象に対する支持療法薬の薬効・使用方法を説明する**
- [ ] **薬を飲み忘れた時の対応を説明する**
  - 当日飲み忘れに気付いた場合は，同じ日の空腹時に速やかに服用する．
  - その場合は服用間隔として12時間以上はあける．
  - 翌日飲み忘れに気付いた場合は，前日分は服用しない．
- [ ] **各種検査値を確認し初期投与量として適切か確認する**
  - 中程度以上の肝障害がある患者，高血圧患者などには特に注意する．

第2章　複数のがん種で使用される抗がん薬

表3　ヴォトリエント® の投与開始基準

	投与開始基準
血圧	収縮期血圧（SBP）　140mmHg 以下 拡張期血圧（DBP）　90mmHg 以下
好中球	1.5×10^9/L 以上
血小板	100×10^9/L 以上
血色色素	9g/dL 以上
国際標準比（INR）	1.134 以下
活性化部分トロンボプラスチン時間（APTT）	45.72 秒以下
総ビリルビン	2.25mg/dL
アスパラギン酸アミノトランスフェラーゼ（AST）	75U/L 以下
アラニンアミノトランスフェラーゼ（ALT）	男性　105U/L 以下 女性　57.5U/L 以下
血清クレアチニン	1.5mg/dL 以下
尿蛋白	（1＋）以下　または　1.0g/24hr 未満
甲状腺刺激ホルモン（TSH） 遊離サイロキシン（fT$_4$） トリヨードサイロニン（fT$_3$）	正常
12 誘導心電図	正常
心エコーまたは心臓スキャンマルチゲート収集法（MUGA）で測定した左室駆出率（LVEF）	50%以上
心機能障害の既往歴	過去6ヵ月以内なし

▦ 初回服薬指導のポイント

▶ アドヒアランスを保てない原因として，下痢，疲労，悪心，食欲不振および高血圧などがある．

▶ 特に下痢は，スーテント® と比較して 10%以上高い割合で発現したので注意する．

▶ 手掌・足底発赤知覚不全症候群および口内炎も，スーテント® と比較して10%以上高い割合で発現した有害事象で，これらは生活の質を低下させるので，アドヒアランス低下につながりやすい．症状発現時は自ら申告するように指導する．

▶ 毎日規則正しく服用することが重要であり，これらが有効血中

ヴォトリエント®

濃度を維持することにつながる.
- 服用時に割ったり砕いたりすることで, C_{max} や AUC が上昇することが報告されているので, そのまま服用するように指導する.
- 現在服用している薬剤（一般薬を含む）やサプリメント, 健康食品などの服用状況をを確認する.
- 併用注意の薬剤があるので, 他の病院を受診する時には本剤の服用を申し出るように指導する.
- 血圧測定の習慣を身に付けさせ, 血圧が上昇した場合には申告させる.
- 髪や皮膚, 爪に変色や色素脱失が認められることがあるので, その内容をあらかじめ説明しておく.

プロトンポンプ阻害薬（エソメプラゾール）との併用以外にも以下のような薬品との併用にも注意が必要である.
- ✓強力な CYP3A4 阻害薬（ケトコナゾールなど）, グレープフルーツ（ジュース）：AUC および C_{max} は, それぞれ約66％および45％増加したと報告がある.
- ✓CYP3A4 誘導薬（カルママゼピン, フェニトインなど）：AUC および C_{max} は, それぞれ約54％および35％低下したと報告がある.
- ✓シンバスタチン：機序不明だが ALT（GTP）上昇のリスクが増加すると報告がある.

食事との相互作用
- 高脂肪食（脂質が食事の約50％）または低脂肪食（脂質が食事の約5％）ともに絶食下より高い濃度で推移した[1].

指導資材（p380 付録参照）
①治療日誌：ヴォトリエントを服用する患者さんへ（ノバルティス ファーマ株式会社）
②疲れのセルフチェック（ノバルティス ファーマ株式会社）

第2章　複数のがん種で使用される抗がん薬

∷ アドヒアランス向上のためのポイント

🅐 主な有害事象の発現率

【悪性軟部腫瘍】[3]

・下痢　54%（Grade 3 以上：5 %）

・疲労　53%（Grade 3 以上：10%）

・悪心　48%（Grade 3 以上：3 %）

・高血圧　39%（Grade 3 以上：7 %）

・毛髪変色　39%（Grade 3 以上：0 %）

・食欲不振　34%（Grade 3 以上：5 %）

【腎細胞癌】[6]

・下痢　52%（Grade 3 以上：3 %）

・高血圧　40%（Grade 3 以上：4 %）

・毛髪変色　38%（Grade 3 以上：0 %）

・悪心　26%（Grade 3 以上：1 %未満）

・食欲不振　22%（Grade 3 以上：2 %）

・疲労　19%（Grade 3 以上：7 %）

🅑 アドヒアランスの低下の主な要因

・有害事象により治験継続が不可能だったのは 14%であった.

・下痢，疲労，悪心，食欲不振および高血圧などが主な低下原因である.

・毛髪や皮膚の変色，色素脱失はアピアランス上で問題となり，時に治療継続が困難の原因となりうる.

🅒 アドヒアランス不良原因

・PS，不良定時服用ができないこと，過去の副作用歴および既往症・併存症などが影響する.

🅓 その他（治療マネジメントなど）

　副作用を早期発見し，必要に応じて規定に従い減量していくことが治療継続につながる.

ヴォトリエント®

2 継続面談時

check
- [ ] **アドヒアランスを確認する**
  - ▶ 配布したチェックシートなどで服用状況を確認する
- [ ] **有害事象を評価する（図）**
- [ ] **各種検査値を確認する**
  - ▶ 肝機能関連副作用は時に重篤な症状となり得るので、早期かつ軽度のうちに発見し対処ができるように注意深く観察する

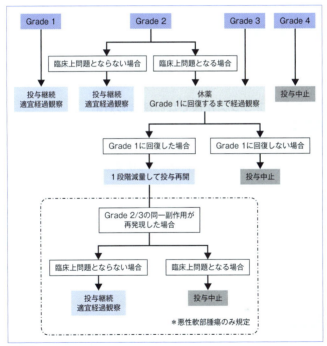

図　副作用発現時の増減量，休薬および中止基準

（文献1より引用）

第2章　複数のがん種で使用される抗がん薬

:: 継続時服薬指導のポイント

・毎日いつの時間に服用するようにしていたかを確認し，あわせ
　てアドヒアランスも手帳を用いて確認する．
・手帳を持参しない患者については，キーパーソンを含めたアド
　ヒアランスの確認ができる体制を構築する．
・発現頻度が高い副作用または重篤な経過をたどる副作用には，
　特に注意深く観察する．これらが発現した場合には適切な支持
　療法を医師に提案する．
・治癒を期待する治療法ではないので，副作用を観察しながら，
　状況に応じて休薬や減量を考慮する

:: 減量方法

・副作用の発現により減量して投与を継続する場合は，症状や重
　症度等に応じて，200mg ずつ減量する．

:: アドヒアランスが保てない場合の対応

下痢
▶第1選択薬：ロペラミドの内服
・必要に応じて電解質含有糖液による循環動態の安定化や電解質
　異常の補正も検討する．

疲労
・電解質異常や心機能障害などを除外するための検査の実施を必
　要に応じて検討する．

悪心
・特に薬剤は規定されていないので，メトクロプラミドなどで対
　応する．

高血圧
▶第1選択薬：ジヒドロピリジン系カルシウム拮抗薬
▶第2選択薬：ACE 阻害薬

毛髪変色
・特に治療法はない．あらかじめその内容を適切に患者に説明し

ておくことが重要である.

■ 引用文献

1) ノバルティスファーマ株式会社：ヴォトリエント錠 200mg 適正使用ガイド，2018 年 7 月作成.
2) Heath EI, et al：Clin Pharmacol Ther, 88；818-823, 2010.（PMID：20980999）
3) ノバルティスファーマ株式会社：ヴォトリエント錠 200mg 医薬品インタビューフォーム，2018 年 5 月改訂（第 9 版）.
4) Tan AR, et al: Cancer Chemother Pharmacol, 71；1635-1643, 2013.（PMID：23636448）
5) van der Graaf WT, et al：Lancet, 379；1879-1886, 2012.（PMID：22595799）
6) Sternberg CN, et al：J Clin Oncol, 28；1061-1068, 2010.（PMID：20100962）

複数のがん種

スーテント®
（スニチニブリンゴ酸塩）

▶ カプセル 12.5mg

Point!

✔ 服用量，減量方法が細かく規定されているので注意する．

✔ 注意が必要な副作用および薬物相互作用についてチェックしておく．

薬剤情報

■ 薬効分類：キナーゼ阻害薬（分子標的治療薬）

■ レジメン：スーテント® 単剤

・イマチニブ抵抗性の消化管間質腫瘍（GIST），根治切除不能または転移性の腎細胞癌　4週間服用後，2週間休薬

・膵神経内分泌腫瘍　連日服用

■ 適応：進行・再発

■ 効能または効果：イマチニブ抵抗性の GIST，根治切除不能または転移性の腎細胞癌，膵神経内分泌腫瘍

服用方法

■ 用法・用量[1]

・イマチニブ抵抗性の GIST，根治切除不能または転移性の腎細胞癌：1日1回 50mg を4週間服用後，2週間休薬（図1）

・膵神経内分泌腫瘍：1日1回 37.5mg を連日服用（図2），1日1回 50mg まで増量可．

対象症例（スーテント® 単剤レジメンの場合）[2, 3]

・PS：0～1

・対象症例：未治療例：49.0%，既治療例：51.0%（腎細胞癌）

スーテント®

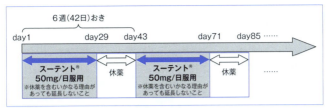

図1 イマチニブ抵抗性の GIST，根治切除不能または転移性の腎細胞癌に対する服用サイクル
(文献2より引用)

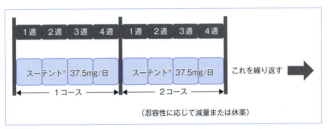

図2 膵神経内分泌腫瘍に対する服用サイクル
(文献3より引用)

表1 観察期間別 RDI の比較

観察期間	RDI (%)	
	GIST	腎細胞癌
投与開始〜6週	77.23	72.59
投与開始7週〜12週	69.72	67.36
投与開始13週〜18週	65.45	63.06
投与開始19週〜24週	63.10	59.60

(文献4より引用，一部改変)

・対象年齢：65歳未満：91.7%，65歳以上：8.3%（膵神経内分泌腫瘍）

 服薬継続率

・適応別（GIST および腎細胞癌），観察期間別の Relative Dose Intensity（RDI）は観察期間が長くなるにつれて低下していたと報告あり（表1）．

第2章　複数のがん種で使用される抗がん薬

1 初回面談時

check

□ 用法・用量について説明する

▶ イマチニブ抵抗性の GIST，根治切除不能または転移性の腎細胞癌は 4 週間服用，2 週間休薬ということを説明する．

▶ 膵神経内分泌腫瘍は連日服用することを説明する．

▶ 適応により服用開始時の用量が異なるので注意する．

▶ 服用開始後は，副作用の発現状況に応じて，休薬や減量を行うことを説明する．

□ アドヒアランスを確認できる治療手帳を渡す

▶ アドヒアランスの低下は有効血中濃度を維持できず，薬剤耐性を引き起こす可能性があるので，服用継続の重要性について説明する．

▶ アドヒアランス低下が想定される患者背景（PS1 以上，前治療で副作用歴がある，認知症の有無）や要因（合併症，疼痛コントロール不良）を考慮し，患者のアドヒアランスを評価する．

□ 有害事象の評価を説明する

▶ 主な副作用は，骨髄抑制，肝機能障害，手足症候群，皮膚変色，疲労，下痢，心血管系異常（高血圧，心不全），悪心・嘔吐である．

▶ 手術後 1 ヵ月経過しているか，高血圧や歯肉炎等を合併していないか確認する．

▶ 毎日の血圧測定を習慣づけるよう説明する．

▶ QT 間隔延長を起こすことが知られている薬剤（イミプラミン，ピモジドなど）や抗不整脈薬（キニジン，プロカインアミド，ジソピラミド，ソタロールなど）と併用している場合は，心血管系異常の有無について観察を十分に行う．

□ 有害事象に対する支持療法薬の薬効・使用方法を説明する

□ 薬を飲み忘れた時，過量服用時の対応を説明する

▶ 飲み忘れた場合は，服用前 8 時間以上の間隔をあける．

▶ 飲み忘れた場合は，次の服用時間に 1 回分服用する．

▶ 絶対に 2 回分を 1 度に飲まない．

▶ 過量服用時は，副作用発現状況を確認し，適宜担当医師・薬剤師へ連絡する．

□ 各種検査値を確認する（表2）[※1]

□ 併用薬の確認を行う

▶ スーテント® は主に CYP3A4 により代謝されるので，本酵素の活性に影響を及ぼす薬剤と併用する場合には，注意して投与する．

※1　投与開始基準は目安である．著しく基準から外れる場合は医師に確認する．

132

スーテント®

表2 スーテント®の投与開始基準※

	投与開始基準
好中球数	1,500/μL 以上
血小板数	100,000/μL 以上
ヘモグロビン	9.0g/dL 以上
総ビリルビン	3.75mg/dL 以下
AST	75IU/L 以下（肝転移患者 150IU/L 以下）
ALT	男性：105IU/L 以下（肝転移患者 210IU/L 以下） 女性：57.5IU/L 以下（肝転移患者 115IU/L 以下）
クレアチニン値	男性：1.6mg/dL 以下 女性：1.2mg/dL 以下
アルブミン	3.0g/dL 以上
甲状腺刺激ホルモン（TSH）	施設基準値内
遊離サイロキシン（FT4）	施設基準値内
心エコーもしくは MUGA スキャンによる左室駆出率	50% 以上

※ GIST・腎細胞癌：血清 Ca 12.0mg/dL 以下
膵神経内分泌腫瘍：プロトロンビン時間および部分トロンボプラスチン時間　施設基準内
注）日本臨床検査標準協議会共用基準値に記載のない項目については「施設基準内」と記載した.
（文献 2，3 より引用）

:: 初回服薬指導のポイント

▶アドヒアランスの維持

　アドヒアランス低下の要因として，患者の QOL を低下させる手足症候群，下痢，疲労の発現が考えられる. 特に，手足症候群については予防が重要である. 症状発現前およびスーテント®内服開始時に，保湿剤などの冷水浴やステロイド，非ステロイド系解熱鎮痛薬（NSAIDs）を予防的に使用することが有用である.

▶いつ・どんな時に服薬を止めるか.

　下記の症状を認めた場合は，ただちに服薬を中止する.

　・動悸，息切れなどの心不全の症状

　・けいれん，ふらつき，てんかん様発作

　・嘔吐，38℃以上の発熱，急激な腹痛

第2章　複数のがん種で使用される抗がん薬

食事との相互作用

食後投与と空腹時投与では薬物動態に有意な差はない[5]．ただし，スーテント®の血中濃度を増加させる可能性があるグレープフルーツジュース，セントジョーンズワート（サプリメント）との併用は避ける．また，安全性の観点から食後投与が望ましい．

指導資材（p380 付録参照）

①治療のてびき：スーテント®を服用される患者さんへ〜お薬の説明と服用中のアドバイス〜（ファイザー株式会社）
②スーテント® 治療ダイアリー（ファイザー株式会社）

アドヒアランス向上のためのポイント

A 主な有害事象の発現率[4]

・血小板減少　91.4%（Grade 3 以上：43.2%）
・白血球減少　85.2%（Grade 3 以上：16.0%）
・好中球減少　82.7%（Grade 3 以上：46.9%）
・皮膚変色　82.7%（Grade 3 以上：なし）
・手足症候群　65.4%（Grade 3 以上：21.0%）
・食欲不振　64.2%（Grade 3 以上：6.2%）
・肝機能障害　63.0%（Grade 3 以上：7.4%）
・疲労　61.7%（Grade 3 以上：13.6%）
・貧血　58.0%（Grade 3 以上：17.3%）
・口内炎　54.3%（Grade 3 以上：3.7%）
・下痢　50.6%（Grade 3 以上：6.2%）
・高血圧　49.4%（Grade 3 以上：16.0%）
・悪心　44.4%（Grade 3 以上：2.5%）

B RDI 低下となる要因

・低 Na 血症，腎機能障害（腎細胞癌）[6]

C その他（治療マネジメントなど）

手足症候群，疲労，食欲不振などの持続的な発現は患者の服薬アドヒアランスを低下させる可能性がある．早期に支持療法を適

スーテント®

用し副作用マネジメントを開始するとともに，勝手に減量していないか，飲み忘れがないかなどの確認が重要である．

複数のがん種

薬剤師の目線

スーテント®の治療薬物濃度モニタリング（TDM）の実施が検討されている．TDMを用いた適正な血中濃度の維持による有害事象の管理と用量強度の維持が重要である．今後，至適血中濃度の設定，個々の患者における至適投薬期間と休薬期間の設定ができると，患者ごとの投与量や投与期間の最適化にTDMが役立つ可能性がある．また，TDMがアドヒアランスの確認や低下防止に役立つ可能性もある[7]．

2 継続面談時

check
☐ アドヒアランスを確認する
☐ 有害事象を評価する（表3）
☐ 各種検査値を確認する

∷ 継続時服薬指導のポイント

・スーテント®がスケジュールどおりに服用できているかについて，手帳を用いて確認する．
・手帳を持参していない患者について，キーパーソンを含めたアドヒアランスを確認できる体制を構築する．
・手足症候群，高血圧，口内炎，下痢がカバーするべき重要な副作用である．各副作用の症状に応じて，薬剤の処方を検討する．
・スーテント®よる手足症候群は，範囲が限局性で角化傾向が顕著であり，強い疼痛を伴うことが特徴である．融合した大型の膿疱形成も認められる．その他の皮膚症状としては，毛の色素脱失などがみられる．
・甲状腺機能障害については，症状として疲労，食欲低下，浮

135

第 2 章　複数のがん種で使用される抗がん薬

表3 スーテント® の休薬・減量基準※

	Grade 2	Grade 3	Grade 4
血液系	同一投与量を継続	副作用が Grade 2 以下またはベースラインに回復するまで休薬する．回復後は休薬前と同一投与量で投与を再開できる．	副作用が Grade 2 以下またはベースラインに回復するまで休薬する．回復後は休薬前の投与量を 1 レベル下げて投与を再開する．
非血液系（心臓系を除く）	同一投与量を継続	副作用が Grade 1 以下またはベースラインに回復するまで休薬する．回復後は主治医の判断により休薬前と同一投与量または投与量を 1 レベル下げて投与を再開する．	副作用が Grade 1 以下またはベースラインに回復するまで休薬する．回復後は休薬前の投与量を 1 レベル下げて投与を再開する．（腎細胞癌，GIST の場合：もしくは主治医の判断で投与を中止する）
心臓系・左室駆出率低下・心室性不整脈	副作用が Grade 1 以下に回復するまで休薬する．回復後は休薬前の投与量を 1 レベル下げて投与を再開する．	副作用が Grade 1 以下またはベースラインに回復するまで休薬する．回復後は休薬前の投与量を 1 レベル下げて投与を再開する．	投与を中止する．

※ Grade 評価は「有害事象共通用語規準 v5.0 日本語訳 JCOG 版」を参考にした．ただし，以下の副作用が発現した場合は，同一用量での投与の継続が可能である．

イマチニブ抵抗性の GIST，根治切除不能または転移性の腎細胞癌：
・Grade 3〜4 の血清リパーゼ増加またはアミラーゼ増加で，臨床的または画像診断上確認された膵炎の徴候がない場合．ただし，臨床症状，臨床検査又は画像上のモニタリングを，回復するまで頻度を上げて行う．
・臨床症状を伴わない Grade 4 の高尿酸血症および Grade 3 の低リン血症
・Grade 3 のリンパ球減少

膵神経内分泌腫瘍：
・臨床症状を伴わない Grade 4 の高尿酸血症および Grade 3 の低リン血症
・対処療法によりコントロール可能な Grade 3 または 4 の悪心，嘔吐または下痢
・Grade 3 または 4 のリンパ球減少

(文献 2，3 より著者作成)

　腫，寒がりなどがあり，投与前および最初の 4 サイクルにおける甲状腺機能値（FT4 および TSH 値）とともに発現がないか評価する．
・出血については，バイタルサイン，血液検査（ヘモグロビン，プロトロンビン時間）などの検査値とともに，出血の有無を評価する．
・口内炎については，飲食時に苦痛を伴う可能性があり，アドヒ

アランス低下の原因となる可能性がある．口腔ケアに留意し，最低でも1日2回は軟らかめの歯ブラシで歯磨き，歯ブラシは3ヵ月に1回は交換，デンタルフロスは1日1回（使用経験がない人は使用しない），うがいは1日に4回以上（重曹などを用いて），刺激物は避けるなどをすすめる．

・服用中に外科手術を行う場合は，可能であれば最低でも1週間は休薬する必要がある．手術後，4週間以上経過しているか確認する．

▓▓ 減量方法

1日量として 12.5mg ずつ減量．最低投与量は 25mg/ 日．

> **薬剤師目線**
>
> スーテント® を一定期間投与しても重篤な副作用がなく，十分な効果が得られない場合は，増量も可能である．ただし，投与量と副作用の発現には相関があるため，増量時には副作用の発現に注意をする．

▓▓ アドヒアランスが保てない場合の対応

手足症候群

・ステロイド外用療法（Very strong），適宜ステロイド全身療法も考慮する．

・びらん・亀裂：グリセリンやワセリンを塗布する（尿素系薬剤などは刺激があるので避けることが望ましい）．

下痢[7]

・Grade 1 または 2：十分な水分摂取・補液およびロペラミドカプセル

・Grade 3 または 4：中止

高血圧

・血圧上昇は脳卒中や心疾患を合併する恐れがあるため注意が必要である．高血圧が持続する場合は，使用する薬剤は日本高血

第2章　複数のがん種で使用される抗がん薬

圧学会『高血圧治療ガイドライン 2019』[8]を参考として，降圧薬
1剤より開始し，コントロールできない場合は，2剤以上の併
用を検討する.

悪心・嘔吐

▶ 第1選択薬：メトクロプラミド錠 5mg（持続する場合は，1日
3回の定期内服を考慮するが，QT 間隔延長や
Torsade de pointes の発現に注意する）[9].
▶ 第2選択薬：グラニセトロン錠 2mg
▶ 第3選択薬：オランザピン錠 5mg

疲労

・疲労の多くは服用開始後2週間以降にみられ，多くの場合，休
薬すれば改善する.
・原病の悪化や脱水，甲状腺機能低下，高カルシウム血症，貧
血，うつなどの可能性もある．疲労の原因を鑑別することが大
切である.
・甲状腺機能低下症に伴う場合は，甲状腺ホルモンの投与などを
考慮する[10].
・症状の増悪が認められ，スーテント®を服用できない場合，減
量，休薬または投与中止を検討する.

■引用文献

1) ファイザー株式会社：スーテント®カプセル添付文書，2018年9月改訂（第13版）.
2) ファイザー株式会社：スーテント®カプセル適正使用ガイド（消化管間質腫瘍，腎
細胞癌），2018年11月改訂（第12版）.
3) ファイザー株式会社：スーテント®カプセル適正使用ガイド（膵神経内分泌腫瘍），
2018年11月改訂（第4版）.
4) ファイザー株式会社：スーテント®カプセルインタビューフォーム，2018年10月
改訂（第14版）.
5) Bello CL, et al：Anticancer Drugs, 17：353-358, 2006.（PMID：16520665）
6) Kawashima A, et al：Int J Clin Oncol, 24：78-86, 2019.（PMID：30094693）
7) Groenland SL, et al：Eur J Clin Pharmacol, 75：1309-1318, 2019.（PMID：31175385）
8) 日本高血圧学会：高血圧治療ガイドライン 2019, 2019.
9) Navari RM, et al：Ann Pharmacother, 37：1276-1286, 2003.（PMID：12921512）
10) Kollmannsberger C, et al：Oncologist, 16：543-553, 2011.（PMID：21490127）

複数のがん種

リムパーザ®
（オラパリブ）

▶ 錠 100mg，150mg

Point!
- ✔ がん種ごとに治療の位置づけを確認する．
- ✔ 発現する副作用とその対処法を理解しておく．

薬剤情報

- 薬効分類：ポリアデノシン 5'二リン酸リボースポリメラーゼ（PARP）阻害薬（分子標的治療薬）
- レジメン：リムパーザ® 単剤 600mg/日 1 日 2 回 連日投与 28 日
- 適応：進行・再発
- 効能または効果：白金系抗悪性腫瘍剤感受性の再発卵巣癌における維持療法．
  BRCA 遺伝子変異陽性の卵巣癌における初回化学療法後の維持療法．
  がん化学療法歴のある BRCA 遺伝子変異陽性かつ HER2 陰性の手術不能または再発乳癌．

服用方法

- 用法・用量
- ・成人にはオラパリブとして 300mg を 1 日 2 回，経口投与．

対象症例

【BRCA 遺伝子変異を有する白金製剤感受性再発卵巣癌】
- ・ECOG PS：0 〜 1
- ・対象年齢：18 歳以上

第2章　複数のがん種で使用される抗がん薬

・白金製剤による治療を少なくとも2レジメン受けている患者

【白金製剤感受性再発漿液性卵巣癌】

・ECOG PS：0～2

・対象年齢：18歳以上

・過去に2レジメン以上の白金製剤を含む治療を完了している患者

1　初回面談時

check

☐ 用法・用量について説明する

☐ 中等度腎機能障害患者に投与の際は，200mgを1日2回に減量する．

☐ 中等度または強度CYP3A4阻害剤併用の有無を確認する．

☐ アドヒアランスを確認できる治療日誌，服薬手帳などを渡す

☐ 有害事象の評価を説明する

　▶主なものは悪心，貧血である．

☐ 有害事象に対する支持療法薬の薬効・使用方法を説明する[※1]

☐ 各種検査値を確認する（表1）[※2]

※1：アドヒアランス低下のリスクが高い患者には，支持療法薬の使用方法の説明を丁寧に行う．

※2：投与開始基準は目安である．著しく基準から外れる場合は医師に確認する．

表1　リムパーザ®の投与開始基準

	投与開始基準
ヘモグロビン（Hb）	10.0g/dL以上
絶対好中球数（ANC）	1,500/μL以上
血小板数	100,000/μL以上
総ビリルビン	実施医療機関の基準値上限（ULN）の1.5倍以下
AST，ALT	実施医療機関のULNの2.5倍以下（肝転移がある場合はULNの5倍以下）
血清クレアチニン	実施医療機関のULNの1.5倍以下

リムパーザ®

:: 初回服薬指導のポイント

▶ 貧血，好中球減少，白血球減少，血小板減少，リンパ球減少などの骨髄抑制があらわれることがあるので，リムパーザ®の投与中は定期的に血液検査を行い，患者の状態を十分に観察する（**表2**）.

▶ 毎日大体同じ時刻に，12時間おきを目安に内服してもらう. 飲み忘れた場合，飲み忘れに気づいた時刻がいつもの服用時刻の2時間以内であれば，服用できなかった錠剤を服用してもらう. それ以上の場合は，次回の服用時間に1回分のみ服用してもらう.

表2 SOLO1試験，SOLO2試験における臨床検査と実施するタイミング（抜粋）

日目	1	8	15	22	29	次の来院の1日目
来院許容範囲		±3日	±3日	±3日	±3日	±3日
身体所見	○				○	○
バイタルサイン，体重（血圧，脈拍数，体温を含む）	○				○	○
ECOG PS	○					○
心電図検査	○					○
血液学的/血液生化学検査*	○	○	○	○	○	○
尿検査	○					
妊娠検査	○					

*血液学的検査
・ヘモグロビン
・赤血球数（RBC）
・血小板数
・平均赤血球容積（MCV）
・平均赤血球ヘモグロビン濃度（MCHC）
・平均赤血球ヘモグロビン量（MCH）
・白血球数（WBC）
・白血球分画絶対数［白血球分画絶対数（好中球，リンパ球，単球，好酸球および好塩基球）および ANC（絶対好中球数）または分葉核好中球数および桿状核好中球数. これらの検査を各来院時および臨床的に必要である場合に実施. 白血球分画絶対数が得られない場合には百分率（％）での値を入手］

血液凝固検査
・APTT（必要時）
・INR（ワルファリンを使用していない患者についてのみ，必要時）

血液生化学検査
・Na，K，Ca，Mg
・クレアチニン
・総ビリルビン，GGT，ALP，AST，ALT，LDH
・尿素または血中尿素窒素（BUN）
・総タンパク，アルブミン

第2章　複数のがん種で使用される抗がん薬

:: 食事との相互作用

　なし．固形癌患者（56例）に本剤300mgを食後（高脂肪食）および空腹時の2回，休薬期間を挟んで単回投与した．食後投与により，オラパリブのCmaxは21%（90% CI：14～28%）低下したが，AUCへの影響は8%増加とわずかであり，AUCの食後/空腹時の比の90% CIは生物学的同等性基準（0.80～1.25）の範囲内であった．

:: 指導資材（p380 付録参照）

　①患者向けパンフレット（卵巣癌）：リムパーザを使用される患者様とご家族へ（MSD株式会社）
　②服薬手帳（MSD株式会社）

:: アドヒアランス向上のためのポイント

A 主な有害事象の発現率

【*BRCA*遺伝子変異陽性で白金系抗悪性腫瘍剤感受性の再発卵巣癌】

・悪心　66.7%

・貧血　39.0%

・疲労　29.7%

・嘔吐　25.6%

・無力症　24.1%

・味覚異常　23.1%

【白金系抗悪性腫瘍剤感受性の再発卵巣癌】

・悪心　64.0%

・疲労　43.4%

・嘔吐　21.3%

【白金系抗悪性腫瘍剤を含む初回化学療法による奏効が維持されている*BRCA*遺伝子変異陽性の卵巣癌】

・悪心　70.4%

・貧血　36.2%

・疲労　33.1%

142

リムパーザ®

・嘔吐　30.4%

・味覚異常　24.6%

【がん化学療法歴のある *BRCA* 遺伝子変異陽性かつ HER2 陰性の手術不能または再発乳癌】

・悪心　50.2%

・貧血　32.2%

・疲労　22.4%

B アドヒアランス低下の主な要因

　国際共同第Ⅲ相試験（SOLO2 試験）において，有害事象を理由とする投与中断（オラパリブ群 45%，プラセボ群 18%），用量減量（各 25%，3%），および投与中止（各 11%，2%）は，いずれもオラパリブ群の方が多かったが，相対用量強度（RDI）は群間に大差はなかった．RDI は，計画された用量に対する実際の服用量の割合で，オラパリブ群 98.4%，プラセボ群 99.4%，投与量の中央値はそれぞれ 597.6mg，598.4mg であった．

複数のがん種

第2章　複数のがん種で使用される抗がん薬

2　継続面談

check
- ☐ アドヒアランスを確認する
- ☐ 有害事象を評価する（表3）
- ☐ 各種検査値を確認する

表3　リムパーザの用量調節基準

副作用	Grade	処置	再開時の投与量
貧血	ヘモグロビン値が Grade 3 または 4 の場合	ヘモグロビン値≧ 9 g/dL に回復するまで最大4週間休薬する.	・1回目の再開の場合, 減量せずに投与する. ・2回目の再開の場合, 250mg 1日2回で投与する. ・3回目の再開の場合, 200mg 1日2回で投与する.
好中球減少	Grade 3 または 4 の場合	Grade 1 以下に回復するまで休薬する.	
血小板減少	Grade 3 または 4 の場合	Grade 1 以下に回復するまで最大4週間休薬する.	減量せずに投与する.
上記以外の副作用	Grade 3 または 4 の場合	Grade 1 以下に回復するまで休薬する.	

⁚⁚ 継続時服薬指導のポイント

- ・アドヒアランス低下要因の一つである「悪心・嘔吐」「貧血」の評価をする.
- ・貧血があらわれた際には, 休薬・減量および輸血などの支持療法により管理する.
- ・病勢進行に伴い, アドヒアランスが維持できなくなる可能性があるため, 内服状況や経口抗がん薬治療の妥当性を評価する.
- ・服薬状況を治療日誌などとあわせて確認する.
- ・治療日誌を記載, 持参しない患者についてはキーパーソンを含めてアドヒアランスを確認できる体制づくりをする. 対処方法については, 患者とその家族がよく理解できるように理解しや

すい言葉をくり返し用いて説明するようにし，理解度も合わせて確認しながら指導するようにする．

∷ アドヒアランスが保てない場合の対応

悪心

・催吐性リスクは中等度に分類される．メトクロプラミドなどの制吐薬のほか，5-HT$_3$拮抗薬で対応する．多くは投与初期に発現し，継続中に消失する．

貧血・疲労

・食事ができず，自宅で横になることが多くなるようであれば病院に早めに連絡するよう指導する．

■ 引用文献

1) MSD 株式会社：リムパーザ®錠添付文書，2019 年 6 月改訂（第 4 版）．
2) MSD 株式会社：リムパーザ®錠医薬品インタビューフォーム，2019 年 6 月改訂（第 4 版）．

第3章

がん種別抗がん薬

肺癌

イレッサ®
（ゲフィチニブ）

▶ 錠 250mg

Point!

✓ PS 不良例や高齢者での使用が多いことを想定する．

✓ 制酸薬など併用薬の有無を確認する．

✓ 間質性肺疾患（ILD）の早期発見に努める．

✓ 肝機能障害の発現に注意する（EGFR チロシンキナーゼ阻害薬の中では最も高頻度で発現）．

薬剤情報

■ 薬効分類：上皮成長因子受容体（EGFR）チロシンキナーゼ阻害薬（分子標的治療薬）

■ レジメン：イレッサ® 単剤　連日投与（休薬期間なし）

■ 適応：進行・再発

■ 効能または効果：*EGFR* 遺伝子変異陽性の手術不能または再発非小細胞肺癌

服用方法

■ 用法・用量[1, 2]

・成人にはゲフィチニブとして 250mg（1 錠）を 1 日 1 回，経口投与．

・連日投与

・食後投与が望ましい（日本人高齢者において無酸症が多いことが報告されている）．

対象症例[3, 4]

・PS：0 〜 4

イレッサ®

肺癌

・対象年齢：18 歳以上

服薬継続率[4)]

・副作用による服薬中止：6.9%
・副作用による用量調節：16.1%

薬剤師目線

『肺癌診療ガイドライン 2018 年版』[3)] では，ゲフィチニブは，*EGFR* 遺伝子変異陽性（非扁平上皮癌）の一次治療での使用が推奨されているが，PS 0〜1 では，オシメルチニブが強い推奨となっており，ゲフィチニブは弱い推奨である．また，PS 2 では，毒性を考慮してエルロチニブまたはゲフィチニブを使用し，PS 3〜4 では，ゲフィチニブを使用することが強く推奨されている．このことから，実臨床では，高齢者や状態の悪い患者に対して使用されるケースが多いと考えられる．したがって，ADL や嚥下機能，食事摂取状況などを把握しておく必要がある．また，そのような患者では，ポリファーマシーである場合も多いため，併用薬とその服用状況にも留意し，必要に応じて服用薬数を減らすことも検討する．家族や介護者への服薬支援や曝露防止に関する指導も必要となる場合もある．

1 初回面談時

check

□ **用法・用量[1)]について説明する**
  ▶ 連日投与

□ **アドヒアランスや副作用症状を確認できる治療日誌を交付する**
  ▶ PS や状態が悪い患者が多いと考えられるため，アドヒアランス低下に関連するリスク評価は慎重に行う．

□ **有害事象の好発時期，初期症状，評価を説明する**
  ▶ 主なものは，間質性肺疾患，下痢，皮膚障害，肝機能障害である．

□ **有害事象に対する対処方法について説明する**

第3章　がん種別抗がん薬

□ 薬を飲み忘れたときの対応を説明する

　　例：朝食後服用の場合
　　▶午前中に気づいた場合はその時点で内服する.
　　▶午後に気づいた場合は，次に決められた時間に1錠服用する.
　　▶1回に2回分（2錠）を服用しないようにする.

□ 各種検査値を確認する（表1）

□ 併用薬を確認する（表2）

　　▶制酸薬，CYP3A4とCYP2D6を阻害あるいは誘導する薬剤や食品の使用の
　　有無を確認する.

□ 摂食状況を確認する

表1　イレッサ®の投与開始基準

	投与開始基準
好中球数	2,000/mm³ 以上
血小板数	100,000/mm³ 以上
血色色素	10g/dL 以上
総ビリルビン	基準値の1.5倍以下
腎機能	血清クレアチニンが基準値の1.5倍以下， またはクレアチニンクリアランスが60 mL/分以下でない
肝機能	（明白な肝転移なし）AST，ALTが基準値の2.5倍を超えない （肝転移あり）AST，ALTが基準値の5倍を超えない

（文献4より引用）

▪▪ 初回服薬指導のポイント

▶アドヒアランスを維持するため，有害事象の初期症状，好発
時期，予防対策を説明し，早期発見に努める. 高齢者やPS
不良の患者への使用が多いことが想定されることから，必要
に応じて生活状況や嚥下機能などの詳細な確認を行う. 指導
資材や教育支援ツール[5]を活用して，繰り返しの説明，理解
度の確認などを行う.

▶有害事象の初期症状

・間質性肺疾患（ILD）：空咳，息切れ，微熱

・肝機能障害：初期では自覚症状は乏しいため，1ヵ月に1回

150

イレッサ®

は肝機能検査を実施.

▶有害事象の好発時期

・ILD：投与開始から4週間以内が多いとの報告があるが，内服期間を通じて発現の可能性はある.

・皮膚障害：投与開始から1週間程度で発現する.

・肝機能障害：内服期間を通じて発現の可能性がある.

▶有害事象の予防対策

・皮膚障害：ヘパリン類似物質などによる保湿，スキンケア，タオルなどでこすらないなど皮膚への刺激を避けることも重要である.

▶いつ・どんな時に服用を止めるか

・ILD 発現時

・治療薬を服用しても下痢がベースラインより1日5回以上発現する場合

・AST 値，ALT 値が 300 U/L を超えた場合

▥ 薬物・食事との相互作用

ゲフィチニブは，主に CYP3A4, CYP2D6 による代謝を受けるため，表2 に示すような薬剤などとの相互作用に注意する. また，薬剤の溶解が胃 pH に依存するため，制酸薬などの併用にも注意が必要である. グレープフルーツなどフラノクマリン含有食品は CYP3A4 阻害作用を有するため，これらの摂取を控えるよう指導し，具体的な食品名リストを交付しておく.

▥ 指導資材（p380 付録参照）

①イレッサを服用される患者さんとご家族へ（アストラゼネカ株式会社）

②患者向医薬品ガイド イレッサ®錠250（医薬品医療機器総合機構）

③薬のしおり イレッサ®錠250（くすりの適正使用協議会）

第3章　がん種別抗がん薬

表2 イレッサ®との相互作用

薬剤・食品	Cmax と AUC の変化	対応
・ヒスタミン H_2 受容体拮抗薬（ラニチジンなど） ・プロトンポンプ阻害薬（オメプラゾールなど）	ラニチジン450mg 2回服用でpH 5以上を維持した場合で，Cmaxが71%，AUCが47%に低下[6]．制酸剤を用いて約6～7時間にわたり胃内pHを5以上で維持したところ，ゲフィチニブのAUCが約50%減少[1,2]．	ゲフィチニブ投与時は，ヒスタミン H_2 受容体拮抗薬とプロトンポンプ阻害薬を使用するべきではない[6]．プロトンポンプ阻害薬併用で奏効率が低下する傾向は認められなかったとの報告もある[7,8]．
制酸薬	制酸薬を用いて約6～7時間にわたり胃内pHを5以上で維持したところ，ゲフィチニブのAUCが約50%減少[1]．	ゲフィチニブ投与前後2時間空けて使用可能[6]．
・CYP3A4 阻害薬（アゾール系抗真菌薬：イトラコナゾールなど，マクロライド系抗菌薬：エリスロマイシンなど，リトナビル，インジナビル硫酸塩エタノール付加物，ジルチアゼム塩酸塩，ベラパミル塩酸塩など） ・グレープフルーツジュース	イトラコナゾールを併用したとき，ゲフィチニブのAUCが約80%増加[1,2]．	イトラコナゾールとの併用は推奨されない[6]．CYP3A4を阻害する薬剤併用例では副作用発現率が上昇する傾向は認められなかったとの報告もある[7]．
CYP3A4 誘導薬［フェニトイン，カルバマゼピン，リファンピシン，バルビツール酸系薬物，セイヨウオトギリソウ（セント・ジョーンズ・ワート）含有食品など］	リファンピシンを併用したとき，ゲフィチニブのAUCが単独投与時の約17%に減少[1,2]．	リファンピシン併用時は，1回500mgに増量する方法が報告されている[6]．奏効率が低下する傾向は認められなかったとの報告もある[7]．
ワルファリン	機序は不明であるが，INR上昇や出血が現れたとの報告がある[1,2]．	ワルファリンを併用する場合には，定期的にプロトロンビン時間またはINRのモニターを行う[1,2]．

アドヒアランス向上のためのポイント

A 主な有害事象の発現率[9]

・間質性肺疾患　2.3%　（Grade 3 以上：1.1%）

・下痢　54.0%　（Grade 3 以上：1.1%）

・皮膚障害　85.1%　（Grade 3 以上：2.3%）

イレッサ®

肺癌

・肝機能障害　70.1%　（Grade 3 以上：27.6%）

B アドヒアランス低下の主な要因[10]

・皮膚障害：減量 4.5%

・肝機能障害：減量 2.9%，中止 0.2%

・下痢：減量 1.2%

・非血液毒性（詳細不明）：減量 1.2%，中止 2.9%

C アドヒアランス不良因子

データなし

D その他（治療マネジメントなど）

以下に示す ILD リスク因子[11]を有する患者では，特に注意してモニタリングする．

・喫煙歴有

・既存の ILD

・非小細胞肺癌（NSCLC）の初回診断から ILD 発症までの期間が短い（6 ヵ月未満）

・WHO Performance Status（PS）不良（≧ 2）

・正常肺占有率（CT 画像による）が低い（≦ 50%）

・年齢（≧ 55 歳）

・心血管系の合併症を有している

2 継続面談時

check
□ アドヒアランスを確認する

□ 有害事象を評価する

□ 各種検査値を確認する

□ 併用薬を確認する

□ 摂食状況を確認する

第3章　がん種別抗がん薬

∷ 継続時服薬指導のポイント

・特に高齢者や PS 不良の患者の場合は，生活状況や嚥下機能の変化を確認する．

・問診や治療日誌により，アドヒアランスの確認を行う．必要に応じてキーパーソンへも確認と服薬支援の指導を行う．

・間質性肺疾患の初期症状（空咳，微熱，倦怠感など）がないか確認する．基礎疾患に伴う肺・胸膜病変や感染症を鑑別する．

・ざそう様皮疹や爪囲炎の発現状況確認のため，皮膚や手足の指を観察する．

・スキンケアの実施状況（保湿剤の使用回数，塗布の方法など）を確認する．

・排便状況（回数，性状）を確認する．

∷ 減量方法

・毒性を考慮した非連日投与の報告がある[12-18]．

∷ アドヒアランスが保てない場合の対応

・隔日投与など非連日投与[12-18]を検討する．

■ 引用文献

1) アストラゼネカ株式会社：イレッサ®錠250添付文書, 2015年1月改訂（第24版）.
2) アストラゼネカ株式会社：イレッサ®錠250インタビューフォーム, 2015年1月（改訂第19版）.
3) 日本肺癌学会編：肺癌診療ガイドライン2018年版, 金原出版, 2018.
4) Mok TS, et al：N Engl J Med, 361：947-957, 2009.（PMID：19692680）
5) 三牧沙織ほか：医療薬学, 41：566-577, 2015.
6) van Leeuwen RW, et al：Lancet Oncol, 15：315-326, 2014.（PMID：24988935）
7) アストラゼネカ株式会社：イレッサ®錠250再審査報告書, 2015年1月改訂（第24版）.
8) Zenke Y, et al：Clin Lung Cancer, 17：412-418, 2016.（PMID：26944770）
9) Mitsudomi T, et al：Lancet Oncol, 11：121-127, 2010.（PMID：20022809）
10) 政 賢悟ほか：日本病院薬剤師会雑誌：50：67-70, 2014.
11) Kudoh S, et al：Am J Respir Crit Care Med, 177：1348, 2008.（PMID：18337594）
12) Maemondo M, et al：N Engl J Med, 362：2380-2388, 2010.（PMID：20573926）
13) Satoh H, et al：J Thorac Oncol, 6：1413-1417, 2011.（PMID：21681118）
14) 藤田琢也ほか：Jpn J of Lung Cancer, 47：9-12, 2007.

イレッサ®

15）藤本勝洋ほか：肺癌，45：833-837, 2005.
16）平野 聡ほか：癌と化学療法，36：1333-1336, 2009.（PMID：19692773）
17）冨崎真一ほか：癌と化学療法，36：2607-2610, 2009.（PMID：20009463）
18）中島 誠ほか：医療薬学，39：286-293, 2013.

肺癌

肺癌

ジオトリフ®
（アファチニブマレイン酸）

▶ 錠 20mg，30mg，40mg，50mg

Point!

✔ 服薬を継続できるよう，下痢，皮膚障害，口内炎などに対し，適切な副作用対策を講じる．

薬剤情報

- 薬効分類：チロシンキナーゼ阻害薬（分子標的治療薬）
- レジメン：病勢進行を認めるまで連日内服
- 適応：術前 / 術後 / 進行・再発
- 効能または効果：*EGFR* 遺伝子変異陽性の手術不能または再発非小細胞癌

服用方法

- 用法・用量[1]
- ・通常，成人にはアファチニブとして 1 日 1 回 40mg を空腹時に経口投与する．
- ・患者の状態により適宜増減するが，1 日 1 回 50mg まで増量できる．
- ・服用期間：病勢進行まで
- ・食後 3 時間以内と食事 1 時間前の服用を避ける（図）．

対象症例

- ・病期 III B/ IV 期[2]
- ・EGFR チロシンキナーゼ阻害薬を含む化学療法未治療[2]
- ・ECOG PS：0 ～ 1[2]

ジオトリフ®

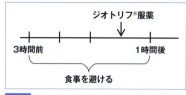

図 服薬タイミングのイメージ

服薬継続率

- 臨床第Ⅲ相試験における日本人の服薬コンプライアンスは96%である[3]．

1 初回面談時

check
- [ ] 投与前チェックリストを用い，投与の可否を確認する
- [ ] 用法・用量について説明する
- [ ] アドヒアランスを確認できる治療手帳を交付する
- [ ] 有害事象を説明する
  - ▶ 主なものは，下痢，皮膚障害，口内炎，爪の異常である[2]．
  - ▶ 初期には，下痢，皮膚障害，口内炎が発現し，中長期には爪の異常が発現しやすい．
- [ ] 有害事象に対する支持療法の効果，使用方法を説明する
- [ ] 服用を忘れた際の対応を説明する
  - ▶ 次の服用まで8時間以内の場合には，飲み忘れた分を服用しない．
  - ▶ 8時間以上ある場合，前の食事から3時間以上経過，次の食事まで1時間以上あれば服用する
- [ ] 各種検査値を確認する

∷ 初回服薬指導のポイント
▶ アドヒアランスを保てない原因として，下痢，皮膚障害が挙

第3章　がん種別抗がん薬

げられる[2,3].

・下痢の発現に備え，止瀉薬を携帯し，発現時は直ちに服薬するよう指導する．

・下痢が発現した場合，乳頭含有製品など下痢を悪化させる恐れのある食品の摂取を避けるよう指示する[4].

・発疹，ざ瘡様皮膚炎などの皮膚障害に備え，以下のような予防的管理を行う[4].

①直射日光を避ける．

②肌への刺激を抑える

③保湿剤を塗布するなど，定期的な保湿に努める．

▶いつ・どんな時に服用を止めるか？

・下痢では，Grade 2の下痢で48時間を超える場合や認容できない場合，休薬する．

・皮膚障害では，症状が7日以上続く場合や，7日以内でも認容できない場合，休薬する．

:: 食事との相互作用

　食事（特に高脂肪食）後に服用すると，Cmax，AUCが低下する[1]ため，空腹時に内服するよう指示する．

:: 指導資材

①患者向け小冊子：ジオトリフ®を服用される方へ（日本ベーリンガーインゲルハイム株式会社）

②パッケージ封入指導箋：ジオトリフ®を服用される方へのお知らせ（日本ベーリンガーインゲルハイム株式会社）

③ジオトリフ®錠で起こりやすい副作用とその対処法（日本ベーリンガーインゲルハイム株式会社）

:: アドヒアランス向上のためのポイント

A主な有害事象の発現率[2]

・下痢　95.2%（Grade 3以上：14.4%）

158

ジオトリフ®

・発疹　70.3%（Grade 3 以上：14.0%）

・ざ瘡様皮膚炎　34.9%（Grade 3 以上：2.6%）

・口内炎　72.1%（Grade 3 以上：8.3%）

・爪の異常　61.1%（Grade 3 以上：11.8%）

B アドヒアランス低下の主な原因

　臨床第Ⅲ相試験（日本人）において，アドヒアランスは高率に保たれているが，有害事象の発現により用量が調節されている[5]．

肺癌

2　継続面談時

check
- ☐ **アドヒアランスを確認する**
- ☐ **有害事象を評価する**
- ☐ **各種検査値を確認する**

∷ 継続時服薬指導のポイント

・下痢，皮膚障害，口内炎の発現具合を確認する（**表 1，2**）．

・爪の状態を観察する（**表 3**）．

・状況に応じ，皮膚科・口腔外科との連携を図る．

∷ 減量方法

　副作用により減量する場合，10mg ずつ減量する[1,2]（**表 4**）．

∷ アドヒアランスが保てない場合の対応

下痢
・ロペラミドなどの止瀉薬

皮膚障害
・ヘパリン油性クリームを塗布し，保湿を図る．

・症状がひどい箇所には適宜ステロイドを塗布する．

159

第3章　がん種別抗がん薬

表1 下痢の判定基準（CTCAE ver4.0）

Grade 1	Grade 2	Grade 3	Grade 4	Grade 5
ベースラインと比べて<4回/日の排便回数増加；ベースラインと比べて人工肛門からの排泄量が軽度に増加	ベースラインと比べて4-6回/日の排便回数増加；ベースラインと比べて人工肛門からの排泄量が中等度増加	ベースラインと比べて7回以上/日の排便回数増加；便失禁；入院を要する；ベースラインと比べて人工肛門からの排泄量が高度に増加；身の回りの日常生活動作の制限	生命を脅かす；緊急処置を要する	死亡

表2 ざ瘡様皮疹の判定基準（CTCAE ver4.0）

Grade 1	Grade 2	Grade 3	Grade 4	Grade 5
体表面積の<10%を占める紅色丘疹および/または膿疱で，そう痒や圧痛の有無は問わない	体表面積の10〜30%を占める紅色丘疹および/または膿疱で，そう痒や圧痛の有無は問わない；社会心理学的な影響を伴う；身の回り以外の日常生活動作の制限	体表面積の>30%を占める紅色丘疹および/または膿疱で，そう痒や圧痛の有無は問わない；身の回りの日常生活動作の制限；経口抗菌薬を要する局所の重複感染	紅色丘疹および/または膿疱が体表のどの程度の面積を占めるかによらず，そう痒や圧痛の有無も問わないが，静注抗菌薬を要する広範囲の局所の二次感染を伴う；生命を脅かす	死亡

表3 爪囲炎の判定基準（CTCAE ver4.0）

Grade 1	Grade 2	Grade 3	Grade 4	Grade 5
爪襞の浮腫や紅斑；角質の剥脱	局所的処置を要する；内服治療を要する（例：抗菌薬/抗真菌薬/抗ウイルス薬）；疼痛を伴う爪襞の浮腫や紅斑；滲出液や爪の分離を伴う；身の回り以外の日常生活動作の制限	外科的処置や抗菌薬の静脈内投与を要する；身の回りの日常生活動作の制限	–	–

ジオトリフ®

表4 休薬，減量と再開の目安

Grade 1または2	同一投与量を継続
Grade 2（症状が持続*または認容できない場合）	症状がG1になるまで休薬 回復後は休薬前の投与量から10mg減量して再開
Grade 3以上	

* 48時間を超える下痢または7日間を超える皮膚障害

口内炎

・症状に合わせた対症療法が中心になる．

・含嗽，口腔ケア

・消炎および鎮痛薬の投与を検討する．

適切に用量を調節すると，長期の内服継続が可能となる[5]．

■引用文献

1) 日本ベーリンガーインゲルハイム株式会社：ジオトリフ®錠添付文書，2016年9月改訂（第5版）．
2) Sequist LV, et al：J Clin Oncol, 31：3327-3334, 2013.（PMID：23816960）
3) Kato T, et al：Cancer Sci, 106：1202-1211, 2015.（PMID：26094656）
4) 日本ベーリンガーインゲルハイム株式会社：ジオトリフ®錠適正使用ガイド，2016年9月改訂（第5版）．
5) 日本ベーリンガーインゲルハイム株式会社：ジオトリフ®錠総合製品情報概要，2016年3月作成．

肺癌

タグリッソ®
（オシメルチニブ）

▶錠 40mg，80mg

Point!

✓一次治療に関しては，ほかの EGFR チロシンキナーゼ阻害薬（TKI）に比較して効果が高い.

✓ほかの EGFR-TKI 服用後病勢進行患者（T790M 陽性の場合）にも使用できる

✓ほかの EGFR-TKI と比較して，皮疹，肝機能障害などの副作用の頻度が低い.

薬剤情報

■薬効分類：チロシンキナーゼ阻害薬（分子標的治療薬）

■レジメン：タグリッソ®80mg 連日服用

■適応：*EGFR* 遺伝子変異陽性の手術不能/再発非小細胞肺癌（ほかの EGFR-TKI 服用後病勢進行患者には T790M 陽性を確認すること）

■効能または効果：*EGFR* 遺伝子変異陽性の手術不能または再発非小細胞肺癌

服用方法

■用法・用量

・オシメルチニブとして 80mg を 1 日 1 回経口投与する.

対象症例

① *EGFR* 遺伝子変異陽性の非小細胞肺癌患者[1]

・PS：0 ～ 1

・対象年齢：65 歳未満 53.6%，65 歳以上 46.4%

タグリッソ®

- *EGFR* 遺伝子変異：exon19 del 62.8%，L858R 37.2%
- ②ほかの EGFR-TKI 服用後に病勢進行し T790M 陽性が出現した患者
- PS：0～1
- 対象年齢：65 歳未満 57.7%，65 歳以上 42.3%
- 前治療の EGFR-TKI：イレッサ®（ゲフィチニブ）59%，タルセバ®（エルロチニブ）34%，ジオトリフ®（アファチニブ）7%

> EGFR-TKI 耐性後にタグリッソ® を投与する場合は，耐性出現後に気管支鏡などの検査で組織検体を採取し，再生検をする必要がある．その結果，T790M の変異が出現した場合にタグリッソ® を投与することができる．
>
> 組織検体の採取は身体的負担が大きいため，血漿検体で T790M の変異を確認することも可能である（リキッドバイオプシー）．ただし，リキッドバイオプシーの検査精度は，組織検体を使用した場合と比較し，70%程度であることを留意する必要がある．よって，リキッドバイオプシーで遺伝子変異が確認できなかった場合でも，組織検体で生検を行えば遺伝子変異が検出することもあり得る．
>
> また，EGFR-TKI 耐性後に T790M の陽性が確認されるのは 25%程度である[2]．T790M の陽性が確認できなければタグリッソ® を投与することはできないため，タグリッソ® 以外の EGFR-TKI を使用した場合，T790M の陽性が確認できない 75%の患者はタグリッソ® を投与することができない可能性もある．よって，タグリッソ® の使用はほかの EGFR-TKI 耐性後の使用より，一次治療で使用する場合が増えると予想される．

服薬継続率

- 有害事象にて中止した症例：26.2%[3]
- 減量した症例：13.8%

> EFGR-TKI 未治療の場合，*EGFR* 遺伝子変異の中でもタグリッソ®の効果が明確に示されているのは，exon19 del ，

第3章　がん種別抗がん薬

L858R のみである．その他の *EGFR* 遺伝子変異（uncommon mutation）については，現在さまざまな臨床試験が行われており，今後の結果が期待される．PS 不良（PS2 以上）や高齢者（75 歳以上）について，現在推奨されている EGFR-TKI はイレッサ®であるが，タグリッソ®はイレッサ®より副作用が少ないことから，このような患者に対しても今後の結果が期待される[5]．

1 初回面談時

check

□ **タグリッソ®注意喚起カードの持参を確認し，必要事項が記載されていることを確認する**

　▶間質性肺疾患を疑う初期症状，その後の対応方法を説明する．

□ **現在服用している持参薬，サプリメントについて確認する**

　▶CYP3A，P 糖タンパク，BCRP 基質に関与する薬剤に注意※．セイヨウオトギリソウが影響することを説明する．

□ **有害事象の評価を説明する**

　▶主なものは皮膚障害，爪囲炎，下痢などである．

□ **有害事象に対する支持療法の薬効・使用方法について説明する**

□ **薬を飲み忘れた場合の対応を説明する**

　▶気づいたときに，すぐに 1 日分の量を服用する．
　▶2 日分を 1 度に飲んだり，1 日に 2 回も飲んだりしないようにする．

□ **爪の切り方について確認する**

　▶爪囲炎を予防するための爪の切り方（スクウェアカット）について説明．爪を切る際は負担の少ないやすりを使用することを推奨する．

□ **各種検査値・既往歴について確認する（表1）**

※薬物相互作用：CYP3A の阻害薬については，強力な阻害薬（イトコナゾール）を併用しても，臨床上問題となる影響はなかった．ただし，CYP3A 誘導薬については薬剤の血中濃度が低下し，効果減弱する可能性もあるので注意する．P 糖タンパク，BRCP 基質に関与する薬剤を併用する場合も注意が必要である．

164

タグリッソ®

表1 タグリッソ®の投与開始基準

間質性肺疾患の既往の有無	間質性肺疾患，またはその既往がある場合は，間質性肺疾患が増悪し，死亡に至る場合がある．
肝機能障害の有無	
AST	肝転移がない場合 　≧ 75U/L（≧ 2.5 × ULN） 肝転移がある場合 　≧ 150U/L（≧5 × ULN）
ALT	肝転移がない場合 　男：≧ 105U/L（≧ 2.5 × ULN） 　女：≧ 57.5U/L（≧ 2.5 × ULN） 肝転移がある場合 　男：≧ 210U/L（≧5 × ULN） 　女：≧ 115U/L（≧5 × ULN）
血清総ビリルビン	肝転移がない場合 　≧ 2.25mg/dL（≧ 1.5 × ULN） 肝転移がある場合 　≧ 4.5mg/dL（≧3 × ULN）
QT 間隔延長の有無	QT 間隔延長のおそれ，またはその既往がある場合は，QT 間隔延長が増悪する可能性がある．

（文献6より引用，一部改変）

∷ 初回服薬指導のポイント

▶ これまでの抗がん薬投与歴を確認することが必要である．特にニボルマブ（オプジーボ®）などの免疫チェックポイント阻害薬をすでに投与している場合は間質性肺疾患のリスクが上がることが報告されている[7]．

▶ 間質性肺疾患を疑う症状（空咳，呼吸苦，発熱）が出現した場合は，すぐに受診するよう指導する．

∷ タグリッソ®の間質性肺疾患危険因子[7]

　タグリッソ®による間質性肺疾患はオプジーボ®の投与歴，間質性肺疾患の病歴の2項目が危険因子となることが示唆されている（表2）．ただし，年齢（65 歳以上），入院・外来，酸素治療歴，心嚢液貯留など疾患の状況なども影響する可能性があることを留意する．また，間質性肺疾患によって死亡した患者については，オプジーボ®の前治療歴，肺の放射線照射歴，間質性肺疾患の病

第3章　がん種別抗がん薬

表2 オプジーボ®前治療歴に関する患者背景因子別間質性肺疾患発現状況

オプジーボ®最終投与日からタグリッソ®初回投与日までの期間		症例数(%)	間質性肺疾患発現症例(95% CI)	間質性肺疾患発現症例(%)
原疾患に対するオプジーボ®投与歴	無	3291(92.0)	188	5.7
	有（1ヵ月未満）	72 (2.0)	20	27.8
	有（1ヵ月以上2ヵ月未満）	86 (2.4)	13	15.1
	有（2ヵ月以上3ヵ月未満）	34 (1.0)	4	11.8
	有（3ヵ月以上4ヵ月未満）	26 (0.7)	2	7.7
	有（4ヵ月以上5ヵ月未満）	19 (0.5)	2	10.5
	有（5ヵ月以上6ヵ月未満）	8 (0.2)	0	0.0
	有（6ヵ月以上）	31 (0.9)	1	3.2
	未記載	11 (0.3)	1	-

間質性肺疾患発現症例（%）はカテゴリー別の症例を分母とした.

（文献7より引用，一部改変）

歴，心疾患の病歴が危険因子となることが示唆されているため，患者背景を十分確認する必要がある.

> **薬剤師目線**
>
> オプジーボ®の前治療がある患者にタグリッソ®を投与すると，間質性肺疾患のリスクが上がることは前述した通りである．ただし，オプジーボ®の最終投与からの期間と間質性肺疾患の発現状況を調査した報告では，投与期間が短い症例において出現頻度が高い傾向がみられた．よって，臨床の現場でそのような患者に遭遇する場合はオプジーボ®の最終投与からの期間も確認することが重要である.

食事との相互作用

　ほかのEGFR-TKIは食後に服用することで血中濃度が変化（イレッサ®，タルセバ®：上昇，ジオトリフ®：低下）することが報告されている．タグリッソ®については，食事の影響はないため，食後に服用しても問題ない．食後に服用することが可能な点

タグリッソ®

はアドヒアランス維持の観点からみても非常に重要である．また，プロトンポンプ阻害薬やヒスタミンH_2受容体拮抗薬などの胃酸分泌抑制剤と併用しても血中濃度は変化しない．

肺癌

■■ 指導資材（p381 付録参照）

①治療日誌：タグリッソを服用される患者さんとご家族へ（アストラゼネカ株式会社）

②タグリッソ服薬手帳（アストラゼネカ株式会社）

③タグリッソ注意喚起カード（アストラゼネカ株式会社）

■■ アドヒアランス向上のためのポイント

Ⓐ 主な有害事象の発現率[3]

・ざ瘡様皮疹　46.2%（Grade 3 以上：なし）

・爪囲炎　50.8%（Grade 3 以上：1.5%）

・皮膚乾燥　41.5%（Grade 3 以上：なし）

・口内炎　50.8%（Grade 3 以上：なし）

・AST 上昇　10.8%（Grade 3 以上：1.5%）

・ALT 上昇　7.7%（Grade 3 以上：3.1%）

・白血球減少　21.5%（Grade 3 以上：なし）

・QT 延長　20.0%（Grade 3 以上：3.1%）

・間質性肺疾患　12.3%（Grade 3 以上：3.1%）

Ⓑ アドヒアランス低下の主な原因

間質性肺疾患のリスク因子に準じる．

Ⓒ アドヒアランス不良因子

ほかの EGFR-TKI と比較して副作用は少ないが，長期的に服用する場合が多いため，ざ瘡様皮疹，皮膚乾燥，爪囲炎などの症状がほとんどの患者で出現する．アドヒアランスの低下を防ぐためには，症状が出現することをあらかじめ説明し，症状が出現した際にすぐに薬剤を使用できるように，支持療法を早めに処方することが肝要である．

また，EGFR-TKI によるざ瘡様皮疹は，EGFR を介する組織の

第3章　がん種別抗がん薬

増殖や分化に関わるシグナルの阻害により，皮膚障害が誘発されると考えられている．よって，これらの皮膚障害は一般的なにきびなどの皮膚障害と異なり，無菌的病巣であることがわかっており，抗菌薬では効果が薄く，初期から副腎皮質ステロイド外用剤を使用することが最も有効である．

❹その他（治療マネジメントなど）

タグリッソ®の服用は，入院またはそれに準じる環境の下で開始することが求められる．よって，外来で導入する場合は間質性肺疾患の初期症状，症状発現時の対応を十分に説明した上で，1週間ごとに来院させるなどの対応が必須である．

2 継続面談時

check

☐ アドヒアランスを確認する

☐ 有害事象を評価する（表3）

☐ 各種検査値を確認する

☐ 爪囲炎出現時の非薬物療法（テーピング法）について確認する

▶ 爪が炎症部位に触れることにより，爪囲炎が悪化する可能性がある．テーピング法にて適切な対応をするよう指導する．

☐ 爪囲炎部位の化膿，感染の状況を確認する

▶ 爪囲炎に対しては，副腎皮質ステロイド外用剤が標準的な治療である．しかし，感染や化膿などがある場合にステロイド外用剤の継続により，感染症状が悪化する可能性があるため注意する．

∷ 継続時服薬指導のポイント

・ざ瘡様皮疹によるかゆみが出現する場合には，ヒスタミンH_1受容体拮抗薬を開始する場合がしばしばある．その中でフェキソフェナジンはP糖タンパクを介して代謝されるため，P糖タンパク阻害作用のあるタグリッソ®と併用することで血中濃度の増加が報告されている．

タグリッソ®

表3 タグリッソ®の投与再開基準，休薬基準，減量基準

	休薬基準	投与再開基準
間質性肺疾患	出現した場合	間質性肺疾患が出現した場合は再開不可能である
QT間隔延長	500msecを超えるQTc値が認められる場合休薬する	481msec未満またはベースラインに回復した後，減量して再開する
その他の副作用	Grade 3以上	Grade 2以下に回復した後，必要に応じて減量を考慮する．3週間以内にGrade 2に改善しない場合は投与を中止すること

・定期的に心電図検査および電解質検査（カリウム，マグネシウム，カルシウムなど）を行い，QT間隔延長の初期症状（立ち眩み，動悸，気分不良など）を十分聴取する．

■■ 減量方法
1日量として40mgに減量して投与継続とする．

> **薬剤師目線**
>
> 好中球減少が副作用として出現する可能性があり，易感染状態になる可能性がある．よって，感染予防として手洗い，うがいなどをしっかり励行する必要がある．発熱などが出現した場合は，感染による発熱の可能性があるが，間質性肺疾患による発熱を第一に疑うことが必要であり，息切れの悪化，咳嗽（特に乾性）の増加，発熱などの症状のいずれかが出現する場合すぐに受診するよう指導することが必要である．

■■ アドヒアランスが保てない場合の対応
下痢

・感染による下痢でなければ，止瀉薬（ロペラミド）の服用を行う．必要に応じて乳酸菌製剤などを併用する．
・ロペラミド：下痢時1回1mg（4時間ごと），効果不十分であれば2mgに増量可能[8]

第 3 章　がん種別抗がん薬

皮膚障害[9]

・ざ瘡様皮疹に対しては副腎皮質ステロイド外用剤を用いる.

▶ 頭部：strong のローション

▶ 顔面・頸部：medium の軟膏またはクリーム

▶ 体幹・四肢：strong の軟膏またはクリーム

　副腎皮質ステロイド外用剤は上記のランクから開始し, 症状が悪化すればランクアップする.　また, 外用剤は患者にとって簡便に使用できるものの, 適切に使用しなければ十分に効果が発揮できない. 塗布方法のみならず, 塗布量についても十分指導する必要がある. 軟膏・クリームの 1 回の外用に必要な量は FTU（finger tip unit：人差し指の先から第一関節まで）がよく目安にされる. 1FTU は約 0.5g であり, 成人の手掌 2 枚分に相当する量である. また, ローションの約 0.5g は 1 円玉大とされる.

・ミノサイクリン錠 100〜200mg：ミノサイクリンがざ瘡様皮疹に効果を発揮するのは, 抗菌作用ではなく抗炎症作用によるものと考えられている.

・皮膚乾燥に対してはヘパリン類似物質を乾燥部位に塗布する.

・掻痒感に対してはレボセチリジン 5mg などの H_1 拮抗薬を用いる.

・爪囲炎には副腎皮質ステロイド外用剤（strongest の軟膏またはクリーム）を使用する.

・亀裂には被膜治療剤（ドレニゾンテープなど）を使用する.

■ 引用文献

1) Soria JC, et al：N.Engl.J.Med, 378, 113-125, 2018.（PMID：29151359）

2) Seto T, et al：Oncol Ther, 6：203-215, 2018.

3) Ohe Y, et al：J J Clin Oncol,10：1-8, 2018.（PMID：30508196）

4) Mok TS, et al：N Engl J Med, 6：1-12, 2016.（PMID：27959700）

5) 日本肺癌学会 編：肺癌診療ガイドライン 2018 年版, 金原出版, 2018.

6) アストラゼネカ株式会社：タグリッソ®錠適正使用ガイド, 2019 年 2 月改訂（第 5 版）.

7) アストラゼネカ株式会社：タグリッソ®錠使用成績調査最終報告結果報告, 2019 年 2 月改訂（第 5 版）.

8) Maroun JA, et al：Curr Oncol, 14：13-20, 2007.（PMID：17576459）

9) 山本有紀ほか：臨床医薬, 32：941-949, 2016.

肺癌

アレセンサ®
（アレクチニブ塩酸塩）

▶ カプセル 150mg

Point!

- ✓ 間質性肺炎，肝機能障害のモニタリングが重要である．
- ✓ CYP3A4 で代謝されるため，併用薬剤の相互作用に注意する．

薬剤情報

- ■ 薬効分類：未分化リンパ腫キナーゼ（ALK）阻害薬（分子標的治療薬）
- ■ レジメン：アレクチニブ単剤療法　1日2回・連日経口投与
- ■ 適応：進行・再発
- ■ 効能または効果：*ALK* 融合遺伝子陽性の切除不能な進行・再発の非小細胞肺癌

服用方法

- ■ 用法・用量[1, 2]
- ・アレクチニブとして1回300 mgを1日2回経口投与する（図）．

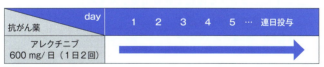

図　内服スケジュール

対象症例

- ・PS：0〜2[3]
- ・対象年齢：20歳以上[3]

- 既治療あるいは無症候性の脳転移は許容[3]

服薬継続率

- アレクチニブ単剤における服薬継続率は 76.7%（副作用による中止率は 8.73%）という報告あり[3].

> ALK遺伝子転座陽性の患者に対するアレクチニブは，PS不良例に対する有効性が報告されている[5]．患者数はPS 2：12人，PS 3：5人，PS 4：1人であるが，安全性にも大きな問題はなかった．よって，ガイドラインにおいてはPS2〜4の場合，1次治療としてアレクチニブによる治療が推奨されている（1C）．

1 初回面談時

check

☐ **ALK 融合遺伝子が陽性であることを確認する**
  ▶ 製造販売承認されているコンパニオン診断薬を用いて検査する．
    例：ヒストファイン ALK iAEP® キット（IHC法）
    　　Vysis®ALK Break Apart FISH プローブキット（FISH法）

☐ **用法・用量について説明する**
  ▶ 1日2回，連日内服であることを説明する．

☐ **アドヒアランスを確認できる治療手帳を渡す**

☐ **緊急時連絡カードを渡す**
  ▶ 患者のアドヒアランス低下のリスクを評価する．
  ▶ 緊急時の連絡先を把握していることを確認する．

☐ **有害事象の評価を説明する**
  ▶ 重大な副作用は「間質性肺炎，肝機能障害，骨髄抑制，消化管穿孔，血栓塞栓症」である．
  ▶ 比較的多くみられる副作用は「味覚異常，発疹，便秘」である．

☐ **有害事象に対する支持療法薬の薬効・使用方法を説明する**
  ▶ 特にアドヒアランス低下の高い患者には，支持療法薬の使用方法の説明を丁寧に行う．

アレセンサ®

肺癌

□ **薬を飲み忘れた時の対応を説明する**
▶ 飲み忘れた分は服用せず，次の服用時に1回量を服用する．
▶ 2回分を一度に服用しない．
▶ 誤って多く服用してしまった場合は，直ちに担当医へ連絡する．

□ **各種検査値を確認する（表1）**
▶ 投与開始基準は目安であり，著しく基準から外れる場合は医師に確認する．

□ **併用注意薬を確認する**
▶ CYP3A4に関連した薬物相互作用を有する併用薬剤の有無を確認する．

□ **妊婦または妊娠している可能性はないか確認する**
▶ 動物実験（ラット，ウサギ）において，流産や胎児への毒性が認められている．
▶ 妊娠していない方へも，服用中の避妊の必要性について説明する．

初回服薬指導のポイント

▶ 比較的有害事象が少なく，内服継続率が高い薬剤である．重大な副作用である「間質性肺炎，肝機能障害，骨髄抑制，消化管穿孔，血栓塞栓症」の初期症状について十分に説明を行い，早期発見に努めることが重要である．

▶ いつ・どんな時に経口抗がん薬の服薬を止めるか
・かぜのような症状（息切れ，呼吸苦，咳）が現れたり，ひどくなった場合
・白目や皮膚が黄色くなったり，尿が褐色になった場合
・37.5℃以上の発熱がある場合
・突然強い腹痛が起きた場合
・胸痛，下肢浮腫が現れた場合

食事との相互作用

・薬物動態
▶ Tmaxは食事の影響を受けなかったが，AUC，Cmaxは空腹時投与（投与前2時間，投与後1時間絶食）に比べて食後投与でおよそ1.2倍に増加した[1,2]．

第3章　がん種別抗がん薬

表1 アレセンサ®の投与開始基準

	投与開始基準
好中球数	1,500/μL 以上
血小板数	1.0 × 10⁴/μL 以上
ヘモグロビン	9.0 g/dL 以上
血清クレアチニン	1.5 mg/dL 以下
総ビリルビン	2.25 mg/dL 以下
AST	90 U/L 以下
ALT	(男性) 126 U/L 以下，(女性) 69 U/L 以下
SpO₂※	92% 以上

※ SpO₂：経皮的動脈血酸素飽和度
日本臨床検査標準協議会共用基準値上限をもとに算出

（文献3より引用）

・相互作用
▶CYP3A4阻害作用のある食品（グレープフルーツジュースなど）は，本剤の血中濃度を上昇させるおそれがある．
▶CYP3A4誘導作用のある食品（セイヨウオトギリソウ：St. John's Wart含有食品など）は，本剤の血中濃度を低下させるおそれがある．

指導資材 （p381 付録参照）

①小冊子：アレセンサハンドブック（中外製薬株式会社）
②服薬日誌：アレセンサダイアリー(中外製薬株式会社)
③連絡カード：アレセンサ緊急時連絡カード（中外製薬株式会社)

アドヒアランス向上のためのポイント

A 主な有害事象の発現率[3, 6]

・便秘　35%（Grade 3以上：1%）
・咽頭炎　20%（Grade 3以上：0%）
・発疹　20%（Grade 3以上：3%）※斑状丘疹皮疹も含む
・味覚異常　18%（Grade 3以上：0%）

アレセンサ®

B アドヒアランス低下の主な要因（未服用理由に占める割合）[3, 6]

・間質性肺炎：5.6 %（中止）

・肝機能異常：8.0 %（休薬）

・好中球減少：4.3 %（休薬）

・発疹：3.0 %（休薬）

C アドヒアランス不良因子

・なし：PS不良の患者を対象とした多施設オープンラベル非ランダム化第II相試験において，毒性発現によりアレクチニブを減量または中止した症例はなかった[5].

D その他（治療マネジメントなど）

　国内第III相試験において，間質性肺炎を発現した症例の過半数が，化学療法の前治療歴のある患者であった．前治療歴のある患者へは特に間質性肺炎の発現に注意が必要である[3].

2 継続面談時

check

☐ **アドヒアランスを確認する**
> ▶口頭より治療手帳で確認したほうが信頼性は高い.

☐ **有害事象を評価する**

☐ **各種検査値を確認する（表2）**
> ▶休薬・中止基準は目安であり，著しく基準から外れる場合は医師に確認する.

∷ 継続時服薬指導のポイント

・「間質性肺疾患」が現れることがあるので，投与期間中は初期症状（息切れ，呼吸困難，咳嗽，発熱など）の確認や胸部CT検査を実施するなど，観察を十分に行う．患者へは，息切れ，呼吸困難，咳嗽，発熱などの身体所見が現れた場合には，速やかに医療機関を受診するよう指導する.

第3章 がん種別抗がん薬

表2 休薬・中止基準

	Grade 1	Grade 2	Grade 3	Grade 4
血液毒性[※1]	同一用量を継続			Grade 2以下に回復するまで休薬．回復後は休薬前と同一用量で投与を再開する．
非血液毒性[※2]	同一用量を継続		Grade 2以下に回復するまで休薬．回復後は休薬前と同一用量で投与を再開する．	

※1 リンパ球減少を除く
※2 間質性肺疾患が疑われる場合には，直ちに休薬する．その後，CT検査などによる適切な検査を実施し，間質性肺疾患と診断された場合にはGradeに関わらず投与を中止する

(文献3より引用)

> **薬剤師目線**
> 薬剤性間質性肺炎の一般的な危険因子[7]
> 薬剤性間質性肺炎の非特異的な危険因子・増悪因子として，以下が挙げられる．
> 年齢60歳以上，酸素投与，肺への放射線照射，肺手術後，抗腫瘍薬の多剤併用療法，呼吸機能の低下，腎障害の存在など

・「肝機能障害」が現れることがある．投与初期（2ヵ月以内）に現れる傾向があるため，特に投与初期は検査値の変動に注意する．
・AST/ALTは，休薬などによりおよそ3週間以内に改善する傾向あり[8]．
・総ビリルビンは，休薬などにより改善はみられるものの，アレクチニブ投与期間中は正常値の上限（1.0 mg/dL）の3倍以下（Grade 1～2）を維持する傾向あり[8]．
・好中球減少，白血球減少が現れることがあるため，感染予防について指導を行う．

アドヒアランスが保てない場合の対応

便秘

・便の性状，腸管運動の有無を確認し，状態に合わせた薬剤を選

アレセンサ®

択する.

▶ 硬便の場合：塩類下剤（酸化マグネシウム）

▶ 普通〜軟便の場合：刺激性下剤（センノシド，ピコスルファートナトリウムなど）

・生活指導

▶ バランスの良い食事，食物繊維の多い食品（野菜，いも類，キノコ類など）をとる.

▶ 適度な運動を定期的にする.

▶ 便意がなくても決まった時間にトイレに行く習慣をつける.

発疹

・皮膚を清潔に保ち，保湿のためのケアを行う.

・保湿剤や副腎皮質ステロイド軟膏を使用する.

・重症の場合は皮膚科受診を検討する.

　※臨床試験時：外用剤（ベタメタゾン吉草酸エステル＋ゲンタマイシン硫酸塩，ヘパリン類似物質など），または経口アレルギー性疾患治療薬（フェキソフェナジンなど）による治療を実施.

・生活指導：外的刺激を避けるため，外出時の日焼け止めクリームの使用や，日傘や帽子の使用を指導する.

味覚異常

・口腔粘膜炎や乾燥は味覚障害のリスクとなるため，注意深く観察する.

・亜鉛の補給

▶ 第1選択薬：酢酸亜鉛水和物錠；亜鉛として1回25〜50 mgを開始用量とし，1日2回経口投与する

▶ 第2選択薬：ポラプレジンク錠；1回75 mg 1日2回経口投与する（150 mg中，亜鉛を34 mg含有）※保険適用外

・生活指導

　口腔ケア，乾燥の予防　，食事に関する情報提供（食べやすい食材の選択，調味料の工夫）を行う.

味覚障害は栄養状態を低下させるだけでなく，患者の QOL や精神面にも大きな影響を及ぼす．確立した治療はないが，口腔ケアや食事の工夫などで改善することがあるため十分な助言を行うよう心がける．

■ 引用文献

1) 中外製薬株式会社：アレセンサ®カプセル添付文書，2018 年 12 月改訂（第 6 版「承認条件」の削除を含む）．
2) 中外製薬株式会社：アレセンサ®カプセルインタビューフォーム，2018 年 12 月改訂（第 10 版）．
3) Hida T, et al：Lancet, 390：29-39, 2017. (PMID：28501140)
4) 中外製薬株式会社：アレセンサ®カプセル適正使用ガイド，2017 年 5 月改訂（第 4 版）．
5) Iwama E, et al：J Thorac Oncol, 12：1161-1166, 2017. (PMID：28238961)
6) 中外製薬株式会社：アレセンサ®カプセル総合製品情報概要，2018 年 10 月改訂（第 5 版）．
7) Camus P, et al：Clin Chest Med, 25：65-75, 2004. (PMID：15062598)
8) Seto T, et al：.Lancet Oncol, 14：590-598, 2013. (PMID：23639470)

肺癌

ローブレナ®
（ロルラチニブ）

▶ 錠 25mg，100mg

Point!

✓ 間質性肺疾患（ILD）の早期発見に努める.

✓ 一過性の中枢神経障害（認知障害，気分障害，言語障害など）が現れることがある.

✓ 高脂血症が高頻度に認められる.

薬剤情報

- 薬効分類：チロシンキナーゼ阻害薬（分子標的治療薬）
- レジメン：ローブレナ® 単剤　連日投与
- 適応：進行・再発
- 効能または効果：ALKチロシンキナーゼ阻害薬に抵抗性または不耐容の ALK 融合遺伝子陽性の切除不能な進行・再発の非小細胞肺癌

服用方法

- 用法・用量[1, 2]
- ・成人にはロルラチニブとして1日1回100mgを経口投与する.
- ・連日投与

対象症例

- ・PS：0 ～ 2 [3]
- ・対象年齢：18 歳以上[3]

服薬継続率[3]

- ・副作用による服薬中止：3 ％

第3章　がん種別抗がん薬

・副作用による休薬：30%

・副作用による減量：22%

1 初回面談時

check

□ 用法・用量について説明する

□ アドヒアランスや有害事象を確認できる治療日誌を交付する

□ 有害事象の好発時期，初期症状，評価を説明する

▶主なものは，間質性肺疾患，中枢神経障害，高脂血症である

□ 有害事象に対する対処方法を説明する

□ 薬を飲み忘れたときの対応を説明する

▶朝食後服用の場合

・午前中に気づいた場合はその時点で内服する．

・午後に気づいた場合は，次に決められた時間に1錠用する．

・1回に2回分（2錠）を服用しないようにする．

□ 各種検査値を確認する（表1）

□ 併用薬を確認する（表2）

▶リファンピシン（併用禁忌），CYP3A阻害/誘導薬使用の有無を確認する．

表1 ローブレナ®の投与開始基準

項目	基準
好中球数	1.5×10^9/L 以上
血小板数	100×10^9/L 以上
ヘモグロビン	9g/dL 以上
血清総アミラーゼ	基準値上限の 1.5 倍以下
血清リパーゼ	基準値上限の 1.5 倍以下
血清クレアチニン	基準値上限の 1.5 倍以下または推定クレアチニンクリアランスが 60mL/分以上（治験実施施設の標準的方法）
血清総ビリルビン	基準値上限の 1.5 倍以下
AST および ALT	（肝転移なし）基準値上限の 2.5 倍以下 （肝転移あり）基準値上限の 5.0 倍以下

（文献3より引用）

180

ローブレナ®

肺癌

表2 ロルラチニブとの相互作用

薬剤など	臨床症状・措置	機序
併用禁忌		
リファンピシン	ALT および AST が上昇するおそれ	不明
併用注意		
CYP3A 阻害薬：イトラコナゾール，クラリスロマイシン，グレープフルーツジュースなど	本剤の血中濃度が上昇し，副作用の発現頻度および重症度が増加するおそれ CYP3A 阻害作用のない薬剤への代替を考慮	CYP3A 阻害薬による CYP3A 阻害
CYP3A 誘導薬：フェニトイン，モダフィニル，デキサメタゾンなど	本剤の血中濃度が低下し，本剤の有効性が減弱するおそれ 可能な限り併用を避け，CYP3A 誘導作用のない薬剤への代替を考慮	CYP3A 誘導薬による CYP3A 誘導
CYP3A の基質：ミダゾラム，アトルバスタチン，フェンタニルなど	CYP3A により代謝される薬剤と併用する場合は，これらの薬剤の血中濃度が低下し，有効性が減弱する可能性	ロルラチニブによる CYP3A 誘導
QT 間隔延長を起こすことが知られている薬剤：イミプラミン，ピモジド，クロルプロマジンなど	QT 間隔延長作用を増強するおそれ	併用により QT 間隔を延長作用が増強

(文献 1，2 より引用)

:: 初回服薬指導のポイント

▶ 間質性肺疾患や中枢神経障害の初期症状を十分に説明し，早期発見に努める．

▶ いつ・どんな時に経口抗がん薬の服薬を止めるか[1]

・添付文書に示された減量・中止基準（表3）に従う．

:: 薬物・食事との相互作用

主に CYP3A により代謝され，また，CYP3A を誘導することが示されている．表2に示す薬剤などとの相互作用に注意する．

:: 指導資材

①患者向医薬品ガイド：ローブレナ®錠 25mg/100mg（医薬品医療機器総合機構）

第3章　がん種別抗がん薬

②薬のしおり：ローブレナ®錠 25mg/100mg（薬の適正使用協議会）

▓ アドヒアランス向上のためのポイント
Ａ 主な有害事象の発現率[3]
・間質性肺疾患　0.4%（Grade 3 以上：0.4%）
・認知障害　17.8%（Grade 3 以上：1.1%）
・気分障害　14.9%（Grade 3 以上：0.7%）
・言語障害　7.3%（Grade 3 以上：0.4%）
・高コレステロール血症　81.5%（Grade 3 以上：15.6%）
・高トリグリセリド血症　60.4%（Grade 3 以上：15.6%）

Ｂ アドヒアランス低下の主な要因[3]
・浮腫による休薬：6%，減量：7%
・服薬中止の原因となった副作用で最も多かったのは，認知機能の異常であった

Ｃ アドヒアランス不良因子
データなし

Ｄ その他（治療マネジメントなど）
・中枢神経障害の多くは Grade 1 または 2 であり，投与中止や減量により回復する一過性のものである．事前の説明により不安の軽減と早期発見に努める．
・中枢神経障害の症状は，物忘れ，気分の変化，呂律がまわらないなど多様であり，患者が副作用と認識していないケースもあるため医療者や家族の観察力が主要である．
・中枢神経障害および CYP3A 誘導薬との併用時の安全性（薬剤性肝障害）について，製造販売後調査においてさらに検討が必要とされている[4]ため，注意してモニタリングする．
・脂質異常症（高コレステロール血症・高トリグリセリド血症）の発現時期の中央値は 15 日となっているため，開始早期からモニタリングする[5]．

182

ローブレナ®

2 継続面談時

check

□ **アドヒアランスを確認する**

□ **有害事象を評価する**

□ **各種検査値を確認する**

▶ 副作用に応じた投与量調節を行う（表3）

□ **併用薬を確認する**

肺癌

表3 副作用に対する休薬，減量および中止基準

副作用	程度[※1]	処置
膵炎	アミラーゼおよびリパーゼの増加がGrade 2以下で，画像検査で膵炎の所見を認める場合	アミラーゼおよびリパーゼの増加がGrade 2以下で，画像検査でベースラインに回復するまで休薬し，回復後，1用量レベル減量して投与再開
	Grade 3または4	投与中止
間質性肺疾患	Grade 1で，症候性の場合	・ベースラインに回復するまで休薬し，回復後，同一用量で投与再開 ・再発または適切な治療を行っても6週間の休薬期間を超えて回復が認められない場合は投与中止
	Grade 2	・ベースラインに回復するまで休薬し，回復後，1用量レベル減量して投与再開 ・再発または適切な治療を行っても6週間の休薬期間を超えて回復が認められない場合は投与中止
	Grade 3または4	投与中止
QT延長	Grade 3	Grade 1以下に回復するまで休薬し，回復後，1用量レベル減量して投与再開
	Grade 4	投与中止
左室駆出率低下	Grade 3または4	投与中止

183

第3章　がん種別抗がん薬

表3 副作用に対する休薬，減量および中止基準（つづき）

房室ブロック	第1度房室ブロック	症候性の場合：無症候性に回復するまで休薬し，回復後，同一用量または1用量レベル減量して投与再開
	第2度房室ブロック	・無症候性の場合：第2度房室ブロックが回復するまで休薬し，回復後，同一用量または1用量レベル減量して投与再開 ・症候性の場合：無症候性かつ第1度房室ブロック以下に回復するまで休薬し，回復後，1用量レベル減量して投与再開[2]
	完全房室ブロック	無症候性かつ PR 間隔が 200msec 未満に回復するまで休薬し，回復後，1用量レベル減量して投与再開[2]
中枢神経系障害，視覚障害	Grade 1	同一用量で投与継続するまたはベースラインに回復するまで休薬し，回復後，同一用量または1用量レベル減量して投与再開
	Grade 2 または3	Grade 1 以下に回復するまで休薬し，回復後，1用量レベル減量して投与再開
	Grade 4	投与中止
高脂血症	Grade 3	同一用量で投与継続するまたは Grade 2 以下に回復するまで休薬し，回復後，同一用量で投与再開
	Grade 4	Grade 2 以下に回復するまで休薬し，回復後，同一用量または1用量レベル減量して投与再開
その他の非血液毒性	Grade 3	Grade 1 以下またはベースラインに回復するまで休薬[3]し，回復後，1用量レベル減量又は同一用量にて投与再開
	Grade 4	Grade 1 以下またはベースラインに回復するまで休薬[3]し，回復後，1用量レベル減量して投与再開または投与中止
リンパ球減少症	Grade 3 または 4	同一用量で投与継続する[4]または Grade 1 以下もしくはベースライン値に回復するまで休薬し，回復後，同一用量または1用量レベル減量して投与再開
その他の血液学的毒性	Grade 3 または 4	Grade 1 以下またはベースライン値に回復するまで休薬し，回復後，1用量レベル減量または同一用量にて投与再開

※1）Grade は NCI－CTCAE ver 4.03 に準じる．
※2）ペースメーカーを留置した場合は，同一用量で投与再開する．
※3）無症候性の Grade 4 の高尿酸血症または Grade 3 の低リン酸血症は投与継続可とする．また，適切な治療を行っても Grade 3 または4の悪心，嘔吐または下痢が持続する場合は，用量調節を行う．
※4）感染またはその他の臨床的に重大な毒性所見がない場合．

（文献1より引用）

ローブレナ®

表4 減量・中止する場合の投与量

減量レベル	投与量
通常投与量	100mg/日
一次減量	75mg/日
二次減量	50mg/日
中止	50mg/日で忍容性が得られない場合は投与中止

(文献1より引用)

肺癌

:: 継続時服薬指導のポイント

・問診や治療日誌により，アドヒアランスの確認を行う．

・間質性肺疾患の初期症状（空咳，微熱，倦怠感など）がないか確認する．基礎疾患に伴う肺・胸膜病変や感染症を鑑別する．

・中枢神経障害の症状を確認し，早期発見に努める．

・高脂血症が高頻度で発現するため，検査値を継続的にモニタリングする．

:: 減量方法

副作用が発現した場合（表3）には，表4に示す基準を考慮して，休薬・減量・中止する

:: アドヒアランスが保てない場合の対応

・間質性肺疾患発現時は，表3に示した基準で対応するが，必要に応じてステロイド療法（パルス療法など）を実施する[5]．

・高脂血症については，LDLコレステロールが高い脂質異常症の治療薬としてスタチン系薬剤など，高トリグリセリド血症の治療薬としてフィブラート系薬剤が推奨[6]されている．CYP450酵素の関与を受けにくい薬剤は，スタチン系薬剤ではピタバスタチン，プラバスタチン，ロスバスタチン，高トリグリセリド血症に対する治療薬ではフェノフィブラート，n-3系多価不飽和脂肪酸，ニコチン酸誘導体である．Grade 1～2では，スタチン系薬剤（ピタバスタチン，プラバスタチン，ロスバスタチン）またはほかの脂質降下薬の導入〔コレステロール値やトリグリ

第3章　がん種別抗がん薬

セリド値の上昇（Grade 1）の徴候が最初に認められた時点で，スタチン系薬剤による治療を開始〕，Grade 3 以上では，投与中の脂質降下薬の増量またはほかの脂質降下薬に変更する[3,5]．

■ 引用文献

1) ファイザー株式会社：ローブレナ®添付文書，2018 年 9 月作成（第 1 版）．
2) ファイザー株式会社：ローブレナ®インタビューフォーム，2018 年 11 月改訂（第 3 版）．
3) Solomon BJ, et al：Lancet Oncol, 19：1654-1667, 2018.（PMID：30413378）
4) ファイザー株式会社：ローブレナ®錠 25mg／ローブレナ®錠 100mg に係る医薬品リスク管理計画書，平成 30 年 10 月 29 日．
5) ファイザー株式会社：ローブレナ®適正使用ガイド，2018 年 11 月．
6) 日本動脈硬化学会：動脈硬化性疾患予防ガイドライン 2017 年版，2017.

肺癌

ジカディア®
(セリチニブ)

▶錠 150mg
▶カプセル 150mg

Point!

✓下痢，悪心・嘔吐に対し適切なマネジメントを行い，アドヒアランスを保つことが重要である．

✓CYP3A の基質であるため，CYP3A 阻害薬および誘導薬との相互作用に注意が必要である．

✓連日服用のため，減量してでも継続することが重要であり，検査値異常や有害事象の早期発見・対処が求められる．

薬剤情報

- 薬効分類：チロシンキナーゼ阻害薬（分子標的治療薬）
- レジメン：ジカディア® 単剤　連日投与
- 適応：進行・再発
- 効能または効果：*ALK* 融合遺伝子陽性の切除不能な進行・再発の非小細胞肺癌

服用方法

■用法・用量[1]

・通常，成人にはセリチニブとして 450mg を 1 日 1 回，食後に経口投与する．なお，患者の状態により適宜減量する．

※以前の用法・用量は，「750mg，1 日 1 回空腹時投与」であったが，主な副作用である悪心，嘔吐，下痢といった消化器症状が治療継続の課題となっていた．用法・用量が「450mg，1 日 1 回食後投与」に変更されたことで，消化器系副作用の低減が期待されている．

・服用期間：連日投与

- 空腹時の服用は避ける.

対象症例

【化学療法歴のない ALK 融合遺伝子陽性の切除不能な進行・再発の非小細胞癌患者】
- PS：0～2[2)]
- 対象年齢：18歳以上（65歳未満78%, 65歳以上22%)[2)]

【白金系抗悪性腫瘍薬およびクリゾチニブによる前治療のあるALK 融合遺伝子陽性の切除不能な進行・再発の非小細胞肺癌患者】
- PS：0～2[3)]
- 対象年齢：18歳以上（65歳未満77%, 65歳以上23%)[3)]

【アレクチニブ治療歴（±クリゾチニブおよび/または1レジメンの化学療法歴）のあるALK融合遺伝子陽性の局所進行・転移性非小細胞肺癌患者（日本人）】
- PS：0～1[4)]
- 対象年齢：18歳以上（中央値51歳：29～79歳)[4)]

服薬継続率

- 国際共同第Ⅲ相試験（非盲検比較試験）(ASCEND-4)
 相対用量強度 (relative dose intensity：RDI)：78.4%[2)]
- 国際共同第Ⅲ相試験（非盲検比較試験）(ASCEND-5)
 RDI：82.0%[3)]
- 国内多施設共同第Ⅱ相試験（単群非盲検化試験）(ASCEND-9)
 RDI：68.6%[4)]
- 海外第Ⅰ相試験（単群非盲検化試験）(ASCEND-8)
 RDI：100%[5)]

ジカディア®

1 初回面談時

肺癌

check

□ **用法・用量について説明する**

▶1日1回食後に服用することを説明する.

□ **アドヒアランスを確認できる治療手帳を渡す**

▶アドヒアランスが低いと考えられる患者背景や要因を考慮し,目の前の患者のアドヒアランス低下のリスクを評価する.

□ **有害事象の評価を説明する**

▶主なものは下痢,悪心,嘔吐である.

□ **有害事象に対する支持療法薬の薬効・使用方法を説明する**

□ **薬を飲み忘れたときの対応を説明する**

▶当日は無理に服用せず,翌日から1回分ずつの量を服用する.
▶服用の間隔を縮めない.
▶絶対に2回分を一緒に飲まない・

□ **各種検査値を確認する**

▶肝機能障害,QT間隔延長,徐脈,高血糖が現れることがあるため,AST(GOT),ALT(GPT),ビリルビン,電解質(カリウム,マグネシウム,カルシウムなど),血糖値の確認をする.また,リパーゼ,アミラーゼの確認も必要である.

□ **併用薬を確認する(表1)**

▶CYP3Aの基質であるため,CYP3A阻害薬および誘導薬と相互作用を引き起こす
▶pH上昇により溶解性が低下するため,プロトンポンプ阻害薬やヒスタミンH₂受容体拮抗薬などとは併用注意である.
※アドヒアランス低下のリスクが高い患者には,支持療法薬の使用方法の説明を丁寧に行う.

∷ 初回服薬指導のポイント

▶アドヒアランスを保てない原因として,下痢,悪心,嘔吐,腹痛などの胃部不快感および消化器症状がある.催吐性リスクは中等度に分類されている.メトクロプラミドなどの制吐薬を基本にロラゼパム,オランザピンなどの向精神薬を制吐目的で併用することでコントロールする.

第3章　がん種別抗がん薬

表1 併用注意

薬剤名など	臨床症状・措置方法	機序・危険因子
QT 間隔延長を起こすことが知られている薬剤 ・アミオダロン ・クラリスロマイシン ・ドロペリドールなど	QT 間隔延長を起こすおそれがあるので，患者の状態を十分に観察すること．	いずれも QT 間隔を延長させるおそれがある．
徐脈を起こすことが知られている薬剤 ・β遮断薬 ・非ジヒドロピリジン系カルシウム拮抗薬 ・クロニジンなど	徐脈を起こすおそれがあるので，可能な限り併用しないこと．	徐脈を起こすおそれがあるので，可能な限り併用しないこと．
CYP3A 阻害薬 ・イトラコナゾール ・イトナビル ・サキナビルなど	本剤の血中濃度が増加し，副作用が増加するおそれがあるので，併用は避け，代替の治療薬への変更を考慮すること．併用が避けられない場合は，本剤の減量を考慮するとともに，患者の状態を慎重に観察し，副作用の発現に十分注意すること．	これらの薬剤の CYP3A 阻害により，本剤の代謝が阻害されると考えられる．
CYP3A 誘導薬 ・リファンピシン ・カルバマゼピン ・セイヨウオトギリソウ（セント・ジョーンズ・ワート）含有食品など	本剤の血中濃度が低下し，本剤の有効性が減弱するおそれがあるので，併用を避けることが望ましい．	これらの薬剤の CYP3A 誘導により，本剤の代謝が促進されると考えられる．
胃内 pH を上昇させる薬剤 ・プロトンポンプ阻害薬など	エソメプラゾールと併用した場合，本剤の血中濃度が低下したとの報告がある．	pH の上昇により，本剤の溶解性が低下すると考えられる．

▶いつ・どんな時に経口抗がん薬の服薬を止めるか
　・制吐薬の効果がない場合や 24 時間以上食事や水分が摂れない場合
　・止瀉薬を服用しても下痢がベースラインより 1 日 5 回以上発現する場合
　・息切れ，呼吸困難，咳，発熱など間質性肺疾患の初期症状が現れた場合

▋▋ 食事との相互作用

▶空腹時に投与した場合，食後に投与した場合と比較して Cmax

190

ジカディア®

および AUC が低いとの報告があるため，必ず食後に服用すること．

▶CYP3A の基質であるため，グレープフルーツにより血中濃度が上昇するおそれがある．本剤を服用中はグレープフルーツ（グレープフルーツジュースを含む）を摂取しないこと．

肺癌

薬剤師
目線

「おくすり連絡ノート」「ジカディアカプセルを服用される方へ」にグレープフルーツを摂取しないようにしてくださいと記載されているが，グレープフルーツ以外にもフラノクマリン類の含有量が多い柑橘類は摂取を避けた方がよい．代表的な柑橘類として，ダイダイ，ハッサク，スゥイーティ，ザボン，ブンタンなどがある．一方，バレンシアオレンジやポンカン，カボス，柚子などはフラノクマリン類の含有量が少ないため摂取しても問題ない．

:: 指導資材（p381 付録参照）

①治療日誌：おくすり連絡ノート

②ジカディアカプセルを服用される方へ

③ジカディア治療確認カード（薬剤師はこのカードを患者から提出された後，ジカディアを調剤，交付する）

:: アドヒアランス向上のためのポイント

A 主な有害事象の発現率

【クリゾチニブに抵抗性または不耐容の *ALK* 融合遺伝子陽性の切除不能な進行・再発の非小細胞肺癌】

①国際共同第 II 相試験（ASCEND-2）[6]：本剤 750mg を空腹時投与

　・悪心　79.3%

　・下痢　78.6%

　・嘔吐　60.7%

　・ALT（GPT）増加　43.6%

　・AST（GOT）増加　37.1%

191

第3章　がん種別抗がん薬

・食欲減退　35.7%

②国際共同第 III 相試験（ASCEND-5）[3]：本剤 750mg を空腹時投与（2016 年 1 月までの集計）

・下痢　63.5%

・悪心　60.9%

・嘔吐　47.8%

・ALT（GPT）増加　41.7%

・AST（GOT）増加　35.7%

・食欲減退　33.0%

【化学療法歴のない *ALK* 融合遺伝子陽性の切除不能な進行・再発の非小細胞肺癌】

国際共同第 III 相試験（ASCEND-4）[2]：本剤 750mg を空腹時投与（効能又は効果の一変承認時までの集計）

・下痢　80.4%

・悪心　64.6%

・ALT（GPT）増加　59.3%

・嘔吐　58.2%

・AST（GOT）増加　50.8%

・*γ*-GTP 増加　34.9%

【*ALK* 融合遺伝子陽性の切除不能な進行・再発の非小細胞肺癌】

①海外第 I 相試験（ASCEND-8）[5]：本剤 450 mg を食後投与

・下痢　50.6%

・悪心　34.8%

・ALT（GPT）増加　32.6%

・AST（GOT）増加　25.8%

・*γ*-GTP 増加　25.8%

・嘔吐　24.7%

②海外第 I 相試験（ASCEND-8）[5]：本剤 750 mg を空腹時投与

・下痢　70.0%

・嘔吐　46.7%

・悪心　45.6%

ジカディア®

・ALT（GPT）増加　30.0%

・AST（GOT）増加　27.8%

・腹痛　22.2%

・疲労　20.0%

B アドヒアランス低下の主な要因（未服用理由に占める割合）

・下痢，悪心・嘔吐

※450 mg 食後投与は 750 mg 空腹時投与と比較して，下痢，悪心，嘔吐の発現率が低く，RDI は高かった[5]．

C アドヒアランス不良因子

下痢，悪心・嘔吐がアドヒアランス低下の要因となるため，各副作用の危険因子が不良因子となる可能性がある．

・下痢の危険因子：腹痛，悪心，嘔吐，PS の低下，発熱，敗血症，好中球減少，出血傾向，脱水など

・悪心・嘔吐の危険因子：性別（女性），年齢（若年），飲酒習慣（なし），喫煙歴（なし）など

2　継続面談時

check

☐ **アドヒアランスを確認する**[※1]

☐ **有害事象を評価する**[※2]

☐ **各種検査値を確認する（表2）**[※3]

※1：口頭より手帳で確認した方が信頼性は高い．

※2：特に，アドヒアランスの低下要因となる下痢，悪心・嘔吐，腹痛などの胃部不快感および消化器症状を評価する．

※3：休薬，減量，中止基準は目安である．著しく基準から外れる場合は医師に確認する．

＊1 日 150 mg で投与継続が困難な場合は中止すること．

▪▪ 継続時服薬指導のポイント

・用法・用量通りに服用できているかについて，手帳を用いて確認する．

第3章　がん種別抗がん薬

表2 ジカディア®の休薬，減量および中止基準

	基準*	本剤の投与量調節
間質性肺疾患	・Grade を問わない	投与中止
肝機能障害	・Grade 1 以下の AST 増加または ALT 増加，かつ Grade 2 の血中ビリルビン増加 ・Grade 2 または 3 の AST 増加または ALT 増加，かつ Grade 1 以下の血中ビリルビン増加	AST 増加，ALT 増加および血中ビリルビン増加が Grade 1 以下に回復するまで休薬する．投与再開時には，7 日間以内に軽快した場合は休薬前と同じ投与量，7 日間を超えて軽快した場合は投与量を 150mg 減量する．
	・Grade 1 以下の AST 増加または ALT 増加，かつ Grade 3 の血中ビリルビン増加 ・Grade 2 以上の AST 増加または ALT 増加，かつ正常上限の 1.5 倍超，2 倍以下の血中ビリルビン増加	AST 増加，ALT 増加および血中ビリルビン増加が Grade 1 以下に回復するまで休薬する．7 日間以内に軽快した場合は，投与量を 150mg 減量して投与再開する．7 日間以内に軽快しない場合は，投与中止する．
	・Grade 4 の AST 増加または ALT 増加，かつ Grade 1 以下の血中ビリルビン増加	AST 増加および ALT 増加が Grade 1 以下に回復するまで休薬する．投与再開時には，投与量を 150mg 減量する．
	・Grade 4 の血中ビリルビン増加 ・Grade 2 以上の AST 増加または ALT 増加，かつ正常上限の 2 倍超の血中ビリルビン増加	投与中止
QT 間隔延長	QTc 500 msec 超が 2 回以上認められた場合	ベースラインまたは 481msec 未満に回復するまで休薬する．投与再開時には，投与量を 150mg 減量する．
	QTc 500msec 超，またはベースラインからの QTc 延長が 60 msec 超，かつ Torsade de pointes，多形性心室性頻脈または重症不整脈の徴候・症状が認められた場合	投与中止
徐脈	症候性で治療を要する重篤な場合	無症候性または心拍数が 60bpm 以上に回復するまで休薬する．投与再開時には，投与量を 150mg 減量する
	生命の危険があり緊急治療を要する場合	投与中止
悪心・嘔吐・下痢	・Grade 3 以上 ・適切な制吐剤または止瀉剤の使用にもかかわらずコントロールできない場合	Grade 1 以下に回復するまで休薬する．投与再開時には，投与量を 150 mg 減量する．

ジカディア®

| 高血糖 | 適切な治療を行っても250 mg/dLを超える高血糖が持続する場合 | 血糖がコントロールできるまで休薬する.
投与再開時には，投与量を150 mg減量して再開する. |
| リパーゼまたはアミラーゼ増加基準 | Grade 3以上 | Grade 1以下に回復するまで休薬する.
投与再開時には，投与量を150 mg減量する. |

＊GradeはCTCAE ver. 4に準じる.

・手帳を持参しない患者については，キーパーソンを含めてアドヒアランスの確認をできる体制を構築する.
・肝機能障害，間質性肺疾患，QT間隔延長（徐脈），高血糖・糖尿病，下痢，悪心・嘔吐，が注意すべき重要な副作用である.
・肝機能障害については，全身倦怠感，食欲不振，黄疸を確認する．肝機能障害は本剤の血中濃度を上昇させる可能性があり，ほかの副作用症状も発現する可能性があるので注意が必要である.
・間質性肺疾患については，発熱，から咳，呼吸困難を確認する．Gradeにかかわらず投与を中止しなければならない.
・QT間隔延長（徐脈）については，動悸，めまい，意識障害を確認する.
・高血糖・糖尿病については，口渇，多飲，多尿を確認する．症状がみられる場合は，血糖値を確認し，適切な治療を施す.
・下痢，悪心・嘔吐，腹痛などの胃部不快感および消化器症状はアドヒアランスに影響を及ぼすため，適切な対症療法でマネジメントする.
・連日服用であるため，減量してでも継続することが重要である（表3）.

∷ アドヒアランスが保てない場合の対応

下痢

・循環動態や電解質異常を伴わない程度の下痢では，ロペラミド

第3章　がん種別抗がん薬

表3 用法および用量の変更

開始用量	450 mg を1日1回，食後投与
1回目の減量	300 mg を1日1回，食後投与
2回目の減量	150 mg を1日1回，食後投与
3回目の減量	投与中止
以降の減量	投与中止

などの止瀉薬により対症的な治療が行われる

悪心，嘔吐[7]

【予防】

　『制吐薬適正使用ガイドライン』では中等度の催吐性リスクの抗がん薬に対してはセロトニン $5\text{-}HT_3$ 受容体拮抗薬とデキサメタゾンの併用が推奨されている．しかし，ジカディアは連日投与するため，保険上 $5\text{-}HT_3$ 受容体拮抗薬とデキサメタゾンを継続的に投与することは困難であり，メトクロプラミドやオランザピン，$5\text{-}HT_3$ 受容体拮抗薬の頓用で対処することが多い．

【治療】

　以下に示す異なるクラスの薬剤を組み合わせて使用する．

・非定型抗精神病薬（オランザピン）

・ベンゾジアゼピン系抗不安薬（ロラゼパム）

・カンナビノイド

・フェノチアジン系薬剤

・セロトニン $5\text{-}HT_3$ 受容体拮抗薬

・副腎皮質ステロイド

薬剤師 目線　セリチニブは悪心・嘔吐の発現率が高いため，内服中に悪心・嘔吐が発現した場合に薬剤性を疑いがちである．しかし，悪心・嘔吐は併用薬，合併症，脳や大腸への転移などセリチニブ以外が要因で発現することもあるため，セリチニブを被疑薬と断定せずにほかの原因がないかについても検証する必要がある．

ジカディア®

■引用文献

1) ノバルティスファーマ株式会社：ジカディア®カプセル添付文書，2019 年 2 月改訂（第 3 版）．

2) Soria JC, et al：Lancet, 389：917-929, 2017.（PMID：28126333）

3) Shaw AT, et al：Lancet Oncol, 18：874-886, 2017.（PMID：28602779）

4) Hida T, et al：Cancer Sci, 109：2863-2872, 2018.（PMID：29959809）

5) Cho BC, et al：J Thorac Oncol, 12：1357-1367, 2017.（PMID：28729021）

6) Crinò L, et al：J Clin Oncol, 34：2866-2873, 2016.（PMID：27432917）

7) 日本癌治療学会 編：制吐薬適正使用ガイドライン第 2 版，金原出版，2015.

肺癌

肺癌

ビジンプロ®
（ダコミチニブ）

▶ 錠 15mg，45mg

Point!

✓有害事象の発現頻度が高いため，多くが休薬・減量を要する．

✓連日経口投与である．

薬剤情報

- 薬効分類：チロシンキナーゼ阻害薬（分子標的治療薬）
- レジメン：ビジンプロ®単剤　1日1回連日投与
- 適応：進行・再発
- 効能または効果：*EGFR* 遺伝子変異陽性の手術不能または再発非小細胞肺癌

※ *EGFR* 遺伝子変異が確認された患者に投与すること．

※術後補助療法における有効性および安全性は確立していない．

服用方法

- 用法・用量[1]
- ・1日1回45mgを経口投与する．なお，患者の状態により適宜減量する．
- ・服用期間：連日投与
- ・食事の影響を受けない．

対象症例

【一次治療：無作為化非盲検第Ⅲ相試験（1050 試験）[2]】

- ・ⅢB/ Ⅳ期の非小細胞肺癌または再発非小細胞肺癌
- ・対象年齢：65 歳未満 59%，65 歳以上 41%

ビジンプロ®

肺癌

- 化学療法未治療[※1]
- 脳転移または軟（髄）膜転移なし
- EGFR チロシンキナーゼ阻害薬（EGFR TKI）または TKI 未治療
- *EGFR* 遺伝子変異陽性（Exon 19 欠失または L858R 変異のいずれか．T790M 変異の有無は問わない）
- ECOG PS 0 または 1
- ※1：ネオアジュバント／アジュバント化学療法または併用療法による化学療法／放射線療法の治療歴がある患者は全身療法完了から再発までに最低 12 ヵ月間の無病期間がある．

【二次治療：無作為化二重盲検第Ⅲ相試験（1009 試験）[3)]】

- 1 レジメン以上の化学療法歴を有する進行非小細胞肺癌
- 対象年齢：65 歳未満 51%，65 歳以上 48%
- 脳転移もしくは軟（髄）膜転移なし
- EGFR TKI または TKI 未治療
- *EGFR* 遺伝子変異の有無を問わない
- ECOG PS 0 ～ 2

⏩ 服薬継続率

- 国際共同第Ⅲ相試験（1050 試験）において，日本人で 45mg 1 日 1 回を開始用量とした 40 例中 1 回以上減量した割合は 85.0%，休薬した割合は 92.5% であり，全体集団（それぞれ 66.1%，78.0%）と比べて高かった[4)]．

1 初回面談時

check
- ☐ 用法・用量について説明する
- ☐ アドヒアランスを確認できる服薬記録を渡す
  - ▶ アドヒアランスに影響する有害事象（皮膚障害，下痢，口内炎）を把握する．
  - ▶ 薬局薬剤師と連携し，アドヒアランス低下を防止する．

第3章 がん種別抗がん薬

☐ 有害事象の評価を説明する[※1]
- 主なものは間質性肺疾患，下痢，皮膚障害，肝機能障害，眼の異常，口内炎である．

☐ 有害事象に対する支持療法の薬効・使用方法を説明する[※2]

☐ 薬を飲み忘れた時の対応を説明する
- 飲み忘れた場合は，次の服用間隔に1回分服用する．
- 絶対に2回分を一度に飲まない．

☐ 併用注意薬を確認する
- ダコミチニブはCYP2D6阻害作用を有する．
- プロトンポンプ阻害薬との併用は可能な限り避ける（ラベプラゾールとの併用により，ダコミチニブのAUC$_{96}$およびCmaxは，それぞれ39％および51％低下した）．

☐ 間質性肺疾患（ILD）の危険因子を確認する（表1）

※1：アドヒアランス低下のリスクが高い患者には，支持療法薬の使用方法を丁寧に説明する．
※2：スキンケアの継続性を向上させるには，目的を理解することが最も効果的であるとされており，治療中のスキンケアの継続が，予防，症状の緩和，およびQOLを維持しながら無理なく長期間治療を継続することの支援になるということを説明する．

薬剤師目線

国際共同第Ⅲ相試験（1050試験）において，以下の基準で定められた十分な臓器機能を有する患者が選択された．
- クレアチニンクリアランス：30mL/分以上（Cockcroft-Gault式）
- 尿タンパク：3＋未満（尿試験紙），3＋以上の場合は尿タンパク/クレアチニン比が2.0未満の場合
- 好中球数：1,500/mm^{3}以上
- 血小板数：10万/mm^{3}以上
- ヘモグロビン：10.0 g/dL以上
- ビリルビン：施設基準値上限（ULN）の1.5倍以下
- ASTおよびALT：ULNの2.5倍以下（肝転移がある場合は5倍以下）

∷ 初回服薬指導のポイント
- アドヒアランスを保てない原因として，下痢，皮膚障害，口内炎がある．

ビジンプロ®

肺癌

表1 間質性肺疾患の危険因子

Performance Status（PS）	□ PS2 以上
胸部 CT 検査	□無
間質性肺疾患の合併・既往	□有
肺感染症の合併・既往	□有
喫煙習慣	□現在も喫煙している
	□過去に喫煙している
肺気腫の合併・既往	□有
慢性閉塞性肺疾患の合併・既往	□有
肺の手術歴	□有
肺の放射線照射歴	□有
胸水穿刺歴	□有
胸膜癒着歴	□有

▶いつ・どんな時に経口抗がん薬の服薬を止めるか[2]

以下の症状が認められた場合，すぐに担当の医師へ連絡するよう患者を指導する

・治療薬を服用しても下痢がベースラインと比べて1日4回以上増加する場合

・発疹・紅斑および剥離を伴う皮膚症状で，時に疼痛，そう痒を伴う場合

・爪周囲に発赤・腫脹を認め，時に疼痛を伴い，日常生活動作に支障が生じる場合

・口内炎の強い痛みがあり，ほとんど食事がとれない場合

・息切れ，呼吸困難，咳嗽，発熱などの間質性肺炎を疑う症状を認めた場合

・四肢の脱力，けいれん，筋肉のぴくつきやこわばり，動悸などの低K血症を疑う症状を認めた場合

▮▮ 食事との相互作用

・食事の影響を受けない．

・外国人健康成人を対象に食事の影響を検討した試験では，高脂

第3章　がん種別抗がん薬

肪・高カロリーの食後投与時の本剤の AUCinf および Cmax は，空腹時投与と比べて，それぞれ 14%，24% 増加した.

:: 指導資材（p381 付録参照）
①治療日誌：ビジンプロ錠を服用される方へ（ファイザー株式会社）
②私の治療日誌（ファイザー株式会社）

:: アドヒアランス向上のためのポイント
A 主な有害事象の発現率[4]
ビジンプロ®による主な有害事象の発現率を**表2**に示す.
B アドヒアランス低下の主な要因の発現時期と持続期間[4]
アドヒアランスを低下させる要因と，その発現時期および持続期間を**表3**に示す.
C 相対用量強度（RDI）と減量開始時期[4]
相対用量強度と減量開始時期について，それぞれ**表4**，**表5**に示す.
D その他
治療開始早期から有害事象の発現が認められるため，当初は2週間おきに確認することが望ましい.

2 継続面談時

check
☐ **アドヒアランスを確認する**
▶ 口頭より手帳で確認したほうが信頼性は高い. 多くの患者が有害事象により休薬・減量が必要となる.

☐ **有害事象を評価する（表6）**

☐ **各種検査値を確認する**

ビジンプロ®

表2 国際共同第Ⅲ相試験（1050試験）におけるビジンプロ®の主な副作用一覧（いずれかの群で10%以上）

副作用の種類	全体（n ＝ 227）		日本人（n ＝ 40）	
	全 Grade	Grade3 以上	全 Grade	Grade3 以上
全副作用	220（96.9）	111（48.9）	40（100）	19（47.5）
下痢	193（85.0）	19（8.4）	39（97.5）	5（12.5）
爪囲炎	140（61.7）	17（7.5）	38（95.0）	9（22.5）
ざ瘡様皮膚炎	111（48.9）	31（13.7）	39（97.5）	11（27.5）
口内炎	93（41.0）	8（3.5）	32（80.0）	1（2.5）
皮膚乾燥	62（27.3）	3（1.3）	24（60.0）	2（5.0）
食欲減退	57（25.1）	5（2.2）	14（35.0）	1（2.5）
脱毛症	46（20.3）	1（0.4）	4（10.0）	0
そう痒症	44（19.4）	1（0.4）	17（42.5）	0
ALT 増加	42（18.5）	2（0.9）	7（17.5）	0
AST 増加	39（17.2）	0	10（25.0）	0
発疹	39（17.2）	9（4.0）	1（2.5）	0
結膜炎	38（16.7）	0	6（15.0）	0
手掌・足底発赤知覚不全症候群	33（14.5）	2（0.9）	7（17.5）	0
悪心	29（12.8）	2（0.9）	7（17.5）	1（2.5）
斑状丘疹状皮疹	28（12.3）	10（4.4）	3（7.5）	2（5.0）
口腔内潰瘍形成	28（12.3）	0	0	0
皮膚炎	24（10.6）	4（1.8）	0	0
体重減少	24（10.6）	1（0.4）	8（20.0）	0
血中ビリルビン増加	20（8.8）	0	5（12.5）	0
鼻出血	18（7.9）	0	8（20.0）	0
味覚異常	16（7.0）	0	14（35.0）	0
鼻の炎症	15（6.6）	0	5（12.5）	0
疲労	14（6.2）	0	7（17.5）	0
便秘	14（6.2）	0	6（15.0）	0
嘔吐	11（4.8）	1（0.4）	4（10.0）	1（2.5）
口内乾燥	10（4.4）	0	4（10.0）	0
口唇炎	9（4.0）	0	7（17.5）	0
口角口唇炎	9（4.0）	0	6（15.0）	0
低アルブミン血症	6（2.6）	0	4（10.0）	0

肺癌

第3章 がん種別抗がん薬

表3 アドヒアランス低下の主な要因の発現時期と持続期間

	初回発現までの期間［日］	持続期間［日］
発疹/ざ瘡様皮膚炎	13［2-428］	357.5［1-1582］
爪囲炎	45［7-812］	326.5［1-2381］
下痢および関連事象	7［1-728］	134［1-818］
口内炎	8［2-666］	105［3-1414］

中央値［最小値-最大値］

表4 相対用量強度（RDI）

	全体（n = 227）	日本人（n = 40）
平均値（SD）	73.3%（21.5）	55.7%（19.6）
中央値 ［最小値-最大値］	72.5% ［10.0-100.0%］	53.6% ［21.2-100.0%］

SD：標準偏差
RDI＝実際の総投与量/計画された用量（ダコミチニブ 45mg×投与日数）×100

表5 減量開始時期

	全体（n = 227）	日本人（n = 40）
中央値 ［最小値-最大値］	12.00 週 ［1.3-88.1 週］	8.79 週 ［1.3-61.6 週］

表6 ダコミチニブの投与再開基準，休薬基準，減量基準

副作用	程度	処置
間質性肺疾患（ILD）	全 Grade	投与を中止する
下痢	Grade 2の場合	Grade 1 以下に回復するまで休薬し，回復後，同一用量または1段階減量して投与を再開できる
	Grade 3または4の場合	Grade 1 以下に回復するまで休薬し，回復後，1段階減量して投与を再開できる
皮膚毒性（発疹，紅斑および剥離を伴う皮膚の症状）	Grade 2の場合	Grade 1 以下に回復するまで休薬し，回復後，同一用量または1段階減量して投与を再開できる
	Grade 3または4の場合	Grade 1 以下に回復するまで休薬し，回復後，1段階減量して投与を再開できる
上記以外の副作用	Grade 3または4の場合	Grade 2 以下に回復するまで休薬し，回復後，1段階減量して投与を再開できる

ビジンプロ®

表7 減量方法

減量段階	投与量
通常投与量	45mg/ 日
1 段階減量	30mg/ 日
2 段階減量	15mg/ 日

肺癌

▋▋ 継続時服薬指導のポイント

・治療開始早期から有害事象の発現状況によって，休薬・減量されることがある．

・アドヒアランスや副作用を確認するために，キーパーソンを含めた関係性の構築に努める．

・薬剤師外来や薬薬連携などを通じて薬剤師が積極的に介入することで，アドヒアランス向上につながる．

▋▋ 減量方法

減量段階と投与量の関係を**表7**に示す．

▋▋ アドヒアランスが保てない場合の対応

発疹 / ざ瘡様皮膚炎

▶予防：保湿＋ミノサイクリン，ドキシサイクリンなど（テトラサイクリン系）の投与

▶Grade 1（体表面積の＜ 10% を占める紅色丘疹および / または膿疱で，そう痒や圧痛の有無は問わない）

・頭皮：副腎皮質ステロイドローション（strong ～ very strong）

・顔：副腎皮質ステロイドローション（medium ～ strong）

・顔以外：副腎皮質ステロイド軟膏（very strong 以上）

・経口ミノサイクリン　100～200mg/ 日

▶Grade 2

・局所的処置を要する，内服治療を要する，疼痛を伴う爪襞の浮腫や紅斑，滲出液や爪の分離を伴う，身の回り以外の日常生活動作の制限．

205

第3章　がん種別抗がん薬

・上記対応に加え，皮膚科コンサルテーションを行う.

爪囲炎

▶予防：保湿＋ミノサイクリン，ドキシサイクリンなど（テトラサイクリン系）の投与

・患部を清潔に保つこと（保清）が重要であるため，十分に泡立てた石鹸でやさしく洗浄し，よく洗い流すように指導する.

▶Grade 1（爪襞の浮腫や紅斑；角質の剥脱）
症状に応じて下記を検討

・テーピング（スパイラル法，ハイドロコロイド法，アンカー法）

・副腎皮質ステロイド軟膏（very strong）

・経口ミノサイクリン　100～200mg/ 日

・外用抗菌薬（アクロマイシン，クリンダマイシンなど）

▶Grade 2

・局所的処置を要する，内服治療を要する，疼痛を伴う爪襞の浮腫や紅斑，滲出液や爪の分離を伴う，身の回り以外の日常生活動作の制限.

・上記対応に加え，皮膚科コンサルテーションを行う.

下痢

▶重度の下痢の発現を防ぐために早期から適切な対処が重要であり，治療が遅れると脱水症，電解質失調，急性腎前性腎不全に至ることがある.

▶ベースラインと比べて 4 回 / 日以上（Grade 2 以上）の排便回数増加が認められた場合は，4 回 / 日未満（Grade 1 以下）に回復するまでダコミチニブを休薬する.

▶下痢の兆候（腹部不快感，下腹部痛）時点で直ちにロペラミド投与開始する.[5]

・初回のみ 4mg，その後下痢を発現するごとに 2mg ずつ投与（最大 20mg/ 日）．本邦で承認された用法・用量とは異なるため注意する.

・ロペラミド投与開始後，24 時間以内に Grade 1 以下に改善しているか確認

206

・便通が12時間消失するまでロペラミドは投与継続

口内炎

▶ Grade 3または4の口内炎が認められた場合は，Grade 2以下に回復するまで休薬し，回復後は1段階減量して投与を再開する．

▶ 口内炎には確立した治療はなく，対症療法を行う．

▶ 口腔内を清潔に保ち，口内炎の二次感染予防や重症化を避ける．

▶ 含嗽および口腔ケア

・生理食塩液含嗽液

・アズレンスルホン酸Na水和物含嗽液

・アズレンスルホン酸Na・リドカイン含嗽液

▶ 鎮痛薬

・アセトアミノフェン

・非ステロイド性抗炎症薬（NSAIDs）

・オピオイド製剤

■ 引用文献

1) ファイザー株式会社：ビジンプロ®錠添付文書，2019年1月作成（第1版）．

2) Wu YL, et al：Lancet Oncol，18：1454-1466, 2017.（PMID：28958502）

3) Ramalingam SS, et al：Lancet Oncol，15：1369-1378, 2014.（PMID：25439691）

4) ファイザー株式会社：ビジンプロ®錠適正使用ガイド，2019年1月作成（第1版）．

5) Yang JC, et al：Expert Rev Anticancer Ther，13：729-736, 2013.（PMID：23506556）

乳癌

ノルバデックス®
（タモキシフェンクエン酸塩）

▶錠10mg，錠20mg

Point!

✓閉経前，閉経後のどちらにでも使用できるホルモン受容体陽性乳癌に対する内分泌療法薬である．

✓乳癌細胞の核内に存在するエストロゲン受容体（ER）とエストロゲンとの結合を競合的に阻害しエストロゲン依存性の乳癌増殖を抑制する．

薬剤情報

■ 薬効分類：抗乳癌薬（ホルモン療法薬）
■ レジメン：ノルバデックス®単剤（5〜10年）　通常1日20mgを毎日継続服薬
■ 適応：術前／術後／進行・再発
■ 効能または効果：乳癌

服用方法

■ 用法・用量[1]
・タモキシフェンとして1日20mgを1〜2回に分割経口投与する．
・最高量は1日40mgである．
・35〜40歳以下や化学療法後に卵巣機能が回復した患者には，LH-RHアゴニストの併用で再発抑制効果が認められているが，この場合も用法・用量は同じである．

対象症例（タモキシフェン単剤での術後内分泌療法ATLAS試験）[2]

・閉経後女性（89%），子宮摘出後（19%），リンパ節転移陰性（54%）

ノルバデックス®

- ホルモン受容体陽性：53%

服薬継続率

- 服薬期間 1 年未満の服薬中断者が 22%，ノンアドヒアランスが 19% おり，服薬期間 4 年半を経た時点では中断者が 38%，ノンアドヒアランスが 30% におよび，中断者の多くが副作用の体験によるとの報告あり[3]．

1 初回面談時

check
☐ **用法・用量について説明する**
- 決められた服用量（20mg または 40mg）を連日服用することを説明する．

☐ **治療計画について確認する**
- 閉経前か後か，術後か進行・再発か，LH-RH アゴニスト製剤を併用するか，何年間服薬するよう医師から指示されているかなど，可能な限り情報を得る．

☐ **有害事象の評価を説明する**
- 比較的頻度が高い副作用は，無月経や月経異常，吐き気・嘔吐や食欲不振などである[1]．
- 重大な副作用に，視力異常，血栓塞栓症・静脈炎，子宮への影響がある．
- ほてり・紅潮といったホットフラッシュを感じている患者も多く経験する．
- LH-RH アゴニストの併用では，更年期障害，性機能障害，骨粗鬆症などの有害事象の増加に注意が必要である．

☐ **薬を飲み忘れた時の対応を説明する**
- 1 日 1 回服用している場合は次の服薬まで 8 時間以上，1 日 2 回の場合は次の服用まで 5 時間以上空いていれば服用する[4]．

☐ **相互作用について説明する．**
- パロキセチンなどの CYP2D6 阻害薬と併用注意である（タモキシフェンの作用減弱の恐れ）．

☐ **妊婦または妊娠している可能性のある婦人には禁忌であることを指導する**
- 服薬中は避妊するよう指導する．

第3章　がん種別抗がん薬

:: 初回服薬指導のポイント

▶有害事象への対処法は？

・性器からの不正出血が現れた場合は，子宮体癌，子宮肉腫，子宮内膜ポリープ，子宮内膜増殖症，子宮内膜症の初期症状である可能性がある．異常が現れたら婦人科を受診するよう指導する．

・腟分泌物（おりもの）が増えることがある．おりものシートなどの準備をアドバイスする．

・ホットフラッシュには汗拭きタオルや扇子の携帯などをアドバイスし，さらに，気持ちのベクトルを病気以外に向けるための趣味の発掘，散歩などの運動を勧める．

> **薬剤師目線**　重大な副作用の子宮体癌に関して，日本人の乳癌患者約6,000人を対象に行った調査で，タモキシフェンを服用した患者が子宮体癌を発症した割合は0.26％，服薬していない場合は0.12％であった[5]という報告がある．過度に心配させないようにする．

:: 食事との相互作用

なし．

:: 指導資材 （p381 付録参照）

患者向け指導冊子：ノルバデックス®服用ガイドQ＆A（アストラゼネカ株式会社）

:: アドヒアランス向上のためのポイント

A 主な有害事象の発現率

・無月経や月経異常などの婦人科系症状（約3.2％）

・吐き気・嘔吐や食欲不振などの消化器症状（約1.5％）

210

ノルバデックス®

B アドヒアランス低下の主な要因

・副作用の発現

C アドヒアランス不良因子

・若年（40歳以下）または高齢（75歳以上）

・乳房切除術後

・合併症の存在

D その他（治療マネジメントなど）

　患者が治療終了後に挙児希望である場合，見通しを伝えておくことはアドヒアランス向上につながる可能性がある．

・卵巣機能が保たれていれば妊娠・出産は可能．

・化学療法や内分泌療法終了後に妊娠・出産しても周産期異常や奇形は増えないため，妊娠は安全と考えられる．

・タモキシフェン投与終了後，2ヵ月は妊娠を避けるほうがよいとされている[6]．

2 継続面談時

check

□ アドヒアランスを確認する

▶残薬数と受診間隔からコンプライアンスを確認し，アドヒアランスが維持できているか確認する．

□ 有害事象を評価する

▶ホットフラッシュなど日常生活において支障が出ていないか，我慢していないか評価する．不正出血や下腹部の痛みの有無を確認し，子宮への影響がないか確認する．

□ 治療の進捗状況を確認する

▶タモキシフェンを2〜3年継続後にアロマターゼ阻害薬にスイッチする治療法がある[6]．両剤の作用の仕方の違いを説明できるよう理解しておく．

□ 併用薬を確認する

▶患者がタモキシフェンによる治療中に，抑うつ状態の改善目的としてパロキセチンやデュロキセチン，水虫治療としてテルビナフィンなどのCYP2D6阻害薬を開始してしまうおそれもあるので注意する．

第3章　がん種別抗がん薬

▓▓ 継続時服薬指導のポイント

・投与開始時期や把握した治療計画から，一定期間ごと（1年経過時や，治療が5年間であれば半分経過した2年半の時など）に声掛けを行うようにする．服薬へのモチベーションの維持につながり，アドヒアランスを保てると考えられる．

・患者が前治療で化学療法を施行している場合，その時に経験した殺細胞性抗がん薬の強い副作用と比較すると，内分泌療法薬の副作用は軽微であると感じるかもしれない．しかし，ホットフラッシュなどの副作用をずっと我慢するのはアドヒアランス低下につながるおそれがある．薬剤師は丁寧に患者の症状を聞き取り，患者の日常生活への影響にも配慮した対応を心がける．

・不正出血などの異常がない場合でも，健康診断などで婦人科健診を受けているか確認する．もし異常がある場合は，子宮頸癌検診だけでなく，子宮体癌検診も受けるように指導する．

▓▓ 減量方法
特になし．

▓▓ アドヒアランスが保てない場合の対応

ホットフラッシュ[6]

・治療開始後数ヵ月を過ぎると次第に軽減することがあると伝える．

・ホルモン補充療法は行うべきではない．

・漢方薬，ハーブなどのサプリメント，鍼療法など有効な場合もあるので提案してもよい．

・ホットフラッシュの治療にSSRIは保険適用外である．また，タモキシフェンとSSRIとは薬物相互作用があるため，慎重に判断すべきである．

ノンコンプライアンス

・飲み忘れないための工夫（カレンダーに○を付ける，ヒートに

日付を記載する，携帯電話のアラームを利用するなど）を提案する．

病気に対する悩み・不安

・ノルバデックス®は閉経前から使用できる薬剤であり，患者が働き世代，子育て世代の場合もある．服薬指導の場においては悩みを相談しやすい環境を作り，患者会や患者も参加できる勉強会の紹介など，不安を解消させるきっかけを提供できるよう準備しておく．

> **薬剤師 目線**　乳癌患者の約 150 人に 1 人は男性である[6]．治療の流れや予後は，女性乳癌と基本的に同じである．そのため，男性にホルモン療法薬が処方されることになる．まれであるが故，患者仲間がおらず，一人で悩みを抱えている可能性もある．十分配慮し，服薬指導を行う．

■ 引用文献

1) アストラゼネカ株式会社：ノルバデックス®錠インタビューフォーム，2019 年 1 月改訂．
2) Davies C, et al：Lancet, 381：805-816, 2013.（PMID：23219286）
3) Hershman DL, et al：J Clin Oncol, 28：4120-4128, 2010.（PMID：20585090）
4) アストラゼネカ株式会社：AZpedia‐アズペディア‐アストラゼネカ製品 Q & A. Available at：<http://azpedia.jp/>
5) 佐伯俊昭 監修：タモキシフェン錠「MYL」を服用される方へ，第 4 版，マイラン EPD 合同会社，2016.
6) 日本乳癌学会 編：乳癌診療ガイドライン 1 治療編 2018 年版，金原出版，2018.

乳癌

アリミデックス®
（アナストロゾール）

▶ 錠 1mg

Point!

✔ 主に閉経後ホルモン受容体陽性乳癌に対する術後内分泌療法として長期間使用される.

✔ ホットフラッシュや関節痛の副作用マネジメントはアドヒアランス維持に重要である.

薬剤情報[1]

- 薬効分類：アロマターゼ阻害薬（ホルモン療法薬）
- レジメン：アリミデックス® 単独　1回1錠（1mg）を1日1回服用
- 適応：術前 / 術後 / 進行・再発
- 効能または効果：閉経後乳癌

服用方法

- 用法・用量
- ・1回1錠を1日1回服用

対象症例（アリミデックス単剤での術後内分泌療法 ATAC 試験）[2]

- ・限局性乳癌の閉経後女性
- ・対象年齢：64.1 ± 9 歳（平均 ± SD）
- ・ホルモン受容体陽性：83.7%
- ・一次治療：乳房切除術 47.8%，放射線療法 63.3%，化学療法 22.3%，術前のタモキシフェン投与 1.6%

アリミデックス®

 服薬継続率

- 服用期間 1 年未満の服用中断者が 22％，ノンアドヒアランスが 18％おり，服用期間 4 年半を経た時点では中断者が 29％，ノンアドヒアランスが 28％であり，中断者の多くが副作用の体験によるとの報告あり[3]．

乳癌

1 初回面談時

check
☐ **用法・用量について説明する**
- 食事の影響は受けない．毎日 1 日 1 回 1 錠，患者の生活リズムに合わせ毎日続けられるタイミングを患者と共に見つける．

☐ **服薬期間について確認する**
- 長期間の服薬が必要であることの説明を受けているか確認する．
- 手術や化学療法後，5 年間の服薬を目標としている患者が多い．

☐ **有害事象の評価を説明をする**
- 主なものは，ホットフラッシュ（ほてり・のぼせ・多汗），関節痛，骨密度低下である

☐ **薬を飲み忘れた時の対応を説明する**
- その日のうちに思い出したら，その時点で服用してよい．
- 翌日 2 錠を一度に服薬しない．

☐ **閉経を確認する**
- 本剤の特性および使用経験がないため閉経前の女性への投与は避ける．

> 薬剤師目線
> アリミデックス®は副腎由来のエストロゲン合成のみを抑制するので，閉経前乳癌患者では臨床効果は期待できないと考えられる．よって，閉経の確認は必須である．閉経とは，年齢が 60 歳以上か，45 歳以上で過去 1 年以上月経がない場合，あるいは両側の卵巣を摘出している場合のことをいう[1]．

第3章　がん種別抗がん薬

初回服薬指導のポイント

▶有害事象への対処法は？

・ホットフラッシュや関節痛の副作用は，日常生活に支障が出やすい．これらの対処法をあらかじめ指導しておくとアドヒアランスが保てると考えられる．

・ホットフラッシュでは，患者は閉経後であり，すでに更年期症状として同様の症状を経験している場合がある．一方的に対処法を説明せずに，その時にどういった対処をしていたかを聴取すると患者に合った対処法を見つけやすく有用である．汗拭きタオルや扇子の携帯なども対処法として挙げられる．

・関節痛では，ストレッチの実施や体を冷やさないことが有効である．朝，活動を始める時に関節痛は生じやすい．アドバイスの仕方として，「まだ布団から出る前の体が温かいうちに指やひじを動かして徐々に動きに慣らせましょう」といった指導が有効である．製薬会社が作成している患者用冊子（アリミデックス®服用ガイドQ&A）にはストレッチDVDが付属されている．薬剤師も内容を確認しておくと服薬指導に活かすことができる[4]．

食事との相互作用

なし．

指導資材（p382 付録参照）

患者向け指導冊子：アリミデックス®服用ガイドQ&A（アストラゼネカ株式会社）

アドヒアランス向上のためのポイント

Ⓐ主な有害事象の発現率[5]

・関節痛　1.1%

・肝機能異常　1.0%

アリミデックス®

・ほてり　0.9%

・発疹　0.5%

B アドヒアランス低下の主な要因

・副作用の発現

C アドヒアランス不良因子[3)]

・若年（40歳以下）または高齢（75歳以上）

・乳房切除術後

・合併症の存在

D その他（治療マネジメントなど）[1)]

・ほかのアロマターゼ阻害薬（エキセメスタン，レトロゾール）に切り替えた場合でも臨床効果に大きな差はないと考えられている（p230参照）．しかし，アドヒアランス低下の要因である副作用症状が改善することもあるため，切り替えは有効であると考えられる．

・食事について：食事におけるイソフラボンの摂取は乳癌患者の予後を改善する可能性がある．よって，乳癌患者が大豆を摂取することを推奨してもよい．

2 継続面談時

check

□ アドヒアランスを確認する

　▶ 残薬数と受診間隔からコンプライアンスを確認し，アドヒアランスが維持できているか確認する．

□ 有害事象を評価する

　▶ ホットフラッシュ，関節痛など日常生活において支障が出ていないか，我慢していないか評価する．

□ 骨密度検査を受けているか確認する

　▶ 1年に1回の骨密度測定を行い，骨密度をチェックすることを勧める．その他，骨を強くするため，カルシウムやビタミンDを多く含む食品の摂取，そして，定期的に日光を浴びながら運動を心がけるように指導する．

乳癌

217

第3章　がん種別抗がん薬

▓ 継続時服薬指導のポイント

・投与開始時期を把握しておき，1年ごとの声掛けや，2年半が経過したときは，例えば「折り返しを過ぎますね」などの声掛けをすると服薬へのモチベーションの維持につながり，アドヒアランスを保てると考えられる．

・ホットフラッシュや関節痛は，前治療で化学療法を施行している場合，その時に経験した殺細胞性抗がん薬の強い副作用と比較すると，患者が医療者側に相談してよいものか躊躇する可能性があることを念頭に置く．気軽に相談できるような関係性を構築し，我慢していないか定期的に声をかける．

・副作用を我慢しているような場合，ほかのアロマターゼ阻害薬が存在することや，アロマターゼ阻害薬の継続が困難な場合（重度の骨密度低下など）では，タモキシフェンに切り替えることができる可能性があることを情報提供しておくと，患者の安心感につながると考えられる．

▓ 減量方法

特になし．

▓ アドヒアランスが保てない場合の対応

ノンコンプライアンス

・飲み忘れないための工夫（カレンダーに○を付ける，ヒートに日付を記載する，携帯電話のアラームを利用するなど）を提案する．

関節痛

・鎮痛薬（アセトアミノフェンや NSAIDs）の必要性や，他薬への変更を検討．

骨粗鬆症

・ビスフォスフォネートを内服している場合は，その服用状況も確認する．

アリミデックス®

薬剤師目線

アリミデックス®を1日に2回服薬してしまったが，どうすればよいか？　という電話相談を受けることがある．飲み忘れとは逆のケースである．いつも朝食後に服薬しているが併用薬と共に夕食後にも服薬してしまった場合や，朝の慌ただしい時間帯のためか，さっき服薬したのにまた服薬してしまい，空のヒートを見て「あれ？」と気付く場合などがある．このようなケースでは，副作用症状が出ていないかの確認と過度な不安を煽らない指導を心がける．このような相談が発生するのは朝食後や夕食後の時間帯が多く，まだ開局前か，すでに開局後である薬局が多いと思われる．誤服薬に気付いた患者の不安は大きいため，とっさの時の患者の不安解消のため，相談窓口となる緊急連絡先を患者に周知しておくことが望ましい．

乳癌

■ **引用文献**

1）日本乳癌学会 編：乳癌診療ガイドライン 1 治療編 2018 年版，金原出版，2018.

2）Cuzick J, et al：Lancet Oncol. 11：1135-1141, 2010.（PMID：21087898）

3）Hershman DL et al：J Clin Oncol, 28：4120-4128, 2010.（PMID：20585090）

4）アストラゼネカ株式会社：アリミデックス®服用ガイドQ & A.

5）アストラゼネカ株式会社：アリミデックス®インタビューフォーム，2019 年 2 月（改訂第 20 版）.

乳癌

フェマーラ®
（レトロゾール）

▶錠 2.5mg

Point!

✓服薬期間が長期に及ぶことがあるため，アドヒアランスの維持が重要である．

✓エストロゲン低下に伴う更年期障害様の症状と対処法について指導する．

薬剤情報

■薬効分類：アロマターゼ阻害薬（ホルモン療法薬）

■レジメン：フェマーラ® 連日投与

■適応[※]：術後／進行・再発

■効能または効果：閉経後乳癌

※術前内分泌療法は術前化学療法と同等の有効性であることが示唆されているものの，至適投与期間や予後への影響が不明であることなどから，現時点で推奨は決定されていない[1]．

服用方法

■用法・用量

・レトロゾールとして 1 日 1 回 2.5mg を連日投与する[2]．

　術後：5 年（再発リスクの高い患者等では 10 年間投与される場合もある[1]）．

　進行・再発：病勢進行が確認されるまで．

対象症例[3]（術後補助化学療法の場合）

・対象年齢：中央値 61 歳（38〜88 歳）

- ホルモン受容体陽性乳癌

服薬継続率

- 術後内分泌療法におけるフェマーラ®の内服継続割合（追跡期間中央値51ヵ月※）は74.2%であった[3]．
  ※5年間の治療完遂，もしくは治療継続中の患者を含む．

1 初回面談時

check

☐ 用法・用量について説明する
- 1日1回連日内服することを説明する．

☐ 薬を飲み忘れた時の対応を説明する
- 同じ日のうちに気がついたときはできるだけ早く服用する．
- 翌日になって気がついたときは1回分のみ服用する．
- 絶対に2回分を一度に飲まない．

☐ 有害事象と支持療法を説明する
- エストロゲン減少に伴う更年期障害様の症状（ホットフラッシュ，関節痛，骨粗鬆症等）が出現することがあるため，その対処法を説明する．

☐ 臨床検査値を確認する
- 重度の肝機能障害，重度の腎機能障害は慎重投与に該当する[4]．
- 肝障害：海外で実施された肝機能低下例における薬物動態試験において，重度肝障害（Chili-Pugh C）では半減期の延長とAUCの上昇が確認された．
- 腎障害：米国添付文書において，クレアチニンクリアランスが9mL/分未満の患者に対するレトロゾールの投与経験はない．

☐ 薬物相互作用を確認する
- レトロゾールは肝代謝酵素 CYP3A4，CYP2A6 で代謝される[2]．
- CYP3A4 阻害薬（アゾール系抗真菌薬など），CYP2A6 阻害薬（メトキサレンなど）：本剤の代謝を阻害し，血中濃度を上昇させる可能性がある．
- CYP3A4 誘導薬（タモキシフェン，リファンピシンなど）：本剤の代謝を促進し，血中濃度を低下させる可能性がある．本剤とタモキシフェンの反復投与により，本剤のAUCが約40%低下したとの報告がある[5]．

∷ 初回服薬指導のポイント
- 服薬期間が長期に及ぶことがあるため，内服忘れをしないよ

第3章　がん種別抗がん薬

> **表1　骨粗鬆症のハイリスク症例**
>
> ・65歳以上の女性
> ・60〜64歳でリスク因子のある患者
> 　家族歴あり／体重70kg未満／非外傷性骨折の既往あり／その他のリスク因子
> ・アロマターゼ阻害薬を投与している患者
> ・乳癌治療により早期閉経を来した患者

（文献7より引用）

　う，患者のライフスタイルを踏まえた服用時間を設定する.

▶レトロゾールは骨保護機能をもつエストロゲンの作用を抑制するため，骨粗鬆症のハイリスク（**表1**）に該当する. 治療開始前には骨密度の評価を行い，若年平均成人値（young adult mean：YAM）80%未満の場合は骨吸収抑制薬の使用を検討する[1]. バランスのとれた食事や適度な運動，アルコール摂取制限や禁煙をすることで，骨密度の改善や骨折リスクの軽減につながることを指導する[6].

▶いつ・どんな時にレトロゾールの服用をやめるか

・日常生活動作に影響を及ぼす更年期障害様の症状（関節痛，筋肉痛，ほてりなど）が出現し，薬物療法や休薬によっても症状が改善しない場合.

∷ 食事との相互作用

　レトロゾールの吸収量は食事の影響を受けない[2].

∷ 指導資材（p382 付録参照）

　説明資料：フェマーラ®の服用をはじめるあなたのために（ノバルティスファーマ株式会社）

∷ アドヒアランス向上のためのポイント

Ａ 主な有害事象の発現率[3]

・ほてり　32.8%（Grade 3以上：0.0%）

・寝汗　14.2%（Grade 3以上：0.0%）

・筋肉痛　7.1%（Grade 3以上：0.6%）

フェマーラ®

乳癌

- ・関節痛　20.0%（Grade 3 以上：1.8%）
- ・骨折　8.6%（Grade 3 以上：2.9%）
- ・吐き気　9.9%（Grade 3 以上：0.2%）
- ・嘔吐　3.0%（Grade 3 以上：0.1%）
- ・高コレステロール血症　50.6%（Grade 3 以上：0.4%）
- ・膣出血　3.8%（Grade 3 以上：0.04%）
- ・虚血性心疾患　2.2%（Grade 3 以上：1.7%）

B アドヒアランス低下の主な原因[8]
- ・筋骨格関連症状による中止率：22.2%

C アドヒアランス不良因子[8]

筋骨格関連症状が原因で内服中止につながるリスク因子
- ・タキサン系薬剤の治療歴あり
- ・55 歳以下の若い女性
- ・ベースラインにおける疼痛 VAS スコアの高い患者

D その他（治療マネジメントなど）

　日常生活へ支障が出る程度の筋骨格関連症状が見られた場合は，他剤（別のアロマターゼ阻害薬，タモキシフェン）への変更を考慮する[1]．筋骨格関連症状が原因で治療を中止した患者に対し，2 ～ 8 週間のウォッシュアウト期間の後，別のアロマターゼ阻害薬に変更することにより 38.6% が治療継続できたとの報告がある[8]．

2　継続面談時

check
- □ アドヒアランスを確認する
- □ 有害事象を評価する※
- □ 各種検査値を確認する
  ※特に，アドヒアランス低下の要因となる関節痛や筋肉痛の有無やその程度を評価する（**表2**）．

第3章　がん種別抗がん薬

表2 筋肉痛，関節痛の評価（CTCAE ver5.0）

Grade 1	Grade 2	Grade 3	Grade 4
軽度の疼痛	中等度の疼痛；身の回り以外の日常生活動作の制限	高度の疼痛；身の回りの日常生活動作の制限	―

継続時服薬指導のポイント

▶レトロゾールは骨量を減少させ，骨粗鬆症のリスクを上昇させる．年に1回程度，定期的に骨密度の測定を行い，骨密度の低下（YAM80％未満）がみられた場合は骨吸収抑制薬の使用を検討する．1日量で1,200mgのCa摂取，400〜800UのビタミンDの摂取が推奨される[7]．

▶筋肉痛や関節痛は日常生活の動作に影響を及ぼすことから，QOLを低下させ，治療完遂を妨げる要因となりうる．症状の程度とアドヒアランスを継続的に評価し，内服継続できるよう患者と関わる必要がある．

▶レトロゾールによるエストロゲン濃度の低下に伴い，高LDLコレステロール（LDL-C）血症を引き起こすことがある．血液中にLDL-Cが蓄積すると血栓症を引き起こし，心筋梗塞や脳卒中などの心血管疾患につながるため，定期的に臨床検査値を確認し，食事療法や運動療法を行うことが大切である．

減量方法

減量規定なし．休薬，他剤（別のアロマターゼ阻害薬やタモキシフェン）への変更，治療中止のいずれかで対処する．

薬剤師目線

通常の更年期症状にてホットフラッシュを認める場合，女性ホルモン補充療法が行われることがある．しかし，既往として乳癌がある場合，女性ホルモン補充療法は禁忌症例に該当するため実施するべきではない．乳癌術後の患者を対象としたランダム化比較試験の結果より，女性ホルモン補充療法を行うことにより乳癌再発が増加することが報告されている[1]．

フェマーラ®

アドヒアランスが保てない場合の対応

ほてり，ホットフラッシュ

・治療開始後数ヵ月を過ぎると次第に軽減することを伝える．

・生活指導：服装の工夫，適度な運動

・薬物療法：ランダム化比較試験によりホットフラッシュの軽減効果が認められているが，いずれも本邦においては保険適用外である．

▶SSRI（セルトラリン，パロキセチン）[9]，GABAアナログ（ガバペンチン）[10]，アドレナリン α_2 作動薬（クロニジン）[11]

関節痛

▶薬物療法：NSAIDs，アセトアミノフェン，オピオイド[1]

・薬物療法で対処困難な場合は，内分泌治療を中止せず，他剤（別のアロマターゼ阻害薬やタモキシフェン）への変更を考慮する．

骨密度低下，骨粗鬆症

・薬物療法：骨密度の低下（YAM 80％未満）がみられた場合は骨吸収抑制薬の使用を検討する[1]．

▶ビスホスホネート製剤，デノスマブ※

　※デノスマブを使用する場合，低カルシウム血症予防のため，カルシウムとビタミンDの併用が推奨される．

・タモキシフェンへの変更を検討する．タモキシフェンには骨保護効果があり，閉経後の女性においては骨密度を増加させることが報告されている[12]．

薬剤師目線
デノスマブは適応症の違いによって用法・用量が異なることに注意．多発性骨髄腫および固形癌骨転移による骨病変の場合は 120mg を 4 週間に 1 回の皮下投与，骨粗鬆症の場合は 60mg を 6 ヵ月に 1 回の皮下投与とされており，使用法の違いに注意する必要がある．

乳癌

第3章　がん種別抗がん薬

■ 引用文献

1) 日本乳癌学会 編：がん診療ガイドライン1 治療編 2018年版（第4版），金原出版，2018.

2) ノバルティスファーマ株式会社：フェマーラ®錠2.5mg 添付文書，2017年7月改訂（第6版）.

3) Coates AS, et al：J Clin Oncol，25：486-492，2007.（PMID：17200148）

4) ノバルティスファーマ株式会社：フェマーラ®錠2.5mg インタビューフォーム，2017年7月改訂（第6版）.

5) Dowsett M, et al：Clin Cancer Res，5：2338-2343，1999.（PMID：10499602）

6) 骨粗鬆症の予防と治療ガイドライン作成委員会 編：粗鬆症の予防と治療ガイドライン 2015年版（第1版），ライフサイエンス出版，2015.

7) Hillner BE, et al：J Clin Oncol，21：4042-4057，2003.（PMID：12963702）

8) Henry NL, et al：J Clin Oncol，30：936-942，2012.（PMID：22331951）

9) Loprinzi CL, et al：J Clin Oncol，27：2831-2837，2009.（PMID：19332723）

10) Toulis KA, et al：Clin Ther，31：221-235，2009.（PMID：19302896）

11) Goldberg RM, et al：J Clin Oncol，12：155-158，1994.（PMID：8270972）

12) Eastell R, et al：J Clin Oncol，26：1051-1057，2008.（PMID：18309940）

乳癌

アロマシン®
（エキセメスタン）

▶ 錠 25mg

Point!

✔服用量は体表面積によらず一定で，1日1回25mgを内服する．

✔ステロイド系の非可逆的なアロマターゼ阻害薬である．

✔単剤で用いる場合と，分子標的薬との併用で用いられる場合がある．

薬剤情報

- 薬効分類：アロマターゼ阻害薬（ホルモン療法薬）
- レジメン：アロマシン® 単剤，アフィニトール® 錠との併用
  1日1回連日内服
- 適応：術後 / 進行・再発
- 効能または効果：閉経後乳癌

服用方法

- 用法・用量

①アロマシン® 単剤

- エキセメスタンとして1日1回25mgを食後に経口投与[1]
- 服用期間：術後補助療法は5年間[2]，進行・再発症例に対しては原則，病勢進行が認められるまで継続する．
- 1日に1回，食後の服用であるため，患者の生活スタイルに合わせて，朝・昼・夕から選択する．

②アロマシン® 錠＋アフィニトール® 錠併用療法

- エベロリムス1日1回10mg経口投与との併用において，エキセメスタンとして1日1回25mgを食後に経口投与[1, 3]
- 服用期間：連日内服し，原則，病勢進行が認められるまで継続．

第3章 がん種別抗がん薬

閉経後ホルモン受容体陽性乳癌患者に対する術前内分泌療法は，術前化学療法と比較し，奏功率や乳房温存率の有効性は同等であり，有害事象の発生は明らかに少ないとされる．しかし，長期予後への影響は不明であること，至適投与期間も不明であることから，現時点では推奨されない治療法と言える[4]．

対象症例

- ホルモン受容体陽性の閉経後の患者（年齢中央値64歳）[2]

服薬継続率

- アロマターゼ阻害薬を開始された患者の32.4%は，有害事象により2年以内に内服中断しているとする報告がある[5]．
- 内服中止された原因として最も頻度が高かった有害事象は，筋骨格系症状（関節痛や筋肉痛など）であった[5]．
- 有害事象の中にはほてり感やイライラ感などの更年期症状といった婦人科系症状も多いが，エビデンスレベルの高い有効とされる対応がなく，早期発見が重要となる．
- 骨粗鬆症のリスクが高い患者においては，定期的な骨密度の測定の推奨や医師への呼びかけも必要である．
- 一般的に内服期間が長期にわたることも少なくないため，経済的な面の配慮も必要となってくる．薬価だけではなく，製剤的な特徴ももちろんのことだが，先発医薬品・後発医薬品の知識なども交えて患者へ説明する必要がある．

ホルモン受容体陽性の閉経後乳癌患者に対する術後補助療法は，5年間のアロマターゼ阻害薬内服が標準治療である．タモキシフェン2～3年投与後アロマターゼ阻害薬に変更し投与する方法やタモキシフェン5年投与後にアロマターゼ阻害薬を5年投与した計10年間の内分泌療法では，乳癌再発率が低下する[6-8]．アロマターゼ阻害薬5年間の使用と10年間の使用を検討

アロマシン®

された結果，10年間内服することで対側乳癌の発生あるいは再発の減少が期待されるが，骨折の頻度，骨粗鬆症発症，骨痛の増加が認められた．このため，再発リスクが高いと考えられる患者に用いるべきである[4]．

乳癌

1 初回面談時

check
□ 用法・用量について説明する

▶ 1日1回，1錠を食後に内服することを説明する．

□ 服薬期間について説明する

▶ 術後補助療法であれば原則5年間，進行・再発症例であれば病勢進行が認められるまで内服する．

□ 閉経状態の確認を行う

▶ 12ヵ月以上の無月経か，エストラジオールやFSHを測定して判断する．

□ 有害事象の評価を説明する

▶ 主なものは更年期障害，関節痛（手指関節・手首・膝），骨密度低下，脂質代謝異常である．

□ 薬を飲み忘れた時の対応を説明する

▶ 飲み忘れた場合は，次の服用時間に1回分服用する．
▶ 絶対に2回分を一度に飲まない．
▶ 飲み忘れのために1日分内服できないことは，薬効には大きな影響を及ぼさないと考えられる[9]が，可能な限り飲み忘れのないような指導を心がけなければならない．

□ 骨密度の確認

▶ dual-energy X-ray absorption（DEXA）法を用いて腰椎と大腿骨近位部の両者を測定することが望ましい[10]

□ 開始のタイミングについて確認する

▶ 化学療法を併用する場合，化学療法終了後に開始する．
▶ 放射線療法と内分泌療法の併用による治療成績の低下や有害事象の増加はなく，同時併用可能である[11, 12]．

第3章　がん種別抗がん薬

初回服薬指導のポイント

▶ アドヒアランスが保てない最も大きな要因として，筋骨格系症状が72.5%である[5]．軽度なものの場合，鎮痛薬（NSAIDsなど）での対応が可能であることが多いが，日常生活に支障を来すものの場合，ほかのアロマターゼ阻害薬やタモキシフェンへの変更を検討する必要がある．

▶ 骨密度若年成人平均値（YAM）の70%以下，またはYAMの70%より大きく80%未満で，骨折の既往などがある場合は，経口ビスホスホネートやCa製剤，ビタミンD製剤の併用を検討する必要がある[10, 13]．

薬剤師目線

アロマターゼ阻害薬同士の比較

閉経後ホルモン受容体陽性乳癌を対象としてエキセメスタンとアナストロゾールを比較したMA.27試験では，出現する有害事象に違いは見られたものの，無イベント生存率に有意差はなく，全生存期間も同等であった．骨折率にも差は見られなかった[14]．また，アナストロゾールとレトロゾールを比較したFACE試験では無病生存期間，全生存期間ともに両剤で差は認めなかった[15]．よって，わが国において使用可能なアロマターゼ阻害薬3剤間の有効性に差はなく，主治医の判断により選択されている．

食事との相互作用

・用法・用量の項に食後内服と記載されている．

・アロマシン®錠の第I相試験において絶食下および食後投与で食事の影響を検討したところ，エストロゲン抑制作用に対する食事の影響は認められなかった．またCmaxおよびAUCは食後投与では絶食下投与よりそれぞれ約50%および約30%増加したが，統計学的に有意な差は認められなかったことから，以後の臨床試験は食後投与で行われ，これらの結果を基に，「1日1回食後に経口投与する」という用法・用量が設定されている[16]．

アロマシン®

乳癌

:: 指導資材（p382 付録参照）

①指導ツール：Take care! アロマシン®Q&A（ファイザー株式会社）

②治療日誌：Take care! アロマシン®治療日誌（ファイザー株式会社）

:: アドヒアランス向上のためのポイント

Ⓐ 主な有害事象の発現率[2]

・関節痛　35.7%（Grade 3 以上：4.2%）

・ホットフラッシュおよび発汗　35.1%（Grade 3 以上：0.6%）

・筋肉痛　10.7%（Grade 3 以上：0.7%）

・骨粗鬆症　10.2%（Grade 3 以上：0.3%）

・骨折　5.1%（Grade 3 以上：2.6%）

Ⓑ アドヒアランス低下の主な要因[12]

・筋骨格系症状（関節痛，筋肉痛など）：72.5%

・ホットフラッシュ：3.2%

Ⓒ アドヒアランス不良因子[12]

・若年者（55 歳未満）

・タキサン系薬剤を用いた化学療法治療歴

Ⓓ その他

・長期内服による骨粗鬆症に留意し，必要に応じて経口ビスホスホネート製剤の内服を検討する．また閉経後乳癌においては，体重増加は再発リスクを高めることが知られている．そのため適度な運動を行うことは骨折の予防だけでなく，体重コントロールにも有用であるため，積極的に推奨する．

・病的骨折のリスクが高い場合は，タモキシフェンへの変更も考慮すべきである．

231

第3章　がん種別抗がん薬

2　継続面談時

check

☐ アドヒアランスを確認する

▶ 1日1回のみの薬剤であるため，ほかの薬剤を服用しない場合，ついうっかり内服を忘れる患者も少なくない．しっかりと決められた時間に内服しているか，残数により確認し，必要に応じて再指導を行う．

☐ 有害事象を評価する

▶ 特にアドヒアランスの低下要因となる，関節痛などの筋骨格系症状やホットフラッシュの有無を評価する．ホットフラッシュに関しては，内服開始初期に起こりやすいが，徐々に落ち着いていく患者も多い．

☐ 採血検査値を確認する

▶ 肝炎，AST，ALT，Al-P，γ-GTP などの上昇を伴う肝機能障害，黄疸が現れることがあるので，観察を十分に行い，異常が認められた場合には投与を中止し専門医への紹介を提案する．

▶ ほかのアロマターゼ阻害薬（アリミデックス®錠，フェマーラ®錠）と比較して，高 LDL コレステロール血症の発現頻度は低い[1, 13]．

▪▪ 継続時服薬指導のポイント

・ホルモン療法の有効性は確立しているため，副作用は可能な限りコントロールして内服を継続できるよう支援しなければならない．

・関節痛はアロマターゼ阻害薬内服中患者の約 1/3 に認められる．症状としては内服開始3ヵ月後頃に出現しやすいため，1〜2ヵ月で症状の確認を行う．

・関節痛は，手指関節・手首・膝関節に高頻度に認められ，起床時にこわばりが強く，関節を動かしていくことで症状が緩和するという特徴を持つ．

・骨密度がアロマターゼ阻害薬の開始時に正常範囲内であれば骨粗鬆症のレベルまで低下することはまれではあるが，骨密度が低めで開始された場合は骨密度が低下する可能性がある[17]．

・ホットフラッシュはホルモン治療開始後，2〜3ヵ月で現れはじめ，徐々に改善することが多いが，数年にわたり継続するこ

アロマシン®

表1 ホットフラッシュの重症度

Grade 1	Grade 2	Grade 3	Grade 4/5
軽度の症状がある. 治療を要さない.	中等度の症状がある. 身の回り以外の日常生活動作の制限	高度の症状がある. 身の回りの日常生活動作の制限	該当なし

（文献 18 より引用）

乳癌

ともある. 問診で症状の程度, 付随症状, 生活への影響を評価する. 付随する症状により QOL の低下をもたらす危険性もあり, 適切に対処されない場合は, ホルモン治療の服薬アドヒアランス低下のリスクとなる. 重症度として Grade 2 や 3 の患者（**表1**）は, 医学的介入を考慮する必要がある.

アドヒアランスが保てない場合の対応

筋骨格系症状

・症状緩和には運動療法が有効と言われている[13]. 症状緩和に対する薬物療法としては NSAIDs やビタミン E を用いた報告がある[19,20]が, エビデンスの高い報告はない.

・有害事象で中止された患者も別のアロマターゼ阻害薬やタモキシフェンに変更することで 38.6% が内服継続可能になったと報告されている[5].

骨密度低下・骨折

・骨密度に関しては, 1 ～ 2 年ごとのモニタリングが推奨される[9,17]. 特に**表2**に示すような骨粗鬆症の高リスク患者においては DEXA 法などを用いた骨密度の評価をホルモン薬投与前に行う[13]. 骨粗鬆症の診断において, 骨粗鬆症の予防と治療ガイドラインでも推奨されている DEXA 法は, エネルギーの低い 2 種類の X 線を使用してその透過度より骨密度を測定・評価する. 診断には, 腰椎と大腿骨近位部の両者を測定することが望ましいとされている. 骨密度は骨折リスク評価に有用とされており, 特に大腿骨近位部骨密度はあらゆる骨折の予知能に優れている[10].

第3章　がん種別抗がん薬

表2 骨粗鬆症のリスク因子

65 歳以上の女性
下記の条件を満たす 60〜64 歳
家族歴あり／非外傷性骨折の既往／体重 70kg 未満／その他の危険因子
アロマターゼ阻害薬内服中の閉経後女性
治療により早期閉経を来した女性

- 米国臨床腫瘍学会（ASCO）のガイドラインにおいて，適度な運動と Ca およびビタミン D の摂取が推奨されている．
- アロマターゼ阻害薬内服中は骨折の頻度は上昇するが，内服終了後は減少する[17]．

ほてり・ホットフラッシュ

- まずは温度調整しやすい服装や環境調整を心がける．ストレスや緊張，飲酒，カフェイン摂取，喫煙などは避けるよう生活指導を行う．
- 女性ホルモン補充療法は，通常の更年期障害には最も効果的な治療法ではあるが，エストロゲン受容体陽性乳癌症例には禁忌である．
- 薬物療法として，SSRI，SNRI，ガバペンチン，クロニジンなどの有効性が報告されているが，いずれもわが国においては保険適用外である[13]．
- エビデンスが十分だとは言えないが，漢方薬が有効とする報告もある．ただし，効能・効果の項に更年期障害と記載のある漢方薬の中にも弱エストロゲン作用により効果を示している可能性もあり，注意が必要である．
- 当帰芍薬散，加味逍遙散，桂枝茯苓丸は血中のエストラジオール濃度を増加させずにホットフラッシュ症状を改善することが報告されており[21]，使用することが可能である．
- サプリメントの使用はエビデンスが不十分である．ホットフラッシュ対策として，市販のエストロゲン作用のあるもの（大豆イソフラボン，ザクロなど）は推奨されない．

234

アロマシン®

■ 引用文献

1) ファイザー株式会社：アロマシン®錠添付文書，2015年7月改訂（第11版）．
2) van de Velde CJ, et al：Lancet, 377：321-331, 2011.（PMID：21247627）
3) ノバルティスファーマ株式会社：アフィニトール®錠添付文書，2018年6月改訂（第13版）．
4) Henry NL, et al：J Clin Oncol, 30：936-942, 2012.（PMID：22331951）
5) 三浦重人ほか：癌と化学療法，29：1189-1197, 2002.
6) 骨粗鬆症の予防と治療ガイドライン作成委員会 編：骨粗鬆症の予防と治療ガイドライン2015年版，ライフサイエンス出版，2015.
7) Ahn PH, et al：J Clin Oncol, 23：17-23, 2005.（PMID：15545666）
8) Harris EE, et al：J Clin Oncol, 23：11-16, 2005.（PMID：15545665）
9) 増田慎三 編：乳がん薬物療法副作用マネジメント プロのコツ，メジカルビュー社，2017.
10) 医薬品医療機器総合機構：承認情報（医療用医薬品），アロマシン®錠25mg効能・効果，用法・用量，使用上の注意（案）及びその設定根拠．
11) Janni W, et al：Cancer Treat Rev, 36：249-261, 2010.（PMID：20133065）
12) 有害事象共通用語基準 v5.0 日本語訳 JCOG版，2018.
13) Presant CA, et al：Clin Breast Cancer, 7：775-778, 2007.（PMID：18021478）
14) 蒔田益次郎ほか：乳癌の臨床，23：413-416, 2008.
15) 野口将道：産婦人科漢方研究のあゆみ，23：28-34, 2006.
16) Goss PE, et al：J Clin Oncol, 26：1948-1955, 2008.（PMID：18332475）
17) Mamounas EP, et al：J Clin Oncol, 26：1965-1971, 2008.（PMID：18332472）
18) Jakesz R, et al：J Natl Cancer Inst, 99：1845-1853, 2007.（PMID：18073378）
19) 日本乳癌学会 編：乳癌診療ガイドライン1治療編2018年版，金原出版，2018.
20) Goss PE, et al：J Clin Oncol, 31：1398-1404, 2013.（PMID：23358971）
21) Smith I, et al：J Clin Oncol, 35：1041-1048, 2017.（PMID：28113032）

乳癌

乳癌

イブランス®
（パルボシクリブ）

▶カプセル 25mg，125mg

Point!

✔最も注意すべき副作用は好中球減少である．

✔発熱性好中球減少症は 5％ 未満と低い薬剤である．

薬剤情報

■薬効分類：サイクリン依存性キナーゼ（CDK）4および6阻害薬（分子標的治療薬）

■レジメン：イブランス® ＋内分泌療法剤

■適応：進行・再発

■効能または効果：手術不能または再発乳癌
ホルモン受容体陽性，HER2 陰性の患者

服用方法

■用法・用量

・内分泌療法剤との併用において，パルボシクリブとして 125mg を 1 日 1 回食後に服用する．

・服用期間：3 週間経口投与後 1 週間休薬する．21 日間を 1 コースとして投与する．

・空腹時の服用は避ける（空腹時投与で Cmax および AUC の低下あり[1]）．

イブランス®

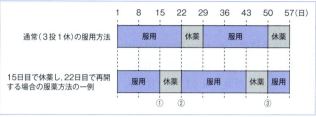

図 パルボシクリブの服用サイクル

> 投与開始後15日目にGrade 3の好中球減少症が発現して休薬した後（図中①），1週間以上の休薬期間があり，好中球減少症がGrade 2以下の場合，29日目を待たずに次サイクルを開始することが可能（図中②）．ただし，次サイクル以降は通常の21日間投与，1週間休薬の投与サイクルで使用する（図中③）．

対象症例：PALOMA-3試験[2]

- PS：0〜1
- 対象年齢：65歳未満75.2%，65歳以上24.8%
- 進行・転移に対する治療ライン数
  0 レジメン：24.2%
  1 レジメン：38.0%
  2 レジメン：25.9%
  3 レジメン：以上11.8%

> 上記の治療ライン数は内分泌療法歴を含めたものであり，2レジメン以上の化学療法歴のある患者は含まれていない．複数レジメンの化学療法が行われた患者の場合はリスクが高い可能性があることを把握し，1週間に1回の頻回な通院を提案するなどの対応を行う．

服薬継続率

- 相対用量強度（Relative Dose Intensity：RDI）：
  PALOMA-2 試験では 93.0％（日本人 74.3％）[3]
  PALOMA-3 試験では 91.7％（日本人 79.5％）[2]

1 初回面談時

check
- □ 用法・用量について確認する
  ▶ 3週間服用後，1週間休薬することを説明する．
- □ アドヒアランスを確認できる治療手帳を渡す
- □ 有害事象を説明する
  ▶ 主なものは好中球減少である．
- □ 有害事象に対する支持療法薬の薬効・使用方法を説明する
- □ 各種検査値を確認する（表1）

初回服薬指導のポイント

- ▶治療ラインとして化学療法歴のない患者も含まれるため，副作用の対処および支持療法薬の使い方について，初めて説明を受ける患者もいる．初回指導の前に指導患者がどの治療ラインであるか確認する．
- ▶服用期間と休薬期間を明確に説明する．3週間服用し1週間休薬する．
- ▶日本人では好中球減少症による休薬が約90％，減量が約50％に認められており，日本人以外と比べて高頻度である．しかし，発熱性好中球減少症は5％未満と低い．好中球減少症の発現時期は中央値15日，持続期間は中央値7日である[2,3]．特に注意すべき期間や手洗い，うがい，マスク着用などの感染予防について指導する．

イブランス®

表1 イブランス®の投与開始基準

投与開始基準	
	過去に実施した抗がん治療または外科的処置の急性毒性が Grade 1 以下にまで回復している（脱毛症を除く）.
ECOG PS	0～2
好中球数	1,500/mm³ 以上
血小板数	100,000/mm³ 以上
血色素量	9.0 g/dL 以上
AST，ALT	施設基準値上限の 3 倍未満
総ビリルビン	施設基準値上限の 1.5 倍未満

乳癌

:: 食事との相互作用

・食後投与と比較すると，空腹時投与で Cmax：38%，AUC：21% 低下するため，空腹時の服用は避ける[1].

・グレープフルーツ：CYP3A の代謝活性を阻害し，本剤の血中濃度が上昇するため避ける.

:: 指導資材（p382 付録参照）

治療日誌：イブランス®カプセルを服用される方へ（ファイザー株式会社）

:: アドヒアランス向上のためのポイント

A 有害事象を把握する：PALOMA-3 試験[2]

▶ アドヒアランスに影響する血液毒性以外の主な有害事象の発現率（345 例）

・疲労　33.0%（Grade 3 以上：1.7%）

・悪心　25.2%（Grade 3 以上：0.3%）

・口内炎　20.3%（Grade 3 以上：0.6%）

・脱毛症　16.5%（Grade 2 以上：1.4%）

・感染症　14.5%（Grade 3 以上：1.2%）

・下痢　13.0%（Grade 3 以上：0.0%）

▶ 日本人での発現率（27 例）

第3章　がん種別抗がん薬

・口内炎　44.4%（Grade 3 以上：0.0%）

・悪心　25.9%（Grade 3 以上：0.0%）

・感染症　25.9%（Grade 3 以上：0.0%）

・疲労　22.2%（Grade 3 以上：0.0%）

・発疹　22.2%（Grade 3 以上：3.7%）

・脱毛症　11.1%（Grade 2 以上：0.0%）

・下痢　11.1%（Grade 3 以上：0.0%）

B アドヒアランス低下の主な要因

　投与中止に至った因果関係を問わない血液毒性以外の有害事象の種類と発現率

▶ PALOMA-2 試験：43 例（9.7%）[3]

・ALT 増加，疾患進行：各 3 例（0.7%）

・急性腎不全，AST 増加，下痢，疲労，感染症，悪性黒色腫，発疹：各 2 例（0.5%）

▶ PALOMA-3 試験：13 例（3.8%）[2]

・ALT 増加，骨痛，疾患進行，DIC，薬物性肝障害，呼吸困難，丹毒，悪心，皮膚病変，声帯麻痺：各 1 例（0.3%）

C 飲み忘れ

・服用する日は，毎日同じ時間に服用するように指導する．

・飲み忘れた場合は，翌日に 1 回分を服用し，飲み忘れ分を服用しないように指導する．

D 過量投与

・PALOMA-2 試験では，パルボシクリブ＋レトロゾール群において，16.4%（73/444 例）の患者でパルボシクリブの過量服用がみられ，このうち 5 例にパルボシクリブの過量服用と関連のある好中球減少症などが認められた[3]．

・パルボシクリブの過量投与に対する解毒剤は知られていない．過量投与が認められた場合は，休薬や血液分画の確認など一般的な処置と対症療法を行う．

イブランス®

> **薬剤師目線**
> パルボシクリブの休薬・減量・中止の多くは血液毒性によるものである．しかし，中止に至った理由に悪心，下痢などが含まれており，適切な支持療法を行うことでこれらの理由による減量・休薬・中止を減少させることができると考える．

乳癌

2 継続面談時

check

☐ **アドヒアランスを確認する**
- ▶口頭のみでなく，日誌の記録を参照しながら服用状況を確認する．

☐ **有害事象を評価する**
- ▶血液毒性以外での減量・休薬を生じないように，支持療法薬の使用方法を含めた有害事象対策ができているか確認する．

☐ **各種検査値を確認する**（表2）

継続時服薬指導のポイント

・パルボシクリブは3週間服用，1週間休薬が基本スケジュールであるが，臨床試験データより，好中球減少症などで休薬・減量する症例が多く認められる．初回に説明したとしても，指示通り服用できているかについて，手帳を用いて確認することが重要である．

・治療日誌を持参しない患者については，キーパーソンを確認し，キーパーソンを含めたアドヒアランスの確認をできる体制を構築する．

・副作用としては，好中球減少症がカバーするべき重要な副作用である．発熱性好中球減少症を発症しないよう，感染予防を行えているか確認する．

・PALOMA-3試験では345例中30例（8.7%）にG-CSF製剤を2次予防として使用していた．しかし，発熱性好中球減少症の

241

第3章　がん種別抗がん薬

表2 イブランス®の投与再開基準，休薬基準，減量基準

Ａ 好中球減少症および血小板減少症に対する用量調節

副作用	処置
Grade 1 または 2	同一投与量を継続する．
Grade 3	休薬し，1週間以内に血液検査（血球数算定）を行う．Grade 2 以下に回復後，同一投与量で投与を再開する．Grade 3 の好中球減少の回復に1週間以上を要する場合や次サイクルで Grade 3 の好中球減少が再発する場合は，減量を考慮する．
Grade 3 好中球減少に付随して 38.5℃ 以上の発熱または感染症がある場合	Grade 2 以下に回復するまで休薬する．回復後，1レベル減量し投与を再開する．
Grade 4	Grade 2 以下に回復するまで休薬する．回復後，1レベル減量し投与を再開する．

Ｂ 非血液系の副作用に対する用量調節

副作用	処置
Grade 1 または 2	同一投与量を継続する．
Grade 3 以上治療しても症状が継続する場合	Grade 1 以下または Grade 2 で安全性に問題がない状態に回復するまで休薬する．回復後，1レベル減量し投与を再開する．

表3 減量して投与を継続する場合の投与量

減量レベル	投与量
通常投与量	125mg/ 日
一次減量	100mg/ 日
二次減量	75mg/ 日

発現率は5％未満であること[2]から，G-CSF の必要性は低いと考えられる．

■■ 減量方法（表3）

1日単位量として 25mg/ 日で減量．減量の最低投与量は 75mg/ 日までとする．

イブランス®

薬剤師目線

PALOMA-3 試験において，パルボシクリブ＋フルベストラント群で 3 サイクル以上治療を継続し，好中球減少症を発現した患者では，パルボシクリブの投与量を 1 レベル以上減量した集団と減量しなかった集団で無増悪生存期間（PFS）に差がなかったことが示されている[2] ため，無理せず減量基準に従い投与量を減量する．

乳癌

∷ アドヒアランスが保てない場合の対応

Ａ飲み忘れた場合

・飲み忘れた原因を確認し，原因に応じた対策を検討する．

Ｂ有害事象によるアドヒアランス低下の場合

口内炎

▶ 第 1 選択薬：含漱用アズレンスルホン酸 Na 配合顆粒

・口腔ケアを行い，口腔内を清潔に保つことが重要．

悪心

▶ 第 1 選択薬：メトクロプラミド錠 5mg（用法通りに服用したにもかかわらず，持続する場合は 1 日 3 回の定期内服を考慮）

※予測性の関与が疑われる場合はロラゼパム錠 0.5mg の使用を考慮

下痢

▶ 第 1 選択薬：ロペラミドカプセル 1mg：4 時間あけて 1 カプセル追加．改善なければさらに 4 時間あけて 2 カプセル追加

疲労や食欲不振

・貧血による倦怠感など原病の悪化の可能性もある．食事ができず，自宅で横になることが多くなるようであれば病院に早めに連絡する．

■ 引用文献

1) Ruiz-Garcia A, et al：Cancer Chemother Pharmacol, 79：527-533, 2017.（PMID：28204912）
2) Harbeck N, et al：Ann Oncol, 27：1047-1054, 2016.（PMID：27029704）
3) Finn RS, et al：N Engl J Med, 375：1925-1936, 2016.（PMID：27959613）

乳癌

ベージニオ®
（アベマシクリブ）

▶錠 50 mg，100 mg，150 mg

Point!

- ✓ 肝機能障害，CYP3A 阻害薬併用時は減量を考慮する．
- ✓ 可逆的な血清クレアチニン値上昇が起こることがあるため，服用期間中の腎機能評価にはクレアチニン以外の腎機能マーカーの使用を考慮する．

薬剤情報[1,2]

- ■薬効分類：サイクリン依存性キナーゼ（CDK）4 および 6 阻害薬（分子標的治療薬）
- ■レジメン
  ①ベージニオ® ＋ フルベストラント[3]
  　28 日を 1 コースとして
  ・ベージニオ® 錠　1 回 150mg　1 日 2 回　連日内服
  ・フルベストラント注　1 回 500mg　筋肉内注射　1 コース目：Day1, 15 / 2 コース目以降：Day1
  ②ベージニオ® ＋非ステロイド性アロマターゼ阻害薬（nonsteroidal aromatase inhibitor：NSAI）[4]
  　28 日を 1 コースとして
  ・ベージニオ® 錠　1 回 150mg　1 日 2 回　連日内服
  ・レトロゾール錠 2.5mg または アナストロゾール錠 1mg　1 日 1 回　連日内服
- ■適応：進行・再発
- ■効能または効果：ホルモン受容体陽性 かつ HER2（human epidermal growth factor receptor 2：ヒト上

ベージニオ®

表1 臨床試験の選択基準

全身状態		ECOG PS が1以下
肝機能検査	ビリルビン	2.25 mg/dL 以下※
	ALT および AST	AST≦90 U/L※ または ALT≦126 U/L(男性), 69 U/L(女性)※. [肝転移が認められる場合は, AST≦150 U/L※ または ALT≦210U/L(男性), 115 U/L(女性)※]
骨髄機能検査	好中球数	1.5×10^9/L 以上
	血小板数	100×10^9/L 以上
	ヘモグロビン	8 g/dL 以上
腎機能検査	血清クレアチニン	1.605mg/dL(男性), 1.185mg/dL(女性)以下※

※日本臨床検査標準協議会共用基準値上限をもとに算出

(文献 2-4 より引用, 一部改変)

皮増殖因子受容体2型)陽性の手術不能または再発乳癌

服用方法

■ 用法・用量[1]
- 内分泌療法との併用において, アベマシクリブとして1回150mg を1日2回経口投与する.
  ▶ 肝機能障害患者, CYP3A 阻害薬使用患者では減量を考慮する.

対象症例

国際共同第Ⅲ相試験での対象患者(MONARCH2 試験[3], MONARCH3[4]試験)(表1)

① アベマシクリブ＋フルベストラント：ホルモン受容体陽性かつ HER2 陰性であり, 内分泌療法歴のある手術不能または再発乳癌患者(18歳以上).

② アベマシクリブ＋ NSAI：ホルモン受容体陽性かつ HER2 陰性であり, 内分泌療法歴のない手術不能または再発乳癌患者(18歳以上, 閉経後).

第3章 がん種別抗がん薬

> CDK阻害薬であるアベマシクリブとパルボシクリブについて直接比較した臨床試験はない．両者の違いとして，投与スケジュール，副作用プロファイルの違い，一次治療での併用薬の違い等が挙げられる．副作用についてはCDKへの阻害作用の差異に関する報告があり，in vitroの試験ではパルボシクリブがCDK4およびCDK6を同程度に阻害するのに対し，アベマシクリブはCDK4に14倍高い選択性を示す[5]．CDK6は骨髄での造血幹細胞の分化に関連する[6]ために，パルボシクリブの骨髄抑制の頻度が高いと考えられている．

服薬継続率

- MONARCH2試験では，試験途中で副作用による規定用量の変更（減量）があった．試験全体での用量強度（Dose intensity）：273.1mg/日，相対用量強度（RDI）：79.82%（プラセボ：97.39%）[3]．
- MONARCH3試験：RDI中央値：85.67%（プラセボ：98.11%）[4]

1 初回面談時

check
- [ ] ホルモン療法薬が併用されていることを確認する
- [ ] 検査値を確認する（表1）
  - ▶ 重度の肝障害（Child-Pugh分類C）のある患者では，アベマシクリブの曝露量が増加し，消失半減期が延長するため，1回150mg 1日1回に減量する[1]．
- [ ] 薬物相互作用を確認する[2]
  - ▶ CYP3A阻害薬・誘導薬：アベマシクリブは主にCYP3Aにより代謝される．
  - ・CYP3A阻害薬との併用においては血中濃度が上昇するおそれがあるので，減量を考慮する（表2）．
  - ・CYP3A誘導薬との併用では血中濃度が低下し，効果が減弱するおそれがあるので，CYP3A誘導作用のない代替薬を考慮する．
- [ ] 用法・用量について説明する

ベージニオ®

□ 有害事象の評価について説明する

▶ 主な有害事象は肝機能障害，下痢，好中球数減少，脱毛，間質性肺疾患である．

□ 有害事象に対する支持療法薬の薬効・使用方法を説明する

□ 薬を飲み忘れた時の対応を説明する

▶ 基本的には，飲み忘れた場合はその回をとばして次の回から服用を再開する．
▶ 国際共同第Ⅲ相試験では，12 時間 ± 2 時間での投与が許容されていた[2]．

乳癌

薬剤師目線

腎トランスポーターを介した相互作用の可能性：
in vitro において，アベマシクリブとその活性代謝物は腎トランスポーター OCT2，MATE1 および MATE2-K を阻害することが報告されている．外国人におけるアベマシクリブとメトホルミン併用時の薬物動態として，メトホルミンの $AUC_{0\sim\infty}$ が増加したとの報告がある．また，*in vitro* において，P 糖タンパクおよび BCRP を阻害することも報告されているため，各トランスポーターの基質薬と併用した場合，薬物相互作用を示す可能性が考えられる[7]．

∷ 初回服薬指導のポイント

患者に対して下痢が発現する可能性について説明し，症状発現時の対応をあらかじめ指導しておく．とくに Grade 2 以上の下痢

表2 代表的な CYP3A 阻害薬併用時の推奨用法・用量（併用が避けられない場合）

CYP3A 阻害薬	予想される総活性物質曝露量の増加（非結合型 AUC 比）	アベマシクリブの推奨用法・用量
イトラコナゾール	3.78	1 回 50mg を 1 日 2 回
クラリスロマイシン	2.45	1 回 100mg を 1 日 2 回
ジルチアゼム	2.37	1 回 100mg を 1 日 2 回
ベラパミル	1.62	1 回 100mg を 1 日 2 回

（文献 2 より引用，一部改変）

第3章　がん種別抗がん薬

は最初の1コースに起こりやすく，発現までの中央値は6.0日[3]，8.0日[4]であった.

食事との相互作用

・健康成人24例に150mgを食後投与したとき，空腹時投与と比較してAUC$_{0\sim\infty}$およびCmaxが増加するが，治療濃度域の範囲内であり，食事に関係なく服用できる[2].
・アベマシクリブは主にCYP3Aによって代謝されるため，強力なCYP3A阻害作用をもつ薬や食物とは併用を避けることが望ましい[1]. 患者には，グレープフルーツジュースなどCYP3Aへの阻害作用が報告されている柑橘類の摂取を控えるよう指導する.

指導資材（p382 付録参照）

①ベージニオ®を服用される患者さんへ（日本イーライリリー株式会社）
②ベージニオ®ダイアリー（日本イーライリリー株式会社）

アドヒアランス向上のためのポイント

A 主な有害事象の発現率

主な有害事象の発現率を表3に示す.

表3　ベージニオ®の主な有害事象発現率

	アベマシクリブ＋フルベストラント ［MONARCH2 試験］ (*n*=441)		アベマシクリブ＋ NSAI ［MONARCH3 試験］ (*n*=327)	
	全 Grade	Grade 3 以上	全 Grade	Grade 3 以上
ALT 増加	13.4%	4.1%	15.6%	6.1%
下痢	86.4%	13.4%	81.3%	9.5%
好中球減少症	46.0%	26.5%	41.3%	21.1%
肺臓炎	2.0%	0.4%	2.1%	0.3%
悪心	45.1%	2.7%	38.5%	0.9%
疲労	39.9%	2.7%	40.1%	1.8%
脱毛症	15.6%	-	26.6%	-

ベージニオ®

表4 アドヒアランス低下の主な要因

	アベマシクリブ+フルベストラント［MONARCH2試験］ （*n*=441）	アベマシクリブ+NSAI［MONARCH3試験］ （*n*=327）
副作用のため中止した患者の割合	15.9% （下痢：2.9%，好中球減少：1.6%）	19.6% （下痢：1.8%，好中球減少：1.8%）
副作用のため減量した患者の割合	42.9% （下痢：18.8%，好中球減少：10.0%）	43.4% （下痢：2.8%，好中球減少：1.3%）

乳癌

B アドヒアランス低下の主な要因

アドヒアランス低下の主な要因を**表4**に示す．

C アドヒアランス不良因子

・臨床試験においてアドヒアランス不良因子に関する報告はされていない．

D その他（治療マネジメントなど）

・臨床試験において肝機能障害および好中球減少症については，全体集団と比較し日本人集団で高い傾向が認められたため特に注意が必要である．

2 継続面談時

check
- ☐ アドヒアランスを確認する
- ☐ 有害事象を評価する
- ☐ 肝機能検査・骨髄機能検査値を確認する

⠿ 継続時服薬指導のポイント

①肝機能障害

・臨床試験において投与中止に至ったGrade 3以上のAST，ALT増加はアベマシクリブ投与開始後2ヵ月間に集中して発現して

249

第3章　がん種別抗がん薬

いため，投与開始2ヵ月間は2週に1回，その後は月に1回
の頻度で肝機能を確認する[2]

②下痢
・後述の「アドヒアランスが保てない場合の対応」の項を参照
（p252）．

③骨髄抑制
・投与開始2ヵ月は2週に1回，その後の2ヵ月は月に1回，そ
の後は必要に応じて血液検査を行う[2]．

④血清クレアチニン値の上昇
・アベマシクリブ投与開始後1ヵ月以内に認められ，投与期間中
のクレアチニン濃度はベースラインから15～40%程度上昇し
た値で推移し，投与を中止すると1ヵ月以内にベースライン値
まで低下する．アベマシクリブ投与中の血清クレアチニン上昇
の機序は，腎尿細管のクレアチニン分泌に関わるトランスポー
ターを可逆的に阻害することによるものであり，通常，血清尿
素窒素（BUN）やシスタチンCなどの腎機能マーカーに顕著な
変化はみられない．

⑤間質性肺炎
・初期症状（呼吸困難，咳嗽，発熱など）を確認し，必要に応じ
て胸部X線，胸部CT，血清マーカーなどの検査を実施する[2]．

減量方法

▶ 副作用があらわれた場合には，減量方法の項（表5，6）を参
考に休薬または投与量を減量する．減量は1回50mg　1日2回
（1日用量として100mg）までとする[1]．

▶ 重度の肝機能障害のある患者では，アベマシクリブの血中濃
度が上昇するとの報告があるため，減量を考慮するととも
に，患者の状態をより慎重に観察し，有害事象の発現に十分注
意する[1]．

250

ベージニオ®

表5 減量の基準

減量レベル	投与量
通常投与量	1回150mg　1日2回
1段階減量	1回100mg　1日2回
2段階減量	1回50mg　1日2回

（文献1より引用）

表6 副作用発現時の用量調節基準

副作用	程度	処置
下痢	Grade 1	休薬又は減量は不要
	Grade 2	24時間以内に回復しない場合，Grade 1に回復するまで休薬 再開する場合は減量不要
	治療しても症状が継続するかまたは減量せずに再開後に再発したGrade 2	Grade 1に回復するまで休薬 再開する場合，投与量を1段階減量
	入院を要するまたはGrade 3もしくは4	
血液毒性	Grade 1または2	休薬または減量は不要
	Grade 3（初回発現）	Grade 2以下に回復するまで休薬 再開する場合，必要に応じて投与量を1段階減量
	Grade 3（2回目以降の発現）または4	Grade 2以下に回復するまで休薬 再開する場合，投与量を1段階減量
	G-CSF製剤を投与した場合	G-CSF製剤の最終投与後少なくとも48時間以上経過し，かつGrade 2以下になるまで休薬 再開する場合，投与量を1段階減量
上記以外の副作用	Grade 1または2	休薬または減量は不要
	治療しても症状が継続するかまたは再発のGrade 2	ベースラインまたはGrade 1に回復するまで必要に応じて休薬 再開する場合，必要に応じて投与量を1段階減量
	Grade 3または4	ベースラインまたはGrade 1に回復するまで必要に応じて休薬 再開する場合，投与量を1段階減量

（文献1より引用）

乳癌

第3章　がん種別抗がん薬

:: アドヒアランスが保てない場合の対応

下痢[2]

・普段の排便状況を確認し，服用後の排便回数や便の性状の変化に注意する．

・下痢症状が出たら止瀉薬を服用し，脱水を避けるため水分補給を指示する．

・Grade 2以上の下痢（ベースラインと比べて4～6回の排便回数増加）が24時間以上持続する場合や，下痢に伴う吐き気などで水分がとれない，めまい，頭痛，尿量現象，濃縮尿など脱水症状の兆候がある場合は，休薬の上，主治医に連絡するよう指導する[2]．

好中球減少[2]

・表6の基準に沿って適宜休薬・減量を行う．

・発熱性好中球減少症の頻度は低いが，G-CSF製剤を投与した場合には，G-CSF製剤の最終投与後少なくとも48時間以上経過し，かつGrade 2以下になるまで休薬する．再開する場合には，投与量を1段階減量する．

■ 引用文献

1) 日本イーライリリー株式会社：ベージニオ®錠医薬品添付文書，2018年11月（第2版）．

2) 日本イーライリリー株式会社：ベージニオ®錠適正使用ガイド，2018年11月（第2版）．

3) Sledge GW Jr, et al：J Clin Oncol，35：2875-2884, 2017．[PMID：28580882]

4) Goetz MP, et al：J Clin Oncol，35：3638-3646, 2017．[PMID：28968163]

5) Gelbert LM, et al：Invest New Drugs，32：825-837, 2014．[PMID：24919854]

6) Malumbres M, et al：Nat Rev Cancer，3：222-231, 2001．[PMID：11902577]

7) 日本イーライリリー株式会社：ベージニオ®錠インタビューフォーム，2018年11月（第2版）．

大腸癌

UFT®/ロイコボリン(ユーゼル®)
(テガフール・ウラシル・ホリナート療法)

▶配合カプセル T100
▶E 配合顆粒 T100，T150，T200

Point!

✔効果が減弱するので，食事の前後1時間は避けて投与する（ウラシルおよびフルオロウラシル（5-FU）の AUC が66％および37％減少する）．

薬剤情報

■薬効分類：代謝拮抗薬/還元型葉酸製剤（殺細胞性抗がん薬）
■レジメン：UFT®/ロイコボリン療法
　　　　　　28日間服用，7日間休薬（投与期間：術後補助療法では6ヵ月，進行・再発大腸癌に対する治療では病勢進行まで継続）
■適応：術後/進行・再発
■効能または効果：結腸・直腸癌（術後補助化学療法におけるテガフール・ウラシル・ホリナート療法の有効性および安全性は確立していない）

服用方法

■用法・用量[1]
・テガフールとして 300～600mg/ 日と，ホリナートとして 75mg/ 日を1日3回に分けて（食事とは1時間ずらして約8時間ごとに）同時に投与する．1日投与量と投与スケジュールは体表面積より決定する（表1）．
・服用期間：28日間服用しその後7日間休薬する．

表1　1日投与量と投与スケジュール

体表面積 (m²)	UFT®投与量 (mg/日)	1日の投与スケジュール (mg/回)		
		午前	午後	夜間
< 1.17	300	100	100	100
1.17〜1.49	400	200	100	100
1.50〜1.83	500	200	200	100
> 1.83	600	200	200	200

※：朝の投与に比べて夕の投与ではフルオロウラシル (5-FU) のAUCが3倍以上高くなるため，1日投与量を均等に3回に分割できない場合は夕方の投与量を減らす．

(文献1，2より著者作成)

- 効果が減弱するので，食事の前後1時間は避ける．

対象症例

- PS：0〜2（0〜1が95%）[3]
- 対象年齢：20歳以上75歳以下[3]

服薬継続率

- UFT®/ロイコボリン療法において実施クールの95%で，プロトコールで規定された用量の75%もしくはそれ以上を維持できたという報告あり[3]．

> 術後補助療法ではオキサリプラチン併用療法が推奨されているが，オキサリプラチン不耐の場合や強い治療を望まない場合には選択肢となる[4]．また進行・再発に対する臨床試験での対象年齢は75歳以下であったが，オキサリプラチンを含む治療と比較して副作用がマイルドなので実臨床では高齢者に使用する場合もある．開始から2コース目以内は有害事象の発現率が高く，特に高齢者では下痢や口内炎により脱水を招きやすい可能性がある．1日の排便回数がベースラインと比べて7回以上になる場合や，食事の摂取量が普段の半分以下になる場合は，病院に連絡するよう指導する．

UFT®/ロイコボリン（ユーゼル®）

1 初回面談時

check

☐ 前治療歴を確認する

▶ 血中フルオロウラシル（5-FU）濃度が著しく上昇し，重篤な骨髄抑制や下痢・口内炎などが発現する可能性があるため，テガフール・ギメラシル・オテラシルカリウム配合剤（S-1）投与中および投与中止後少なくとも7日以内は併用禁忌である．またUFT®は肺癌・乳癌・頭頸部癌・膀胱癌などの複数の癌種に適応があるため，大腸癌以外の癌種での治療歴や残薬の有無も確認する．

☐ 用法・用量について説明する

▶ 28日間内服用，7日間休薬のスケジュールであり，休薬期間がある薬であることを説明する．

▶ 食事の影響を受けるので，食事の前後1時間は避けることを説明する．食事の時間や生活習慣を確認し，服用時間を患者と共に検討する．起床時や就寝前は服用時間としてわかりやすいが，就労しているなど生活習慣によっては食事から1時間をあけられないこともある．出勤後や帰宅前のように通勤時間の前後に設定することで空腹時の内服が可能になる場合もある．飲食を伴わない生活習慣を確認しておくとよい．

▶ UFT®配合顆粒の場合はテガフール顆粒が腸溶性なので，かまずに服用することを説明する．

☐ アドヒアランスを確認できる治療手帳を渡す

▶ 服用できたか，休薬期間を確保できたか確認する．

▶ 服用時間と食事摂取時間を記載してもらい，食事の前後1時間をあけられているか確認する．

▶ 服用時間により1回量が異なる場合は，服用したかどうかのチェックを付けるだけではなく，1回量を数字で記載するよう指導する．

▶ 残薬は持参してもらい，記載内容と差異がないかを確認する．

☐ 有害事象を説明する

▶ 主なものは肝障害（総ビリルビン上昇47.7%，ALT上昇36.4%，AST上昇29.5%），下痢（38.6%），口内炎（34.1%）である．

▶ 大腸癌術後の患者では，術前に比べて軟便で頻回の排便が継続している場合も多い．治療開始前後で排便状況がどのように変化したかを評価することが大切なので，治療開始前の排便ベースラインを確認しておく必要がある．排便回数だけではなく，ブリストルスケールを用いて便の性状を確認しておくことも有用である．またストマを造設している患者も多いが，その場合は排便回数を数えるのは難しい．装具から排泄物を捨てる頻度や便の性状を目安にするとよい．

▶ 下痢に伴い腹痛が出現する可能性があるが，原疾患により疼痛が発現している患者もいる．治療開始前から疼痛の有無を確認し，疼痛がある場合はNRSで評価する．

☐ 有害事象に対する支持療法薬の薬効・使用方法を説明する

▶ 下痢や口内炎はアドヒアランス低下の要因となる症状である．

大腸癌

第3章　がん種別抗がん薬

▶下痢が継続すると脱水を招く可能性があるので，1日の排便回数がベースラインと比べて4回以上になる場合は止痢薬を服用し，下痢が12時間以上なくなったら服用を中止するよう説明する．

▶口内炎が発現すると食事摂取に影響しやすいため，症状発現前から口腔内の保清と保湿を継続するよう説明する．疼痛がなくても発赤などの炎症症状を自覚した場合は，抗炎症薬を含む含嗽液を1日数回使用するよう説明する．食後や就寝前は含嗽液を使用しやすいタイミングである．

☐ **薬を飲み忘れた時の対応を説明する**

▶飲み忘れた場合は，次の服用時間に1回分を服用する．
▶2回分を一度に飲まない．
▶残薬がある場合も7日間の休薬期間は確保する．

☐ **各種検査値を確認する（表2）**

:: 初回服薬指導のポイント

▶食後服用で効果が減弱するため，食事の前後1時間を避けて服用する．食事摂取時間や生活習慣を確認し，起床時や就寝前，飲食を伴わない生活習慣の前後など，空腹時の服用をしやすいタイミングを設定する．

表2 UFT®の投与開始・再開基準，減量・休薬基準

	投与開始・再開基準	減量・休薬基準
白血球数	3,000〜12,000/mm³	2,000/mm³ 未満
好中球数	1,500/mm³ 以上	1,000/mm³ 未満
血色素量	9.0g/dL 以上	8.0g/dL 未満
血小板数	100,000/mm³ 以上	75,000/mm³ 未満
総ビリルビン	1.5mg/dL 以下	2.5mg/dL 以上
AST，ALT	100 U/L 以下	150 U/L 以上
クレアチニン	1.5mg/dL 以下	―
下痢	症状なし / 回復	排便回数がベースラインと比べて4回以上
口内炎	症状なし / 回復	症状はあるが食べやすく加工すれば食事摂取できる

※前クールまたは同クールで減量・休薬基準に該当する症状が発現した場合は，再開時に減量を考慮する．特にAST，ALTが200 U/L以上になった場合，排便回数がベースラインと比べて7回以上の下痢や，十分な栄養や水分の経口摂取ができないほどの口内炎が発現した場合は注意する．

（文献3，5より引用）

UFT®/ロイコボリン（ユーゼル®）

▶いつ・どんな時に服薬を止めるか[1]
・黄疸（眼球黄染）が出現した場合
・激しい腹痛，1日7回以上の排便や水様便が出現した場合

▒ 食事との相互作用

空腹時投与に比べて食後投与では，ウラシルのAUC，テガフールから変換されたフルオロウラシルのAUCはそれぞれ66%および37%減少し，ホリナートのAUCは61%上昇する[6].

▒ 指導資材（p382付録参照）

①ユーエフティ®服用のてびき（大鵬薬品工業株式会社）
②服薬記録（大鵬薬品工業株式会社）

▒ アドヒアランス向上のためのポイント

A 主な有害事象の発現率[3,7]
・赤血球減少　50.0%（Grade 3以上：4.5%）
・総ビリルビン上昇　47.7%（Grade 3以上：2.3%）
・ALT上昇　36.4%（Grade 3以上：2.3%）
・AST上昇　29.5%（Grade 3以上：2.3%）
・下痢　38.6%（Grade 3以上：9.1%）
・口内炎　34.1%（Grade 3以上：4.5%）

B アドヒアランス低下の主な要因[3]
・下痢
・口内炎

C アドヒアランス不良因子[3]
・人種差
▶臨床試験において毒性のために治療中断に至った例は日本人で44例中2例，米国人で44例中3例と少数であった．しかし下痢の発現率は日本人で38.6%，欧米人で68.9%，口内炎の発現率は日本人で34.1%，米国人では17.8%と差を認めた．これより人種差が副作用によるアドヒアランス低下を招く因子になると

大腸癌

第3章　がん種別抗がん薬

考えられる.

D その他

　Grade 3以上の有害事象の多くは2コース目終了以前に発現している[3]. 投与開始から2ヵ月間はUFT®を4週間分の処方とせずに2週間ごとに来院させ, 各種検査値やアドヒアランスを確認しながら治療継続することを主治医と検討する.

> **薬剤師目線**
>
> 本療法はGrade 3以上の有害事象が少なく, 服薬継続率も高い. 治療開始直後は頻回のフォローが必要だが, 3コース目以降は来院回数を減らせる可能性がある. 頻回の来院が難しい場合には有用であると考えられる.

2　継続面談時

check

□ アドヒアランスを確認する

▶ 手帳を持参してもらい, 内服の可否, 休薬期間の有無, 内服時間と食事摂取時間（食事の前後1時間をあけているか）, 1回の服用量を確認する. また残薬を持参してもらい数を確認する.

□ 有害事象を評価する

▶ 特にアドヒアランス低下の要因となる下痢や口内炎の有無を評価する. 1日の排便回数, 便の性状, 食事摂取量を確認し, 服用開始前と比べて変化しているかを評価する.

□ 各種検査値を確認する（表2）

▶ 基準の数値は目安である. 著しく基準から外れる場合は医師に確認する.

:: 継続時服薬指導のポイント

・UFT®は空腹時に服用する必要がある. 食事摂取の時間などの生活習慣も確認し, アドヒアランスを評価する.

・肝機能障害, 下痢, 口内炎がアドヒアランス低下の主な要因である. UFT®服用中に食欲不振を伴う全身倦怠感や, 排便状

UFT®/ロイコボリン（ユーゼル®）

表3 UFT®減量時の1日投与量の目安	
減量前	減量後
600mg	400〜500mg
500mg	300〜400mg
450mg	300mg
400mg	300mg

（文献5より引用）

況・食事摂取量の変化がないか，休薬期間中に軽減するかを評価する．

減量方法

テガフールとして100〜200mg/日ずつ減量する（**表3**）．ただし，ホリナートは75mg/日のまま減量しない[2]．

アドヒアランスが保てない場合の対応

下痢[8]

▶第1選択薬：ロペラミド1回1〜2mg，4時間ごとに2mg追加．12時間下痢がなければ中止．

・わが国における承認用量は2mgまでであるが，症状が強い場合や遷延する場合はASCOのガイドラインに沿ってロペラミド4mgで開始することも考慮する．

・感染性下痢が疑われる場合はロペラミド服用により症状悪化を招く恐れがあるため，腹痛，悪心，嘔吐，発熱などの随伴症状を認める場合は原因の鑑別が必要である．

・食事や水分が摂取できない場合は，脱水の恐れがあるため，病院に連絡する．

口内炎[8,9]

▶処方例：アズレンスルホン酸Na水和物10mg，グリセリン60mLを水に溶解して500mLとし1日数回含嗽．

▶処方例：アズレンスルホン酸Na水和物10mg，4％リドカイン5〜10mLを水に溶解して500mLとし1日数回含嗽．

第3章　がん種別抗がん薬

- 口内炎の発現率は米国人で 17.8％ に対し，日本人では 34.1％ と高い[3]．
- 口内炎を発症する前から，口腔内の保清と保湿を継続する．
- 口内炎による疼痛が強く食事摂取に影響する場合は，リドカイン含有の含嗽液を食直前に使用することも有用である．ただしリドカインにより口腔内の感覚低下を来す可能性もあるので，高齢者など嚥下機能の低下が予想される場合は誤嚥にも注意する．
- 口内炎で生じる口腔内疼痛の管理および緩和を目的として，局所管理ハイドロゲル創傷被覆・保護剤（エピシル®）も使用可能である[10]．使用に際して歯科医との連携が必要である．

食欲不振や倦怠感

- 食欲不振を伴う全身倦怠感は，肝機能障害の前兆または自覚症状の可能性がある．黄疸，発熱，皮膚掻痒感，発疹などの有無を確認し，症状を認める場合速やかに病院に連絡する．

■ 引用文献

1) 大鵬薬品工業株式会社：ユーエフティ®配合カプセル，ユーエフティ®E配合顆粒添付文書．2015 年 4 月改訂（第 18 版）．
2) Muggia FM, et al：Clin Cancer Res，2：1461-1467，1996．（PMID：9816321）
3) Shirao K, et al：J Clin Oncol, 22：3466-3474，2004．（PMID：15277535）
4) 大腸癌研究会 編：大腸癌治療ガイドライン医師用 2019 年版．金原出版，2019．
5) 大鵬薬品工業株式会社：ユーエフティ®／ユーゼル®適正使用ミニガイド．2018 年 8 月改定．
6) Damle B, et al：Clin Cancer Res, 7：517-523．2001．（PMID：11297242）
7) 大鵬薬品工業株式会社：ユーエフティ®配合カプセル，ユーエフティ®E配合顆粒インタビューフォーム，2019 年 3 月改訂（改訂第 9 版）．
8) 吉村知哲ほか：がん薬物療法副作用管理マニュアル．医学書院，2018．
9) 厚生労働省：重篤副作用疾患別対応マニュアル 抗がん剤による口内炎．2009．Available at：<https://www.mhlw.go.jp/topics/2006/11/dl/tp1122-1l09.pdf>
10) Meiji Seika ファルマ株式会社：エピシル®口腔用液添付文書．2017 年 9 月（第 2 版）．

大腸癌

ロンサーフ®
(トリフルリジン・チピラシル塩酸塩)

▶ 配合錠 T15，T20

Point!

✔ 服用量は体表面積に合わせて，細かく分かれているので注意が必要.

✔ 服用期間が複雑である.

薬剤情報

- 薬効分類：抗悪性腫瘍薬（殺細胞性抗がん薬）
- レジメン：ロンサーフ®単剤

  5日間内服，2日間休薬，これを2回くり返した後14日間休薬

- 適応：術前 / 術後 / 進行・再発
- 効能または効果：治癒切除不能な進行・再発の結腸・直腸癌

服用方法

- 用法・用量[1]
- ・初回投与量（1回量）を体表面積に合わせての基準量（表1）とし（トリフルリジンとして約 35mg/m^2/ 回），1日2回朝・夕食後服用.
- ・服用期間：5日間連続経口投与したのち2日間休薬をし，これを2回繰り返したのち14日間休薬する．28日間を1コースとして投与をくり返す（図）.
- ・空腹時の服用は避ける.

第3章 がん種別抗がん薬

表1 トリフルリジンの初回投与量の基準値

体表面積 (m²)	初回基準量*						
	1日用量 (mg/日)	1日用量(組み合わせの例)		1日用量 (mg/日)	1日用量(組み合わせの例)	
		15mg錠	20mg錠		15mg錠	20mg錠
1.07未満	70	2錠	2錠	35	1錠	1錠
1.07以上～1.23未満	80	0錠	4錠	40	0錠	2錠
1.23以上～1.38未満	90	6錠	0錠	45	3錠	0錠
1.38以上～1.53未満	100	4錠	2錠	50	2錠	1錠
1.53以上～1.69未満	110	2錠	4錠	55	1錠	2錠
1.69以上～1.84未満	120	0錠	6錠	60	0錠	3錠
		8錠	0錠		4錠	0錠
1.84以上～1.99未満	130	6錠	2錠	65	3錠	1錠
1.99以上～2.15未満	140	4錠	4錠	70	2錠	2錠
2.15以上	150	2錠	6錠	75	1錠	3錠
		10錠	0錠		5錠	0錠

＊トリフルリジン相当量

(文献2より引用)

5日間投薬	2日間休薬	5日間投薬	2日間休薬	14日間休薬	次コース
1日目	8日目		15日目	28日目	29日目

1コース(28日間)

図 トリフルリジンの服用サイクル
(文献2より引用)

対象症例（ロンサーフ®単剤レジメンの場合）

- PS：0～1 [3]
- 対象年齢：65歳未満 43.8%，65歳以上 56.2% [3]
- 2レジメン以上の前治療（4レジメン以上 59.9%）[3]

服薬継続率

- ロンサーフ® 単剤において，5サイクルまで95%以上維持できたという報告あり[4].

ロンサーフ®

薬剤師目線

臨床試験での対象はPS0, 1である．PSが2以上で最終ラインとして治療する場合もあるので，その場合はアドヒアランス低下リスクが高いことを把握し，頻回な通院を提案するなどの対応を行う

ロンサーフ®は実臨床では進行再発大腸癌の3rdライン，4thラインで使用されるので，前治療の影響で骨髄抑制があり好中球減少や血小板減少が強く発現する場合がある．またオキサリプラチンを投与している場合が多く，ロンサーフ®開始後にしびれを訴える患者もいるがそれはロンサーフ®の影響ではなく，前治療のオキサリプラチンによる影響と考えられる．

大腸癌

1 初回面談時

check

□ 用法・用量について説明する

▶5日間内服，2日間休薬を2回くり返し，その後2週間休薬ということを説明する．

□ アドヒアランスを確認できる治療手帳を渡す

▶アドヒアランスが低いと考えられる患者背景（PS 1以上や前治療が4レジメン以上）や要因（疼痛コントロールができていない）を考慮し，目の前の患者のアドヒアランス低下のリスクを評価する

□ 有害事象の評価を説明する

▶主なものは悪心，好中球減少である

□ 有害事象に対する支持療法薬の薬効・使用方法を説明する[1]

□ 薬を飲み忘れた時の対応を説明する

▶服用前6時間以上の間隔をあける
▶飲み忘れた場合は，次の服用時間に1回分服用する
▶絶対に2回分を一度に飲まない

□ 各種検査値を確認する（表2）[2]

※1：アドヒアランス低下のリスクが高い患者には，支持療法薬の使用方法の説明を丁寧に行う．

※2：投与開始基準は目安である．著しく基準から外れる場合は医師に確認する．

263

第3章　がん種別抗がん薬

表2 ロンサーフ®の投与開始基準

	投与開始基準
血色素量	8.0g/dL 以上
好中球数	1,500/mm^3 以上
血小板数	75,000/mm^3 以上
総ビリルビン	1.5mg/dL 以下
AST，ALT	100IU/L 以下（肝転移患者では 200IU/L 以下）
クレアチニン	1.5mg/dL 以下
末梢神経障害	Grade 2以下
非血液毒性	Grade 1以下*

＊ 脱毛，味覚異常，色素沈着，原疾患に伴う症状は除く

（文献2より引用）

▒ 初回服薬指導のポイント

▶ アドヒアランスを保てない原因として，悪心と嘔吐は約30%
である．催吐性リスクは中等度であり，軽度催吐性リスクで
あるS-1よりは吐き気のリスクは高い．頓服のメトクロプラ
ミド錠などの追加を検討する．

▶ いつ・どんな時に経口抗がん薬の服薬を止めるか[2]

・37.5℃以上の発熱がある場合

・制吐剤の効果がない場合や24時間以上食事や水分が取れな
い場合

・治療薬を服用しても下痢がベースラインより1日5回以上発
現する場合

▒ 食事との相互作用

なし．ただし，食後投与は空腹時投与よりもトリフルリジンの
Cmaxが40%程度低く，安全性の観点から食後投与が望ましい
（表3）．

▶ J 001試験[5]でトリフルリジンのCmaxと好中球数減少との
間に有意な相関が認められている．

ロンサーフ®

表3 食事の影響

	AUC（食後 / 空腹時）	Cmax（食後 / 空腹時）
トリフルリジン	変化なし	39% 低下
チピラシル	44% 低下	44% 低下

（文献6より引用）

大腸癌

:: 指導資材（p382 付録参照）

①治療日誌：ロンサーフ服用のてびき（大鵬薬品工業株式会社）

②服薬補助ツール：ブリスターカード（大鵬薬品工業株式会社）

▶薬剤師がセットする誤飲防止のためのツール．ブリスターカードは1回服用錠数が1個，2個，3個，4個の4種類あり，1回投与量 30mg/ 日から 150mg/ 日までのロンサーフ®を1週間分セットできるようになっている．

:: アドヒアランス向上のためのポイント

🅐主な有害事象の発現率[3]

・悪心　48.0%（Grade 3 以上：2.0%）

・嘔吐　28.0%（Grade 3 以上：2.0%）

・下痢　32.0%（Grade 3 以上：3.0%）

・疲労　35.0%（Grade 3 以上：4.0%）

・食欲不振　39.0%（Grade 3 以上：4.0%）

・腹痛　21.0%（Grade 3 以上：2.0%）

🅑アドヒアランス低下の主な要因（未服用理由に占める割合）[3]

・悪心・嘔吐・食欲不振：27.1%

・腹痛：25.9%

🅒アドヒアランス不良因子[3]

・PS ≧ 1

・前治療歴≧ 4

🅓その他（治療マネジメントなど）

　PS が2，3の患者や認知機能が低下している患者では，急激な全身状態悪化や過量内服の可能性があるのでロンサーフ®を2週間分の処方とせずに，1週間ごとに来院させアドヒアランスを確

第3章　がん種別抗がん薬

認して治療を行うことを主治医と検討する

2　継続面談時

check

☐ **アドヒアランスを確認する**[※1]

☐ **有害事象を評価する**[※2]

☐ **各種検査値を確認する（表4）**[※3]

> ※1：口頭より手帳で確認した方が信頼性は高い．特に，この薬は5投2休なので，投与方法を説明することより，アドヒアランスを確認する方が重要である．
>
> ※2：特に，アドヒアランスの低下要因となる悪心や腹痛の有無を評価する．腹痛に関してはNRSでの評価を行う．
>
> ※3：投与開始基準は目安である．著しく基準から外れる場合は医師に確認する．

表4 ロンサーフ®の投与再開基準，休薬基準，減量基準

	投与再開基準	休薬基準	減量基準
血色素量	8.0 g/dL 以上	7.0 g/dL 未満	——
好中球数	1,500/mm³以上	1,000/mm³未満	500/mm³未満
血小板数	75,000/mm³以上	50,000/mm³未満	50,000/mm³未満
総ビリルビン	1.5mg/dL 以下	2.0mg/dL を超える	——
AST，ALT	AST≦75U/l また は ALT≦105U/l（男性），57.5U/l（女性）*．肝転移症例ではAST≦150U/lまたはALT≦210U/l（男性），115U/l（女性）*	AST>75U/l また は ALT>105U/l（男性），57.5U/l（女性）*．肝転移症例ではAST>150U/lまたはALT>210U/l（男性），115U/l（女性）*	——
クレアチニン	1.5mg/dL 以下	1.5mg/dL を超える	——
末梢神経障害	Grade 2以下	Grade 3以上	——
非血液毒性	Grade 1以下**	Grade 3以上	——

＊日本臨床検査標準協議会共用基準値上限をもとに算出
＊＊脱毛，味覚異常，色素沈着，原疾患に伴う症状は除く

:: 継続時服薬指導のポイント

・ロンサーフ®は5日間服用，2日間休薬というスケジュールが複雑である．この通りに服用できているかについて，手帳を用

ロンサーフ®

いて確認する.
- 手帳を持参しない患者については,キーパーソンを含めたアドヒアランスの確認をできる体制を構築する.
- 悪心,骨髄抑制,口内炎がカバーするべき重要な副作用である.ロンサーフ®服用中に吐き気があるか,休薬期間中は軽減するかを評価する.
- 骨髄抑制については,規定通り好中球 $500/mm^3$ で減量を行う.根治を目指す治療ではないので,発熱性好中球減少症が発現する場合や好中球数 $1,000/mm^3$ 以下が継続する場合も減量を検討する.
- 腹部の痛みは原病増悪を示唆する.痛みが強くロンサーフ®自体を服用しない場合もあるので,疼痛管理を積極的に行う.治療対象としては3rdラインや4thラインが多く病状進行が早い場合がある.

大腸癌

∷ 減量方法

コース単位で1日量として10mg減量.最低投与量は30mg/日とする.

> **薬剤師 目線**
> 15mg錠,20mgの規格があり1段階減量でも,それぞれの規格,内服する数量が異なる.説明書を見せながら,具体的に内服する規格数量を説明する.さらに,それで服用できているかを薬の殻や残薬で確認する.

∷ アドヒアランスが保てない場合の対応

悪心・嘔吐[7]
▶ 第1選択薬:メトクロプラミド錠5mg(用法通りに服用したにもかかわらず,持続する場合は1日3回の定期内服を考慮)
▶ 第2選択薬:グラニセトロン錠 2mg
▶ 第3選択薬:オランザピン錠 5mg

267

第3章　がん種別抗がん薬

・予期性が疑われる場合はロラゼパム錠 0.5mg の使用を考慮する.
・支持療法薬を用いても Grade 3 以上の症状が発現して，ロンサーフ®のアドヒアランスが維持できない場合は減量を検討する.

腹痛

・腹水・腹部膨隆や腹痛など原病の悪化の可能性もある.
・腹痛が増悪し，随伴症状の兆候があれば受診した病院に早めに連絡する.

下痢[7]

▶ 第1選択薬：ロペラミドカプセル：4時間あけて1カプセル追加．改善なければさらに4時間あけて2カプセル追加
▶ 第2選択薬：アヘンチンキ：1.5mL/日 分3毎食後

疲労や食欲不振

・貧血による倦怠感など原病の悪化の可能性もある.
・食事ができず，自宅で横になることが多くなるようであれば病院に早めに連絡する.

■引用文献

1) 大鵬薬品工業：ロンサーフ®配合錠添付文書，2017年11月改訂（第4版）.
2) 大鵬薬品工業：ロンサーフ®適正使用情報. Available at: < https://www.taiho.co.jp/medical/brand/lonsurf/usage/guideline/>
3) Mayer RJ, et al: N Engl J Med, 372: 1909–1919, 2015. (PMID: 25970050)
4) Sugita K, et al: Oncology, 91: 224–230, 2016. (PMID: 27513940)
5) Doi T, et al: Br J Cancer, 107: 429–434, 2012. (PMID: 22735906)
6) 大鵬薬品工業：ロンサーフ®インタビューフォーム，2017年11月改訂（第7版）.
7) がん研究会有明病院：チームロンサーフ研修テキスト，第2版. Available at: <https://www.jfcr.or.jp/hospital/department/clinic/disease/gastro/gastromedicine/gastrochemotherapy/pdf/text-2.pdf>

泌尿器癌

イクスタンジ®
（エンザルタミド）

▶ 錠 40mg，80mg
▶ カプセル 40mg

Point!

✔ 服薬率低下につながる主な副作用に疲労や食欲低下があるため，制吐薬や休薬により服薬が継続できるよう調整する．

✔ アドヒアランス維持のために，治療日誌の使用や服用時間の調整を行う．

✔ 肝機能障害時には，半減期が延長し，代謝遅延が報告されているため，臓器機能には注意が必要である．

薬剤情報

- 薬効分類：前立腺癌治療薬（ホルモン療法薬）
- レジメン：イクスタンジ® 単剤

    休薬期間なし　1日1回服用

- 適応：術前後問わず，去勢抵抗期へ移行した場合
- 効能または効果：去勢抵抗性前立腺癌（化学療法の治療歴不問）

服用方法

- 用法・用量
- ・初回投与量：1日1回　160mg/ 回
- ・服用タイミング：食前，食後不問

対象症例

本剤の適応は「去勢抵抗性前立腺癌」であり，外科的または内科的去勢術（LH-RH アナログや抗アンドロゲン薬）を実施したにも関わらず，病状が悪化した患者[1]．

【化学療法歴あり：AFFIRM 試験[2]】
- PS：0～2
- GnRH アナログまたは両側除睾術によるアンドロゲン除去療法が行われている．
- 化学療法の前治療歴が2 レジメン以内かつドセタキセルを含む化学療法歴がある．

【化学療法歴なし：PREVAIL 試験[3]】
- PS：0～1
- 化学療法の前治療歴なし

服用継続率

- エンザルタミドの長期特定使用成績調査の中間報告（第1回）によると服用開始1年後の服用状況が報告されている．投与継続は34.9%，投与中止，終了が65.1%であった．投与中止，終了の主な理由として，症状の不変／悪化が44.9%，有害事象発現が13.1%，患者希望2.9%などであった[4]．

> エンザルタミドは日本およびFDAにおいて承認時点では，化学療法が奏効しなくなった転移性去勢抵抗性前立腺癌の治療選択肢として登場した[2]．しかし，前立腺癌の発症年齢は比較的高齢層に多いこと勘案すると，既往疾患や副作用に耐容性のない方が多く，化学療法は治療選択肢とはなり得ないことが問題となっていた．そこで，化学療法歴のない転移性去勢抵抗性前立腺癌を対象としたPREVAIL試験が実施され，エンザルタミド160mgとプラセボを比較した結果，540例の死亡が報告された時点で予定されていた中間解析にて，積極的治療の利益（画像診断による増悪および死亡のリスクを有意に低下させ，化学療法の開始を有意に遅延させた）が認められたため試験は中止された[3]．また，PREVAIL試験における増悪した後，両群で多くの患者が追加治療を受けているが，その割合はエンザルタミド群では40%，プラセボ群では70%であった．内訳をみるとドセタキセルとアビラテロンであった．以上の結果から，転移性去勢抵抗性前立腺癌における治療が確立したが，遠隔転移を示していない去勢低抵抗性前立腺癌（M0 CRPC）に対する有用性は明確に結論が出ていない．各

イクスタンジ®

種治療ガイドラインにおいても CRPC を M0 と M1 を区別した記載はされていないが，今後，別々に考える必要があることを示唆する試験結果が報告された．M0 CRPC を対象とした PROSPER 試験においては主要評価項目である無転移生存期間中央値を有意に改善した[5]．本試験の結果をもとに FDA 等は適応拡大を目指している．しかし，日本の適応症はすでに「去勢抵抗性前立腺癌」となっており，M0 CRPC に対しても使用されている背景の違いを認識することも重要である．今後は，転移性ホルモン感受性前立腺癌に対する適応拡大なども検討されている．

泌尿器癌

1 初回面談時

check
□ 用法・用量について説明
- ▶ 1 日 1 回 休薬なしに服用することを説明する．

□ アドヒアランスを確認する
- ▶ 休薬期間がないことで服用のメリハリがなくなることでアドヒアランス低下する可能性が出るため服薬日誌などで服用忘れを予防する．

□ 有害事象の評価を説明する
- ▶ 主なものは悪心，食欲衰退，疲労などである．

□ 有害事象に対する支持療法薬の薬効・使用方法を説明する
- ▶ 制吐薬などの使用方法を説明する．

□ 薬を飲み忘れた時の対応を説明する
- ▶ 通常の時間にできる限り近い時間に決められた用量を服用する．
- ▶ 終日服用を忘れていた場合は翌日から通常の 1 日用量で再開する．

□ 各種検査値を確認する（表 1）

▪▪ 初回服薬指導のポイント
- ・エンザルタミドは連日服用が必要であり，休薬期間がないことを説明する必要がある．
- ・エンザルタミドはやや大きい錠剤であるが，粉砕や溶解せず

第3章　がん種別抗がん薬

表1 エンザルタミドの投与開始基準

好中球	≧ 1,500/mm³
血小板	≧ 10 × 10⁴/mm³
ヘモグロビン	≧ 9 g/dL
AST	≦ 60 U/L（≦施設基準上限×2）
ALT	≦ 84 U/L；男性，≦ 46 U/L；女性（≦施設基準上限×2）
総ビリルビン	≦ 1.5 mg/dL（≦施設基準上限×2）
血清クレアチニン	≦ 2 mg/dL
アルブミン	≧ 3.0 g/dL

（文献6，7より引用）

に，1日1回，決まった時間に服用するよう説明する．1日の中では，時間は決まっていないため，服用忘れを防ぐためにも生活スタイルにあった服用を決めてもらうことを説明する．服用忘れを防ぐためにも治療日誌を利用し，定期的な服用に努めるとともに，服用による体調変化もチェックすることで，適正な開始につながることを説明する．

・特に注意が必要な副作用である疲労，倦怠感への理解，対処方法を説明する必要がある．前立腺癌患者は高齢者が多いこともあり，エンザルタミド治療前から疲労や倦怠感を訴える患者も少なくないため，治療開始時の状態を把握し，治療後の変化にも注意して確認していくことが重要である．

食事との相互作用

なし．ただし，空腹時投与に比べ食後投与（高脂肪食）では，未変化体のCmaxは0.79倍であり，Tmaxの中央値は約1時間遅かった．一方で，活性代謝物はいずれの数値においても空腹時または食後投与にかかわらず同程度の値であった．

指導資材（p382 付録参照）

①イクスタンジの治療をはじめる方へ（アステラス製薬株式会社）

イクスタンジ®

②イクスタンジ®を服用される患者さんへ（アステラス製薬株式会社）

:::: アドヒアランス向上のためのポイント

A 主な有害事象の発現率[3]

・疲労　36%（Grade ≧ 3：2%）

・背部痛　27%（Grade ≧ 3：3%）

・便秘　22%（Grade ≧ 3：< 1%）

・関節　20%（Grade ≧ 3：1%）

・食欲減退　18%（Grade ≧ 3：< 1%）

・ほてり　18%（Grade ≧ 3：< 1%）

・体重減少　11%（Grade ≧ 3：< 1%）

B 重要な特定されたリスク因子の把握[8]

【エンザルタミドに係る医薬品リスク管理計画書】

・痙攣発作：てんかんなどの痙攣性疾患またはこれらの既往歴のある患者，痙攣発作を起こしやすい患者（脳損傷，脳卒中の合併またはこれらの既往歴のある患者，痙攣発作の閾値を低下させる薬剤　を投与中の患者）は痙攣発作を誘発するおそれがあるため，慎重投与である．

・CYP2C8 阻害薬，誘導薬との相互作用：エンザルタミドは，主として CYP2C8 にて代謝されるため併用時に注意が必要である．

　例）リファンピシン：エンザルタミドの未変化体と活性代謝物（N- 脱メチル体）の合計の AUC が約 0.63 倍に低下したことが報告されている．

・血小板減少：臨床試験[3]などの報告では，プラセボと同等の発現頻度であるが，製造販売後に時間的な経過から関連性が否定できない事例が報告されていることから重要なリスクとしている．

泌尿器癌

273

第3章　がん種別抗がん薬

表2 エンザルタミドの中止基準

好中球	≦ 750/mm^3
血小板	< 5 × 10^4/mm^3
AST	> 150 U/L（> 施設基準上限×5）
ALT	> 210 U/L；男性，> 115 U/L；女性（> 施設基準上限×5）
総ビリルビン	> 7.5 mg/dL（> 施設基準上限×5）
血清クレアチニン	> 4.0 mg/dL
QT 間隔	> 500 msec

2 継続面談時

check

☐ **アドヒアランスを確認する**
▶ 服薬日誌などで服用忘れを予防する．

☐ **有害事象の評価を説明する**
▶ 悪心，食欲衰退，疲労などの発現状況を確認する．

☐ **有害事象に対する支持療法薬の使用状況を確認する**
▶ 制吐薬などの効果なども確認する．

☐ **各種検査値を確認する**（表2）

継続時服薬指導のポイント

・疲労，倦怠感に対し補液や副腎皮質ステロイドの使用が報告されている[4]．その他の対処方法としては，明確な減量基準は設定されていないが，減量することも治療継続には重要なポイントである．

・関節痛，筋肉痛もエンザルタミドの継続に影響することが予想されるため，適宜，減量，休薬を行うなどの治療継続するための対応が必要である．また，正確に判断するため，症状発現が治療開始後に発現，増悪した症状の可能性を判断する．

イクスタンジ®

∷ 減量方法

添付文書や臨床試験においてはエンザルタミドの減量基準は設定されていないが，実臨床においては副作用発現時に減量により対応することもある[9]．

【肝機能障害】

Child-Pugh 分類 B におけるデータは十分に確立されていないため，Child-Pugh 分類 B を有する患者にエンザルタミドを投与する場合は注意が必要である．Child-Pugh 分類 B，C において半減期は延長し，AUC においても増大傾向であった．Child-Pugh 分類 C を有する患者のデータはなく，エンザルタミドは主として肝代謝により消失するため，Child-Pugh 分類 A，B においては用量調整の必要性は低いと考えるが，Child-Pugh 分類 C を有する患者へのエンザルタミドは推奨されない[1,6,7]．

【腎機能障害】

軽度腎機能障害患者（60 ≦ Ccr < 90mL/ 分）および中等度腎機能障害患者（30 ≦ Ccr < 60mL/ 分）の未変化体のクリアランスの中央値は，腎機能正常者（Ccr ≧ 90mL/ 分）と比較してそれぞれ 0.95 倍および 0.91 倍と推定され，腎機能障害における用量調整は不要と考えられるが，重度腎機能障害を有する患者を対象とする試験は実施されていないため，この患者集団にエンザルタミドを投与する場合は注意が必要である[1,6,7]．

表3 アドヒアランスが保てない場合の対応

	倦怠感・疲労	食欲衰退
対処方法	輸液 デキサメタゾン　など	輸液 デキサメタゾン メトクロプラミド ドンペリドン ファモチジン　など
発症年齢	71〜84 歳	66〜85 歳
発生時の投与量	80〜160mg	80〜160mg
発現までの時間	1〜283 日	5〜244 日
転帰までの時間	8〜141 日	8〜428 日

（文献 4 より引用）

泌尿器癌

第3章　がん種別抗がん薬

▓ アドヒアランスが保てない場合の対応

アドヒアランスが保てない際には，**表3**に示す対応を行う．

■引用文献

1) アステラス製薬株式会社；イクスタンジ®錠40mg，80mg　医薬品インタビューフォーム，2018年10月改訂（第4版）．

2) 三富 健ほか：泌尿器外科，31：543-556，2018．

3) Seely L, et al：N Engl J Med，367：1187-1197，2012．（PMID：22894553）

4) Venner PM, et al：N Engl J Med，371：424-433，2014．（PMID：24881730）

5) Modelska K, et al：N Engl J Med，378：2465-2474，2018．（PMID：29949494）

6) 医薬品医療機器総合機構：エンザルタミド審査報告書，2014．Available at：<http://www.pmda.go.jp/drugs/2014/P201400048/800126000_22600AMX00532_A100_2.pdf>

7) アステラス製薬株式会社：イクスタンジカプセル40mgに関する資料．Available at：<http://www.pmda.go.jp/drugs/2014/P201400048/index.html>

8) アステラス製薬株式会社：エンザルタミド（イクスタンジカプセル40mg，イクスタンジ錠40mg，80mg）に係る医薬品リスク管理計画書．Available at：<http://www.pmda.go.jp/RMP/www/800126/626f9dc3-52ca-4268-b7f7-c1a90025e066/800126_4291031F1025_001RMP.pdf>

9) 井口太郎ほか：泌尿器外科，28：1685-1691，2015．

泌尿器癌

ザイティガ®
（アビラテロン酢酸エステル）

▶ 錠 250mg

Point!

✔食事の影響を受けるため注意する.

✔相互作用に注意する.

✔血圧や体重などは副作用のセルフチェックのため定期確認する.

薬剤情報

- 薬効分類：前立腺癌治療薬（ホルモン療法薬）
- レジメン：ザイティガ®とプレドニゾロン併用の連日投与
- 適応：進行・再発
- 効能または効果：去勢抵抗性前立腺癌，内分泌療法未治療のハイリスクの予後因子を有する前立腺癌

服用方法

- 用法・用量[1]

【去勢抵抗性前立腺癌】[2,3]

・アビラテロン酢酸エステルとして1回1,000mgを1日1回，空腹時に服用する.

・プレドニゾロンとの併用. プレドニゾロンは1回5mgを1日2回投与する.

・連日投与. 28日間を1コースとして投与を繰り返す.

・食事の1時間前から食後2時間までの間の服用は避ける.

【内分泌療法未治療のハイリスクの予後因子と有する前立腺癌】[4]

・アビラテロン酢酸エステルとして1回1,000mgを1日1回，空腹時に服用する.

第3章　がん種別抗がん薬

- プレドニゾロンとの併用. プレドニゾロンは1回5mgを1日
  1回投与する.
- 連日投与. 28日間を1コースとして投与を繰り返す.
- 食事の1時間前から食後2時間までの間の服用は避ける.
- アンドロゲン除去療法（androgen-deprivation therapy：ADT）
  との併用.

対象症例

- 重度の肝機能障害患者（Child-Pugh分類C）は禁忌.
- PS：0～2（化学療法歴のない患者PS：0，1）[5]
- 対象年齢：75歳未満72%，75歳以上28%[6]
- 内分泌療法未治療のハイリスクの予後因子を有する患者. ハイ
  リスクの予後因子を有するとは，3つの予後因子［① Gleason
  スコアが8以上，②骨スキャンで3ヵ所以上の骨病変あり，③
  内臓転移あり（リンパ節転移を除く）］のうち，2つ以上を有す
  る患者.

服用継続率

- Major pathologic response（MPR）が6，9，12ヵ月でそれぞ
  れ93，96，95%であった[7].

※本報告ではMPRを「治療期間中の全日数に対するザイティガ®
  の投与日数の割合」と定義されていた.

1 初回面談時

check
☐ 用法・用量について説明する

【ザイティガ®】
▶ 1日1回，空腹時に内服することを説明する.
▶ 食事の1時間前から食後2時間までの間の服用は避けることを必ず説明する.
▶ 噛まずに服用すること（フィルムコート錠）.

ザイティガ®

【プレドニゾロン】
▶必ずしもザイティガ®と同時服用となるわけではないので理解できるように説明する.

□ **有害事象に対するセルフチェックについて説明する**
▶主な有害事象は AST/ALT 上昇，低カリウム血症，高血圧，体液貯留／浮腫である.
▶プレドニゾロンを併用するため併存疾患に糖尿病がある場合は留意が必要である.

□ **薬を飲み忘れたときの対応を説明する**
【ザイティガ®】
▶その日のうちに1回分を空腹時に服用する.
▶8時間程度は間隔あける*.
▶2日分を一度に服用しない.
【プレドニゾロン】
▶1日2回内服する場合は思い出した際に1回分を服用し，次回内服が近い場合にはスキップする.

□ **併用薬の相互作用について確認する**

□ **各種検査値を確認する**（表1）
*：投与後約8時間（から12時間）でトラフに近い濃度まで低下するため.

泌尿器癌

:: 初回服薬指導のポイント

▶患者の生活リズムを把握し，それにあわせた服用タイミングを提案し説明する. 高齢者も多く，認知機能や理解度への配慮も必要である.

▶副作用は，鉱質コルチコイド過剰によるものが多く，高血圧や体液貯留／浮腫などの患者が自覚できる症状についてはその対応について十分に説明を行う. また，医療者はベースラインの状態を把握しておくことが重要で，患者は経時的な変化などを把握することが重要であるため継続的な測定を行うように指導する.

:: 食事との相互作用

食事の影響を強く受ける. 空腹時と比較して C_{max} および AUC が上昇するため，食事の1時間前から食後2時間までの間の服用は避けること（表2）.

279

第3章　がん種別抗がん薬

表1 投与開始基準

Child-Pugh 分類	Child-Pugh 分類 C の患者は禁忌（参考）
AST	≦ 75U/L（≦ 2.5 × ULN）
ALT	男：≦ 105U/L，女：≦ 57.5U/L（≦ 2.5 × ULN）
血清総ビリルビン	≦ 2.3mg/dL（≦ 1.5 × ULN）
血清アルブミン値	3.0g/dL ≦（化学療法歴の有する） 3.5g/dL ≦（化学療法歴のない）
肝炎ウイルス検査*	活動性または症候性のウイルス性肝炎 / 慢性肝疾患を有さない
PS	0 ～ 2（化学療法歴の有する），0 ～ 1（化学療法歴のない）
血圧	＜収縮期血圧 160mmHg かつ＜拡張期血圧 95mmHg （投与開始前に血圧コントロールを行うこと）
循環血漿量	体液貯留 / 浮腫がない（ベースラインの体重測定を行うこと）
心疾患	心筋梗塞，動脈血栓症，重度または不安定狭心症，NYHA Ⅲ～Ⅳの心不全を有さない. ≧左室駆出率 50% 抗凝固薬以外の薬剤を必要とする心房細動または治療を要するその他の不整脈を有さない.
血清クレアチニン値*	男：≦ 1.61mg/dL，女：≦ 1.19mg/dL（≦ 1.5 × ULN）
クレアチニンクリアランス*	≧ 60mL/ 分
血清カリウム値*	≧ 3.5mEq/L
内分泌疾患の有無*	下垂体または副腎機能障害，高アルドステロン症の病歴を有さない
ヘモグロビン値*	≧ 9.0g/dL

＊臨床試験で除外されていたため使用情報が限られている.

（参考）Child-Pugh 分類

項目	1点	2点	3点
肝性脳症	なし	Grade 1～2	Grade 3～4
腹水	なし	コントロール可能な腹水	コントロール困難
血清ビリルビン値（mg/dL）	＜ 2.0	2.0～3.0	3.0 ＜
血清アルブミン値（g/dL）	3.5 ＜	2.8～3.5	＜ 2.8
プロトロンビン活性値（%）（INR）	＞ 70（＜ 1.7）	40～70（1.7～2.3）	＜ 40（＞ 2.3）

A：5～6点，B：7～9点，C：10～15点

（文献5より引用，一部改変）

ザイティガ®

表2 食事の影響

	低脂肪食後 / 空腹時	高脂肪食後 / 空腹時
C_{max}	7倍	17倍
AUC	5倍	10倍

＊低脂肪食：総脂肪量＝ 2.5g；総カロリー＝ 298.7kcal, 高脂肪食：総脂肪量＝ 52.5g；総カロリー＝ 826.3kcal

（文献5より引用，一部改変）

泌尿器癌

∷ 薬物相互作用

　アビラテロンはCYP3A4の基質である．また，*in vitro* 試験において，アビラテロン酢酸エステルはP-糖タンパクを阻害し，アビラテロンはCYP2C8, CYP2D6およびOATP1B1を阻害することが示されている．

　特に，CYP2D6活性に対しては強い阻害作用を有しており，本剤とCYP2D6により代謝される薬剤と併用する場合には，CYP2D6の基質となる薬剤の血中濃度が上昇する可能性があるので注意が必要である．既報として，デキストロメトルファンを併用投与したとき，デキストロメトルファン単剤投与時と比較して，デキストロメトルファンのAUCは200％増加し，デキストロメトルファンの活性代謝物であるデキストルファンのAUCは33％増加したとの報告がある．

　また，CYP3A4誘導薬を併用する場合には，本剤の血漿中濃度が低下し，本剤の有効性が減弱する可能性があるので，CYP3A4誘導作用のないまたは弱い薬剤への代替を検討する必要がある．既報として，リファンピシンを6日間反復投与後，本剤 1,000mg を単回経口投与したとき，アビラテロンのAUCは55％減少したと報告がある．

第3章　がん種別抗がん薬

表3 合併症・既往歴，および低カリウム血症を引き起こす可能性のある薬剤

合併症・既往		低カリウム血症，心血管疾患，糖尿病（重度）など
併用薬	利尿薬	ループ利尿薬（フロセミド，トラセミド，アゾセミドなど） チアジド系利尿薬（トリクロルメチアジドなど） 浸透圧利尿薬（D-マンニトール，グリセオール®）
	その他	インスリン グリチルリチン含有薬（甘草含有漢方，グリチロン®） 抗生物質（アムホテリシンB，ポリミキシンB，カルベニシリン，ベニシリンなど） 抗パーキンソン病薬 下剤（長期服用時）

（文献5より引用，一部改変）

慎重投与

低カリウム血症の患者または合併症や併用薬などにより低カリウム血症を起こすおそれのある患者とされている（**表3**）.

指導資材（p382 付録参照）

①ザイティガ®服用カレンダー（アストラゼネカ株式会社）

②ザイティガ®を服用される方へ（アストラゼネカ株式会社）

③ザイティガ®錠による治療を受けられる方へ「医療費自己負担の限度額について」（アストラゼネカ株式会社）

アドヒアランス向上のためのポイント

A 主な有害事象の発現率[8]

・高血圧　18.4%（全 grade）

・低カリウム血症　13.9%（全 grade）

・ALT 増加　11.7%（全 grade）

・AST 増加　10.1%（全 grade）

・ほてり　6.9%（全 grade）

・末梢性浮腫　4.2%（全 grade）

B アドヒアランス低下の主な要因（未服用理由に占める割合）

未服用理由を明記した論文はない

ザイティガ®

C アドヒアランス不良因子
・治療前の副腎皮質ステロイド服用[9]
・治療中に中枢神経系症状と診断された患者[9]
・治療前の ALT・AST・ビリルビンが施設正常上限値より高値[5]（国内第Ⅱ相試験においてグレード 3 以上の肝障害発現リスク）

D その他（治療マネジメントなど）
　プレドニゾロンとの長期併用にてステロイド関連有害事象として　体液貯留，高血圧，低カリウム血症など（ミネラルコルチコイド関連の有害事象）の発現には注意が必要である．

　未服用理由を明記した文書・論文はないが，アビラテロンとエンザルタミドのアドヒアランスを比較した検討において，プラセボとそれぞれの薬剤を比較した臨床試験において副作用のプロファイルとして上記違いが考察されているので注意が必要と考える．

泌尿器癌

2 継続面談時

Check
□ **アドヒアランスを確認する**
　▶ 内服状況については手帳や残薬を確認することで確実な内服状況の確認を行う．

□ **有害事象の評価をする**

□ **各種検査値を確認する**

□ **併用薬を確認する**
　▶ 長期服用となる場合が多く，治療期間中の追加処方の有無を必ず確認をすること．

⁞⁞ 継続時服薬指導のポイント
・ザイティガ®は食事の影響を受けるため，空腹時の投与が必須となる．確実に理解されているか，服薬遵守できているかな

283

第3章 がん種別抗がん薬

表4 ザイティガ®の投与再開基準，休薬基準，減量基準

	投与再開基準	休薬基準	減量・中止基準
AST値	≦75U/L（≦2.5 ×ULN）	>150U/L（> 5.0×ULN）	1段階目（750mgに減量）2段階目（500mgに減量）Grade 4は投与中止・再開しない．
ALT値	男：≦105U/L，女：≦57.5U/L（≦2.5×ULN）	男：>210U/L，女：>115U/L（>5.0×ULN）	
血清総ビリルビン	≦2.3mg/dL（≦1.5×ULN）	>4.5mg/dL（>3.0×ULN）	
血清カリウム値	≧3.5mEq/L	<3.0mEq/L	—
血圧	<収縮期血圧160mmHgかつ<拡張期血圧95mmHg（投与開始前に血圧コントロールを行うこと）	>収縮期血圧160mmHgかつ>拡張期血圧95mmHg	【1回目の再開用量】1,000mgで投与再開【再発後2回目の再開用量】750mgで投与再開【再発後3回目の再開用量】500mgで投与再開【再発後4回目以降の投与】治験薬投与中止
体液貯留/浮腫*	Grade 1以下	Grade 2以上	
鉱質コルチコイドに起因しないその他の副作用	Grade 1以下	Grade 3以上	1段階目（750mgに減量）2段階目（500mgに減量）2回目の減量後の再発時は中止

＊足部浮腫は減量しない．

（文献5より引用，一部改変）

ど，アドヒアランスが保てているかを手帳や残薬を確認し確実に行う．

・副作用は，血圧や浮腫の確認のための体重測定などが定期的に確認できており，セルフチェックを怠っていないかについて確認する．また，血圧測定は可能なら2回/日で行い，高い場合の再測定の指示など具体な測定方法まで理解できているかを確認することも重要である．

・相互作用や併用薬に注意が必要な薬剤であるため，種々の理由で併用薬が追加されていないかなど定期的な確認を行う．

・プレドニゾロンを服用するため，ステロイド関連の有害事象のチェックを必ず行う．

ザイティガ®

表5 ザイティガ®の段階的減量

初回投与量	1段階減量	2段階減量
1,000mg	750mg	500mg

泌尿器癌

:: 減量方法

【ザイティガ®】

　減量の必要性が認められた場合は，表5に示すように段階的な減量を検討する．2段階減量でコントロール不良な場合は，本剤の投与中止を検討する．

【プレドニゾロンの漸減法（Tapering）】

　長期にプレドニゾロンを服用した場合に，副腎皮質が萎縮し，ステロイドホルモンが分泌されなくなること懸念し漸減法を検討する．エビデンスのある方法が確立していないため下記を参考にする．

　①プレドニゾロン10mgから2〜4週間ごとに1mg/日で減量する．

　②プレドニゾロン10mgから2〜3週間ごとに2.5mg/日で減量する．

　③プレドニゾロン5mgから2〜3週間ごとに2.5mg/日で減量する．

> 薬剤師目線
> 副腎皮質ステロイド内服中に患者へ過度のストレスがかかると予測される処置・手術などを行う場合にはステロイドカバーの検討を行う必要がある．

:: アドヒアランスが保てない場合の対応

高血圧

・一般的な高血圧への処置として，必要に応じて降圧薬の投与を行う．

・作用機序より鉱質コルチコイド受容体拮抗薬（エプレレノン）

第3章　がん種別抗がん薬

の投与などを考慮する.

低カリウム血症

・低カリウム血症を起こすおそれのある疾患の合併や既往の有無, 併用薬の有無を必ず確認する.

・緊急性のない場合は, 食事療法またはカリウム製剤 (塩化カリウムなど) の経口投与を検討する.

・カリウム経口補給で改善しない場合, カリウム保持性利尿薬の投与を考慮する.

・緊急性の高い場合は, 静脈内点滴投与によるカリウム補給を検討する.

※スピロノラクトンは, in vitro にてアンドロゲン受容体の活性化が認められていることから, 本剤との併用を推奨できないとの報告[1]があり, 国内臨床試験においても併用禁止薬に設定されていた. また, 海外においてスピロノラクトン併用時にPSA上昇が認められた症例が報告されている[10].

体液貯留／浮腫

・特有の処置はなく, 表4を参考に休薬または減量を検討する.

・一般的な体液貯留／浮腫への処置として, 必要に応じて利尿薬投与, 穿刺, 酸素吸入などを考慮する.

> **薬剤師目線**
>
> 肝機能障害については注意が必要であるが, 患者が自覚する臨床症状の多くは, 鉱質コルチコイド過剰による有害事象であることを念頭に対応を検討する. そのため, 上記の対処以外にプレドニゾロンの増量も考慮できる. 国際共同第Ⅲ相試験ではプレドニゾロン5mg/日ずつ増量可能であった. また, 副作用のコントロールや効果不十分な場合にはほかのステロイド (デキサメタゾンなど) への変更を考慮される症例もある (国内未承認).

■引用文献

1) ヤンセンファーマ株式会社：ザイティガ®添付文書, 2018年 2月改訂 (第7版).

2) Matsubara N, et al：Jpn J Clin Oncol，44：1216-1226，2014.（PMID：25320340）

3) Satoh T, et al：Jpn J Clin Oncol，44：1206-1215，2014.（PMID：25425730）

4) Fizazi K, et al：N Engl J Med，377：352-360，2017.（PMID：28578607）

5) ヤンセンファーマ株式会社：ザイティガ®適正使用ガイド Available at：〈http://www.janssenpro.jp/cs/Satellite?pagename=jpro/BlobDspBody&c=simage&cid=1402063182703〉

6) Fizazi K, et al：Lancet Oncol，13：983-992，2012.（PMID：22995653）

7) Lafeuille MH, et al：J Manag Care Spec Pharm，20：477-484，2014.（PMID：24761819）

8) ヤンセンファーマ株式会社：ザイティガ®錠インタビューフォーム，2018年2月（第8版）.

9) Behl AS, et al：Am Health Drug Benefits, 10：296-303, 2017.（PMID：28975013）

10) Pia A, et al：Cancer Treat Rev, 39：966-973, 2013.（PMID：30305978）

泌尿器癌

カソデックス®
(ビカルタミド)

▶ 錠 80mg
▶ OD 錠 80mg

Point!

✓ 高齢の前立腺癌患者では，多剤服用や嚥下機能，認知機能の低下に配慮した指導を行う．

✓ 副作用では，女性化乳房，肝機能障害に注意する．

薬剤情報

- 薬効分類：前立腺癌治療薬（ホルモン療法薬）
- レジメン：①カソデックス®単剤療法　カソデックス®の連日内服
  ②複合アンドロゲン遮断（combined androgen blockade：CAB）療法（外科的あるいは内科的去勢＋抗アンドロゲン薬）
  【LH-RH アゴニストとカソデックス®の併用療法】
  リュープロレリン酢酸塩（3.75 mg　4 週間ごと /11.25 mg　12 週間ごと /22.5 mg　24 週間ごと），
  またはゴセレリン酢酸塩（3.6 mg　4 週間ごと /10.8 mg　12 週間ごと）
  　＋カソデックス®の連日内服
  【LH-RH アンタゴニストとカソデックス®の併用療法】
  デガレリクス酢酸塩（初回：240 mg，2 回目以降：80 mg　4 週間ごと /480 mg　12 週間ごと）
  　＋カソデックス®の連日内服
- 適応：限局性 / 局所進行性 / 転移性
- 効能または効果：前立腺癌

カソデックス®

服用方法

■ 用法・用量[1)]
- 1回80mgを1日1回，連日内服.
- 小児および女性には禁忌.
- 肝障害患者では代謝の遅延により，血中濃度が高くなる可能性があるため慎重投与.

対象症例

【ビカルタミド単剤レジメンの場合】[2)]
- PS：0～3
- 対象年齢：70歳未満44.1%，70歳以上55.9%
- 前治療歴なし
- 臨床病期分類：C 42.4%，D2 57.6%

【LH-RHアゴニストとビカルタミドの併用レジメンの場合】[3)]
- PS：0～2
- 対象年齢：75歳未満52.0%，75歳以上48.0%
- 前治療歴なし
- 臨床病期分類：C/D1 57.8%，D2 42.2%

服薬継続率

- ビカルタミド単剤における1年間の追跡期間中の服薬継続率を表1に示す[4)].

表1 ビカルタミドの服薬継続率

アドヒアランス	90%以上	80%以上～90%未満	50%以上～80%未満	50%未満
患者の割合（%）	30.6	29.8	30.2	9.4

第3章　がん種別抗がん薬

1　初回面談時

check

□ 用法・用量について説明する

▶ 1回 80 mg を1日1回，1日の決まった時間に連日内服することを説明する．

▶ OD 錠は口腔内で崩壊するが，口腔の粘膜から吸収されることはないため，唾液または水で飲み込むことを説明する．

□ 併用薬を確認する

▶ クマリン系抗凝固薬（ワルファリン）では作用が増強し，プロトロンビン時間の延長する可能性がある[5]．

▶ CYP3A4，CYP2C9，CYP2C19，CYP2D6 を阻害することで，基質薬物の血中濃度を増大させる可能性がある[6]．

□ 有害事象の評価を説明する

▶ 主なものは乳房腫脹，乳房圧痛，肝機能障害，性機能障害，ホットフラッシュである．

□ 有害事象に対する日常ケアを含めた支持療法の情報を提供する

▶「アドヒアランスが保てない場合の対応」（p294）参照．

□ 薬を飲み忘れた時の対応を説明する[7]

▶ 飲み忘れに気が付いた場合は，できるだけ早く服用する．ただし，次の服用時間までに8時間以上空いていない場合には服用せず，次の服用時間に1回分服用する．

▶ 絶対に2回分を一度に飲まない．

∷ 初回服薬指導のポイント

▶ ビカルタミドの副作用には，乳房の腫脹や痛み，顔や体のほてりなどがあることを事前に説明すること．日常生活に支障を来すような症状があらわれたときには，医師または薬剤師にすぐに相談するよう説明する．結果的に，有害事象による服薬アドヒアランスの低下を防ぐことが可能となる．

▶ いつ・どんな時に経口抗がん薬の服薬を止めるか[7]

・劇症肝炎，肝機能障害，黄疸，白血球減少，血小板減少，間質性肺炎，心不全，心筋梗塞など異常が認められた場合に

290

カソデックス®

は，投与中止および適切な処置を行う．

・具体的な投与中止基準は設定されておらず，ビカルタミドによる副作用が疑われる場合には主治医による投与中止判断も含め，適切な対応が必要．

・肝毒性については治療初期の 3 〜 4 ヵ月以内に起こりやすい．肝機能障害を示唆する臨床的徴候が生じた場合は，ただちに肝機能検査を実施する．ALT が> 2 × ULN である場合または黄疸がある場合は中止する[8]．

薬剤師目線

LH-RH アゴニストの投与では，治療初期にテストステロンサージが生じ，フレアアップ現象（尿路閉塞や骨疼痛の一過性増悪，脊髄圧迫）を呈する場合があるため，ビカルタミドを数週間先行して投与する場合がある．

嚥下機能，認知機能の低下した前立腺がん患者では，OD 錠を使用して，誤嚥や内服後の吐き出しを防止して，服薬アドヒアランスの向上を図る[9]．

∷ 食事との相互作用

なし．食後投与では空腹時投与と比較して，(R)-ビカルタミド，(S)-ビカルタミドの C_{max} がそれぞれ 14%，19% 軽微に高値を示した．一方で，AUC，t_{max} および $t_{1/2}$ は食事の影響を受けないとされており，食事による臨床的な影響は生じないものと考えている[10]．したがって，ビカルタミドは食事時間に関係なく，服用できる．

∷ 指導資材（p383 付録参照）

説明資料：カソデックス®服用ガイド Q & A（アストラゼネカ株式会社）

第3章　がん種別抗がん薬

表2 LH-RHアゴニストとビカルタミドとの併用療法による薬物有害反応

	LH-RHアゴニスト単独	LH-RHアゴニストとビカルタミドの併用療法
ホットフラッシュ	31.7%	18.6%
肝機能異常	17.8%	13.7%
貧血	4.0%	7.8%
ALP上昇	4.0%	8.8%
LDH上昇	3.0%	3.9%
湿疹	1.0%	3.9%
γ-GTP上昇	3.0%	3.9%
ALT上昇	7.9%	2.9%

※有害事象ではなく，薬物有害反応に関する記載

∷ アドヒアランス向上のポイント

Ａ 主な有害事象の発現率

【ビカルタミド単剤レジメンの場合】[2]

・乳頭腫脹　33.9%（Grade 2以上：3.4%），乳房圧痛 33.9%（Grade 2以上：6.8%）

・熱感・ほてり　6.8%（Grade 2以上：1.7%）

・勃起力低下　8.5%（Grade 3以上：3.4%），性欲減退 11.9%（Grade 3以上：3.4%）

・AST上昇　3.4%，ALT上昇　5.1%，γ-GTP上昇　1.7%，LDH上昇　1.7%，ALP上昇　1.7%

・総コレステロール上昇　3.4%，中性脂肪上昇　5.1%（Grade 2以上：3.4%）

※有害事象ではなく，副作用に関する記載

【LH-RHアゴニストとビカルタミドとの併用レジメンの場合】[3]

　LH-RHアゴニスト単独投与とビカルタミド併用療法との薬物有害反応発生率の比較を**表2**に示す．

Ｂ アドヒアランス低下の主な要因（未服用理由に占める割合）[5]

　未服用理由の詳細については明らかにされていない．

292

カソデックス®

C アドヒアランス不良因子[4]

・高齢患者（75歳以上）

・重症度の低い患者（多変量解析では$p = 0.06$）

D その他

　高齢の前立腺癌患者では多剤服用や認知・運動機能障害，嚥下障害などのさまざまな問題を抱えているため，患者の訴えを傾聴し，患者—医療従事者間の相互理解を深めることが重要である．

泌尿器癌

2 継続面談時

check

□ アドヒアランスを確認する

▶薬効，用法・用量および残薬などを確認し，服薬アドヒアランスを評価する．

□ 有害事象を評価する

▶ビカルタミドでは有害事象による投与中止例の割合は少ないものの，重大な副作用の発現には注意する．劇症肝炎，肝機能障害，黄疸，白血球減少，血小板減少，間質性肺炎，心不全，心筋梗塞など異常が認められた場合には，投与中止および適切な処置を行う．

▶長期のホルモン療法（特に内科的去勢）では骨代謝，内分泌，心血管への影響が懸念されるため，自覚症状の聞き取りや各種検査により継続的なフォローを行う．

□ 各種検査値を確認する

・肝機能検査（AST，ALT，ALP，γ-GTP，LDH，ビリルビン）：肝機能障害
・血液学的検査（Hb，WBC，PLT）：汎血球減少症
・糖代謝検査（血糖，HbA1c）：糖尿病
・脂質検査（T-Cho，TG）：脂質異常症
・骨塩定量検査：骨粗鬆症

∷ 継続時服薬指導のポイント

・倦怠感，発熱，黄疸，食欲不振，悪心・嘔吐，発疹，そう痒感など劇症肝炎や肝障害を疑う自覚症状を認めた場合には，肝機能検査を速やかに実施して，必要に応じて投与を中止する．

・胸痛，息切れ，全身浮腫など心筋梗塞，心不全を疑う症状を認めた場合には，投与中止が必要である．

第3章　がん種別抗がん薬

・息切れ，空咳，発熱など間質性肺炎を疑う症状を認めた場合には，胸部画像検査を速やかに実施して，必要に応じて投与を中止する．

・前立腺癌では骨転移を起こしやすいので，痛み，手足の麻痺や痺れ，高 Ca 血症（倦怠感，食欲不振，悪心・嘔吐）など骨転移が疑われる自覚症状を認めた場合には，画像検査を行い，追加治療が必要となる．

・体重増加，皮下脂肪の増加，糖・脂質代謝異常を認めた場合には，食事療法や運動療法を実施するのが望ましいと考えられる．

∷ 減量方法

　1日1回 80 mg の固定用量であるため，減量に関する文献などの情報はない．CAB 療法のビカルタミド単剤療法への変更や，ビカルタミドの間欠的投与への変更を考慮する場合は，治療効果と有害事象のリスク＆ベネフィットを鑑みる．

∷ アドヒアランスが保てない場合の対応

女性化乳房（乳房腫脹，乳房圧痛）

・擦れても刺激の少ない綿素材の下着を着用することや綿による乳頭保護をすることで痛みを緩和する[11]．タモキシフェンと乳房への放射線照射の有効性が示されているが[12]，鎮痛薬の投与が現実的である[13]．

ホットフラッシュ（のぼせ，ほてり，発汗など）

・対処方法は確立していないものの，熱い飲み物や香辛料，カフェインなどの摂取を避けること，衣服や空調などでの温度調節や冷却タオルの使用など日常生活のケアが有効である場合がある．治療薬として低用量ガバペンチン（300 mg/ 日）（本邦では保険適用外）の有効性が報告されている[14]．

性機能障害

・性機能障害はデリケートな問題も内包しており，治療に難渋す

カソデックス®

るケースも少なくない．病状に応じて，治療効果と有害事象のリスク＆ベネフィットを考慮し，ビカルタミド単剤療法や間欠的内分泌療法への変更も検討する．

骨塩量の低下，骨折リスクの上昇

・骨塩量低下を認めた場合には対策が必要となる．有骨転移症例の場合にはゾレドロン酸（ゾメタ®）またはデノスマブ（ランマーク®）の投与を，無骨転移症例の場合にはアレンドロン酸またはデノスマブ（プラリア®）の投与を検討する．デノスマブの投与時には，低Ca血症予防のため，沈降炭酸カルシウム コレカルシフェロール 炭酸マグネシウム（デノタス®）の投与を考慮する．なお，腎障害がある場合には，デノスマブの投与が適していると考えられるが，腎障害が低下している症例では，天然型ビタミンDから活性型ビタミンD製剤への変更することが望ましい．

> 薬剤師目線
>
> CAB療法中に再燃によりPSAが上昇した場合，抗アンドロゲン薬のみを中止することで，PSAの低下あるいは病勢の改善を認めることがあり，この現象を抗アンドロゲン除去症候群（AWS）という．AWSの確認には薬剤の半減期を考慮し，ビカルタミドでは休薬後6〜8週間の経過観察が必要である．また，AWSを認めない場合もしくはAWS後にPSA再上昇を認める場合には，抗アンドロゲン交換療法（フルタミドなどのほかの抗アンドロゲン薬への切り替え）を考慮する．

■ 引用文献

1) アストラゼネカ株式会社：カソデックス®錠80mg, カソデックス®OD錠80mg添付文書．2015年1月改訂（第18版）．
2) 古武敏彦ほか：泌尿器外科，9：243-256, 1996.
3) Akaza H, et al：Jpn J Clin Oncol, 34：20-28, 2004.（PMID：15020659）
4) Grundmark B, et al：Eur J Clin Pharmacol, 68：1619-1630, 2012.（PMID：22562608）
5) アストラゼネカ株式会社：カソデックス錠®80mg, カソデックス®OD錠80mgインタビューフォーム, 2016年4月改訂（改訂第18版）．
6) Cockshott ID, et at：Clin Pharmacokinet,43：855-878, 2004.（PMID：15509184）

第3章　がん種別抗がん薬

7) アストラゼネカ株式会社：アストラゼネカ製品 Q&A　AZpedia- アズペディア -. Available at：< http://azpedia.jp/search-medical-information.html >

8) AstraZeneca Pharmaceuticals LP：CASODEX（bicalutamide）Tablet label, Revised：10/2017. Available at：<https://www.accessdata.fda.gov/drugsatfda_docs/label/2017/020498s028lbl.pdf>

9) 木村祐介ほか：泌尿器外科，29, 1013-1017, 2016.

10) Cockshott ID, et al：Biopharm Drug Dispos. 18：499-507, 1997.（PMID：9312310）

11) 田中純子：泌尿器ケア，14：39-44, 2009.

12) Kunath F, et al：BMC Med, 10：96, 2012.（PMID：22925442）

13) 日本泌尿器科学会　編：前立腺がん検診ガイドライン 2018 年版，メディカルレビュー社，2018.

14) Moraska AR, et al：J Support Oncol, 8：128-132, 2010.（PMID：20552926）

泌尿器癌

インライタ®
（アキシチニブ）

▶錠1mg，5mg

Point!

- ✔ 1日2回の内服で，服用量は忍容性に応じて増量することもできる．
- ✔ 特徴的な副作用として高血圧があり，内服開始前に血圧測定の手技や測定結果に応じた対処について患者教育を行うことが重要．

薬剤情報

- ■ 薬効分類：キナーゼ阻害薬（分子標的治療薬）
- ■ レジメン：インライタ®単剤（連日服用）
- ■ 適応：進行・再発
- ■ 効能または効果：根治切除不能または転移性の腎細胞癌

服用方法

- ■ 用法・用量[1]
- ・1回5mg，1日2回
- ・連日服用

対象症例

- ・PS：0〜1[2]
- ・対象年齢：65歳未満65.9%，65歳以上34.1%[2]
- ・転移性腎細胞癌（淡明細胞癌）患者[2]
- ・一次治療に治療抵抗性を示した患者[2]

服薬継続率

- ・相対用量強度（Relative Dose Intensity：RDI）：99%[2]（日本

第3章 がん種別抗がん薬

人：89%[3]）

・服薬中断が必要だった患者：77%（日本人：96%）

・1段階以上の減量した患者：31%（日本人：32%）

・1回5mgを超えて服用した患者：37%（日本人：12%）

1 初回面談時

check

☐ **用法・用量・併用薬について**

▶ 1日2回連日内服，食事の影響はないことを説明する．
▶ CYP3A4/5により代謝されるため，併用薬などによる相互作用を確認する．

☐ **アドヒアランスを確認できる治療手帳を渡す**

▶ アドヒアランスが低いと考えられる患者背景（PS1以上や高齢，独居など）や要因（疼痛コントロールができていない）を考慮し，目の前の患者のアドヒアランス低下のリスクを評価する．

☐ **有害事象の評価を説明する**

▶ 投与初期に発生しやすいものとして高血圧，発声障害がある．

☐ **有害事象に対する支持療法薬の薬効・使用方法を説明する**

▶ アドヒアランス低下のリスクの高い患者には，支持療法薬の使用方法の説明を丁寧に行う．

☐ **薬を飲み忘れた時の対応を説明する**

▶ 次の予定服用時刻の3時間前までに服用するか，そのまま服用せず，次の予定服用時刻に1回分服用する[4]．
▶ 絶対に2回分を一度に飲まない

☐ **全身状態や臨床検査値を確認する（表1）**

▶ 患者選択基準は目安である．著しく基準から外れる場合は医師に確認する．

298

インライタ®

表1 インライタ®の患者選択基準

身体所見 臨床検査	基準
全身状態	・PS：0〜1 ・前治療などによるすべての毒性（脱毛，甲状腺機能低下症を除く）が Grade 1 以下もしくはベースラインまで回復している
血圧	・収縮期：140 mmHg 以下　かつ　拡張期：90 mmHg 以下
ヘモグロビン	・9.0 g/dL 以上
好中球数	・1,500/mm³ 以上
血小板数	・75,000/mm³ 以上
AST	・45 U/L 以下 ・肝転移を有する患者：150 U/L 以下
ALT	・63 U/L（男性），34.5 U/L（女性）以下 ・肝転移を有する患者：210 U/L（男性），115 U/L（女性）以下
総ビリルビン	・2.25 mg/dL 以下
尿タンパク	・2＋未満 ・2g/24 時間未満（24 時間蓄尿）
クレアチニンまたはクレアチニンクリアランス	以下のいずれか一方の基準を満たしている ・クレアチニン：1.6 mg/dL（男性），1.2 mg/dL（女性）以下 ・クレアチニンクリアランス：60 mL/分以上

（文献2，4 より引用）

泌尿器癌

薬剤師目線

　軽度の肝機能障害（Child-Pugh 分類 A）を有する患者では，開始用量の調節は不要であるが，中等度の肝機能障害（Child-Pugh 分類 B）を有する患者では，Cmax および AUC が1.28 倍および 1.95 倍高かったことから，開始用量を減量することを考慮する[4]．

　腎機能障害患者では，その程度に応じてインライタ®の全身クリアランスの大きな低下はなく，腎機能障害による開始用量の調節は不要である．しかし，腎機能低下患者では正常腎機能患者に比べて有害事象の発現率が高いことが報告されており，患者をより慎重に観察する[4]．

▪▪ 初回服薬指導のポイント

▶ 高血圧は内服開始直後から発現する可能性があり，日本人では高血圧発現患者のうち，内服開始後 14 日目までに 56.8%，

第3章　がん種別抗がん薬

28日目までに約80%が発現している．そのため，家庭血圧を毎日記録するよう指導する．

▶手足症候群は圧力のかかりやすい部分に発現することが多いため，入浴方法や保湿の重要性，手足に負荷のかからないような生活指導を行う．

▶いつ・どんな時に経口抗がん薬の服薬を止めるか

・収縮期血圧＞160 mmHgまたは拡張期血圧＞105 mmHgとなった場合

・倦怠感や下痢，頭痛，ふらつきなどで普段の生活が送れなくなった場合

▪▪ 食事との相互作用

なし．表2にインライタ®に対する食事の影響を示す[5]．

▪▪ 指導資材（p383 付録参照）

①インライタ®による治療を受ける患者さんへ（ファイザー株式会社）

②治療と体調のチェックシート（ファイザー株式会社）

▪▪ アドヒアランス向上のためのポイント

A 主な有害事象の発現率[4]

インライタ®による有害事象発現率を表3に示す．

B アドヒアランス低下の主な要因（未服用理由を含む）[3, 4]

・高血圧

・手足症候群

表2　食事の影響

	AUC（食後 / 空腹時）	Cmax（食後 / 空腹時）
高脂肪食	19% 上昇	11% 上昇
中等度脂肪食	10.5% 減少	15.7% 減少

（文献5より引用）

300

インライタ®

表3	主な有害事象の発現率（%）			
	日本人患者[※1]		国際共同第III相試験[※2]	
	All Grade	Grade 3/4	All Grade	Grade 3/4
高血圧	75.7	57.9	39.3	15.7
下痢	62.6	3.7	50.8	9.8
疲労	53.3	10.3	34.8	9.8
手足症候群	71.0	17.8	27.0	4.8
甲状腺機能低下症	39.3	0.0	18.3	0.3
タンパク尿	45.8	8.4	10.7	3.1
発声障害	55.1	0.0	27.5	0.0

※1：107例（国内臨床試験および日本人を含む国際共同第III相試験における対象患者）
※2：356例（日本人25例を含む）

（文献4より引用）

・疲労，食欲不振
・下痢
・タンパク尿

C その他（治療マネジメントなど）

・高血圧の初発発現時期は投与14日までに56.4%と半数以上を占めることから，血圧記録の確認のため，1週間ごとに来院させるか適宜電話確認などを行い，アドヒアランスを確認して治療を行うことを主治医と検討する．

・発声障害により日常生活に影響が生じていないか，会話を通じて確認する．

泌尿器癌

第3章 がん種別抗がん薬

2 継続面談時

check

□ アドヒアランスを確認する

▶ 口頭より手帳で確認した方が信頼性は高い．特に血圧変動は数値で見るのではなく，折れ線グラフにするなど視覚的にわかりやすく加工して確認することにより，アドヒアランス向上に役立てる．

□ 有害事象を評価する

▶ 特にアドヒアランス低下要因となる手足症候群や下痢，疲労の有無を評価する．手足症候群に関しては口頭ではなく，直接目で確認する．

□ 各種検査値を確認する（表4）

薬剤師目線

インライタ®の血漿中薬物濃度の半減期は2〜4時間であり，血圧は通常投与中断後1〜2日以内に回復する．そのため，降圧薬投与を受けている患者においては休薬や治療中止後の血圧変動に注視する．

表4 インライタ®の用量調節基準

	投与再開基準	休薬基準	減量基準
血液系	Grade 2 以下	Grade 4[※1]	Grade 4[※1]
非血液系（高血圧，タンパク尿を除く）	Grade 2 以下	Grade 4	Grade 3 or 4[※2]
高血圧	150/100 mmHg 以下	収縮期＞160 mmHg または 拡張期＞105 mmHg	①休薬した場合 ②最大限の降圧薬投与を行っており，収縮期＞150 mmHg または 拡張期＞100 mmHg
タンパク尿（24 時間蓄尿[※3]）	尿タンパク値＜2g/24hr	尿タンパク値≧2g/24hr	休薬した場合

※1：Grade 4 のリンパ球減少については除く．
※2：Grade 3 の非血液毒性または Grade 3〜4 の無症候性の生化学的検査異常については，同一用量で投与継続可能．
※3：24 時間尿タンパク値の推定値として，随時尿における尿タンパク/クレアチニン比（尿P/C比）を用いてもよい．

（文献4より引用）

インライタ®

∷ 継続時服薬指導のポイント

・指示どおり服薬できているかについて，治療と体調のチェック
　シートなどを用いて確認する．
・チェックシートを持参していない患者については，キーパーソ
　ンを含めたアドヒアランスの確認ができる体制を構築する．
・高血圧，手足症候群，疲労，タンパク尿は確認するべき重要な
　副作用である．日常生活に影響のある症状が出現していない
　か，問診や検査値などを確認し評価する．
・疲労や倦怠感，食事量低下などについては服薬そのものの影響
　や原疾患の進行が考えられるが，甲状腺機能低下症により発現
　している可能性もあるため，定期的に遊離 T4 および TSH 値を
　測定し，原因の評価を行う．

泌尿器癌

∷ 増量・減量方法

【増量方法】

　1回5mg 1日2回（開始用量）を2週間以上連続投与し，忍
容性が認められる場合には，1回7mg 1日2回投与に増量する
ことができる（1段階目）．

　その後，連続2週間以上連続投与し，忍容性が認められる場合
には，1回10mg 1日2回投与に増量することができる（2段階
目，最高投与量）．

▶増量基準[4]

①Grade 3 以上の副作用がみられず
②収縮期血圧 ≦ 150 mmHg/ 拡張期血圧 ≦ 90 mmHg，かつ降圧
　薬の投与を受けていない場合

【減量方法】

　副作用が発現した場合，必要に応じて1回3mg 1日2回（1
段階目），さらに1回2mg 1日2回（2段階目，最低投与量）に
減量する．

第3章　がん種別抗がん薬

> **薬剤師目線**
>
> 増量基準が設定されている抗癌薬は珍しいが，日本人における忍容性は欧米人に比べて低く，増量が可能な患者は少ないと思われる．
>
> 一方で，増量基準を満たす患者のうち，増量を行わなかった患者においては奏効率が有意に低い結果が示されている[4]．また，一部の経口分子標的治療薬では薬物血中濃度が薬効・毒性の指標となり得ることが報告されている[6]ことから，増量基準を満たす患者に対する用量調節については主治医と慎重な検討が必要である．

∷ アドヒアランスが保てない場合の対応

高血圧[7]

・以下の薬剤を1剤から開始し，コントロールできない場合は2剤以上の併用を検討する．

　①カルシウム受容体拮抗薬［中等度のCYP3A4/5阻害作用を有する薬剤（ニフェジピン，ニカルジピンおよびジルチアゼム）は薬物動態に影響する可能性があるため，選択しないことが望ましい］

　②アンジオテンシン受容体拮抗薬もしくはACE阻害薬

　③α_1遮断薬

　④利尿薬

　⑤β遮断薬

手足症候群

・Grade 1〜2では疼痛・炎症の症状に応じて，局所鎮痛薬，副腎皮質ステロイド，非ステロイド性抗炎症薬などを使用する．

・支持療法を用いてもGrade 2の症状が持続もしくは増悪する場合は休薬や減量を検討する

疲労

・貧血や甲状腺機能障害，痛みなどが原因の可能性もある．

・自宅で横になることが多くなるようであれば病院に早めに連絡する．

インライタ®

下痢

・ロペラミドを1mg服用し，4時間あけて1mg追加.

・ロペラミドの効果が不十分な場合や水分摂取ができない場合は
病院に早めに連絡する.

出血

・喀血や黒色便が出現した場合は速やかに病院に連絡する.

・鼻出血や口腔内出血が持続する場合は病院に早めに連絡する.

泌尿器癌

■引用文献

1) ファイザー株式会社：インライタ®添付文書，2019年1月改訂（第3版）.

2) Rini BI, et al：Lancet，378：1931-1939，2011.（PMID：22056247）

3) Ueda T, et al：Jpn J Clin Oncol，43：616-628，2013.（PMID：23630366）

4) ファイザー株式会社：インライタ®適正使用ガイド　2015年8月改訂（第4版）.
Available at：< https://pfizerpro.jp/documents/info/inl01info.pdf >

5) ファイザー株式会社：インライタ®インタビューフォーム，2019年2月改訂（第5版）.

6) Picard S, et al：Blood，109：3496-3499，2017.（PMID：17192396）

7) ファイザー株式会社：実地臨床におけるインライタ®副作用マネジメント（高血圧編）.

血液腫瘍：慢性骨髄性白血病

グリベック®
（イマチニブメシル酸塩）

▶ 錠 100mg

Point!

✔アドヒアランスが治療効果に大きく影響を与える.

✔患者に服用の意義をしっかりと指導し，アドヒアランスを低下させないようにすることが重要.

✔休薬しないよう，副作用のモニタリングを行い，発現時には支持療法を提案していく.

薬剤情報[1, 2]

■ 薬効分類：チロシンキナーゼ阻害薬（分子標的治療薬）
■ レジメン：グリベック® 単剤
■ 適応：進行・再発

服用方法

■ 用法・用量
【慢性期】*

　通常，成人にはイマチニブとして1日1回400mgを食後に経口投与する．なお，血液所見，年齢・症状により適宜増減するが，1日1回600mgまで増量できる.

【移行期または急性期】*

　通常，成人にはイマチニブとして1日1回600mgを食後に経口投与する．なお，血液所見，年齢・症状により適宜増減するが，1日800mg（400mgを1日2回）まで増量できる.

＊進行（progressive disease：PD）まで連日投与する.

グリベック®

対象症例[3]

- 対象期間：イマチニブ投与開始より5年間
- 対象患者数：553例
- 対象年齢：17歳以上65歳未満

服薬継続率

- 5年以降投与継続患者数：382例（69％）
- 副作用により投与不可能となった患者数：23例（4％）

> CMLの治療効果判定[4]：CML治療のコンセプトはPh陽性（BCR-ABL1陽性）白血病細胞のコントロールと病期進行の回避である．臨床の現場では治療効果はEuropean Leukemia Net（ELN）2013の判定規準を参考に行われている．そのため薬剤師も，治療効果の判定基準（表1）を理解しておくことが必要である．

血液腫瘍：慢性骨髄性白血病

表1 CMLに対する治療効果の判定規準

血液学的奏効（Hematologic Response：HR）		血液・骨髄検査所見および臨床所見
慢性期CML	完全（complete）HR：CHR	1. WBC ＜ 10,000/μL
		2. PLT ＜ 450,000/μL
		3. 末梢血液中で芽球も前骨髄球もなし
		4. 末梢血液中の骨髄球＋後骨髄球＝0％
		5. 好塩基球＜5％
		6. 脾臓および肝臓の腫大なく，髄外病変なし
進行期CML（移行期＋急性期）	完全（complete）HR：CHR	1. WBC ≦ 8,600/μL
		2. 好中球数≧ 1,000/μL
		3. PLT ≧ 100,000/μL
		4. 末梢血液中で芽球も前骨髄球もなし
		5. 骨髄中の芽球≦5％
		6. 末梢血液中の骨髄球＋後骨髄球＜5％

第3章　がん種別抗がん薬

表1　CMLに対する治療効果の判定規準（つづき）

血液学的奏効（Hematologic Response：HR）		血液・骨髄検査所見および臨床所見
		7．好塩基球＜20％
		8．脾臓および肝臓の腫大なく，髄外病変なし
	白血病の所見なし：No Evidence of Leukemia（NEL）	1．WBC ≦ 8,600/μL
		2．末梢血液中で芽球も前骨髄球もなし
		3．骨髄中の芽球≦5％
		4．末梢血液中の骨髄球＋後骨髄球＜5％
		5．好塩基球＜20％
		6．脾臓および肝臓の腫大なく，髄外病変なし
細胞遺伝学的奏効（Cytogenetic Response：CyR）		骨髄有核細胞中のPh染色体（BCR-ABL1）陽性率
細胞遺伝学的大（major）奏効：MCyR		0～35％
細胞遺伝学的完全（complete）奏効：CCyR		0％
細胞遺伝学的部分（partial）奏効：PCyR		1～35％
細胞遺伝学的小（minor）奏効：Minor CyR		36～65％
細胞遺伝学的微小（minimum）奏効：Mini CyR		66～95％
細胞遺伝学的非（none）奏効：No CyR		＞95％
分子遺伝学的奏効（Molecular Response：MR）		BCR-ABL1[IS*2]遺伝子レベル（RT-PCR法）
分子遺伝学的大（major）奏効：MMR		BCR-ABL1[IS*2] ≦ 0.1％
分子遺伝学的に深い（deep）奏効：DMR[*1]	MR[4.0]	BCR-ABL1[IS] ≦ 0.01％
	MR[4.5]	BCR-ABL1[IS] ≦ 0.0032％
	MR[5.0]	BCR-ABL1[IS] ≦ 0.001％

（文献4より引用）

グリベック®

1 初回面談時

check

☐ **医師から説明された治療の目標が理解できているかを確認する**

☐ **服薬遵守の重要性を説明する**

▶服薬遵守率が90%以下の場合は極端に治療の結果が悪く,ほとんどの患者が治療目標である分子遺伝学的大寛解(major molecular response:MMR)に到達できなかったという報告[5]があることを説明し,服薬遵守の重要性を理解してもらう.

☐ **用法・用量について説明する**

▶病気の進行を防ぐことが目的であり,原則として効果がある限りは服用を続けることを説明する.
▶病期により用量が異なることを説明する.
▶臨床試験結果であるが,一定の効果が得られれば治療を中止し,経過観察を行うこともあることを説明する.

☐ **アドヒアランスを確認できる資材を紹介・提供する**

▶製薬会社が作成している治療日誌やアプリを紹介・提供し,患者のアドヒアランスを評価する.

☐ **有害事象を説明する**

▶主なものは浮腫,悪心・嘔吐,血液毒性,肝障害,筋肉痛・筋肉のけいれんである.

☐ **有害事象への対処法を説明する**

☐ **薬をのみ忘れた時の対応を説明する**

▶のみ忘れた場合は,次の服用時間に1回分を服用する.
▶絶対に2回分を一度にのまない.

∷ 初回服薬指導のポイント

▶治療の目標(表2)があること,服薬アドヒアランスが治療効果に大きく影響を与えることを患者に説明し,服用意義を十分理解してもらう必要がある.一定の効果が得られれば,休薬できることを説明することによって,患者のアドヒアランス維持のモチベーションを保つことができると思われる.

▶いつ・どんな時に経口抗がん薬の服薬を止めるか[6]

（右側縦書き）血液腫瘍：慢性骨髄性白血病

第3章　がん種別抗がん薬

表2 CMLに対する1st lineのTKI阻害薬治療の効果

評価時点	効果		
	至適奏効：Optimal	要注意：Warning	不成功：Failure
治療前（ベースライン）	指摘なし	高リスク，またはCCA/Ph＋，major route	指摘なし
3ヵ月	BCR-ABL1^{IS}≦10%，またはPh＋≦35%	BCR-ABL1^{IS}＞10%，またはPh＋36～95%	CHRに未到達，またはPh＋＞95%
6ヵ月	BCR-ABL1^{IS}＜1%，またはPh＋0%	BCR-ABL1^{IS} 1～10%，またはPh＋1～35%	BCR-ABL1^{IS}＞10%，またはPh＋＞35%
12ヵ月	BCR-ABL1^{IS}≦0.1%	BCR-ABL1^{IS}＞0.1～1%	BCR-ABL1^{IS}＞1%，またはPh＋＞0%
その後，どの時点でも	BCR-ABL1^{IS}≦0.1%	CCA/Ph-（-7または7q-）	CHRの喪失，CCyRの喪失，確定したMMR喪失，ABL1変異，CCA/Ph＋

（文献4より引用）

・急激な体重増加（2kg以上），呼吸困難などの異常が認められた場合．特に65歳以上の高齢者には注意する．
・制吐薬を使用しても悪心・嘔吐が持続し，顕著な脱水，体重減少が発現した場合．
・体表面の50%以上を占める落屑を伴う発疹が発現した場合．

:: 指導資材（p383付録参照）

①CML服薬手帳アプリ（ノバルティス ファーマ株式会社）
②治療日誌：イマチニブ錠「サワイ」を服用される慢性骨髄性白血病の患者さんへ（沢井製薬株式会社）
③治療日誌：イマチニブ錠を服用される患者さんへ－慢性骨髄性白血病の治療－（東和薬品株式会社）

:: アドヒアランス向上のためのポイント
A 主な有害事象の発現率（*n*＝70）[6]

・顔面浮腫　11.4%（Grade 3以上：なし）

グリベック®

- 眼瞼浮腫　24.5%（Grade 3 以上：なし）
- 末梢性浮腫　14.3%（Grade 3 以上：なし）
- 悪心　44.3%（Grade 3 以上：1.4%）
- 嘔吐 NOS　22.8%（Grade 3 以上：2.9%）
- 下痢 NOS　12.9%（Grade 3 以上：なし）
- 発疹　12.8%（Grade 3 以上：4.3%）
- 発疹 NOS　17.1%（Grade 3 以上：2.9%）
- リンパ球数減少　37.1%（Grade 3 以上：24.3%）
- 好中球数減少　30.0%（Grade 3 以上：14.3%）
- 血小板数減少　32.9%（Grade 3 以上：1.4%）
- 白血球数減少　21.4%（Grade 3 以上：4.3%）
- ヘモグロビン減少　38.6%（Grade 3 以上：4.3%）
- ALT 増加　15.7%（Grade 3 以上：なし）
- AST 増加　14.3%（Grade 3 以上：なし）
- 血中 ALP NOS 増加　30.0%（Grade 3 以上：1.4%）
- 筋痙攣　14.3%（Grade 3 以上：なし）
- 関節痛　11.4%（Grade 3 以上：なし）

B アドヒアランス低下の主な要因

＊イマチニブでは，衰弱，悪心，筋痙攣，骨関節痛がアドヒアランス低下の要因との報告がある[6]．同様な症状が認められる場合は注意が必要である．

C アドヒアランス不良因子

＊イマチニブでは年齢が若い患者でアドヒアランスが低いとの報告がある[6]．

　Adherence rate ≦ 90%　年齢中央値　43.8 歳

　Adherence rate ＞ 90%　年齢中央値　53.8 歳　（$p = 0.004$）

D その他

- 腎機能を確認し，投与量を医師へ提案する（**表3**）
- ジェネリック医薬品の選択：イマチニブは複数の製薬会社よりジェネリック医薬品が製造されている．患者が長く服用できるように各薬剤の剤形，大きさ，薬価を把握し患者のニーズに

血液腫瘍：慢性骨髄性白血病

第3章　がん種別抗がん薬

表3　イマチニブの腎機能による投与量調節

CCr（mL/分）	投与量調節
20～39	推奨用量の50%量で開始し，忍容性をみて増量を行っていくが，1日400mgを超えないようにする
40～59	1日600mgを超えないようにする

（文献7より引用）

　合った製品を選択する.

（例）・グリベック錠®100mg　サイズ：直径9.2mm，厚さ3.1mm，
　　　　薬価：2303.5円

　　　・イマチニブ錠100mg「ヤクルト」　サイズ：直径7.6mm，
　　　　厚さ2.9mm（サイズ最小），薬価：976.8円

　　　・イマチニブ錠100mg「オーハラ」　サイズ：直径7.6mm，
　　　　厚さ3.3mm，薬価：531.2円（薬価最安）

　　　イマチニブ錠200mg「ニプロ」　サイズ：直径10.1mm，厚
　　　さ5.9mm（サイズ最小），薬価：2026.6円

薬剤師目線

　CMLの治療目標[4]：これまでのCMLの治療目標は，急性転化への移行を阻止することであった．一方，TKIにより多くの症例で長期間持続する深い分子遺伝学的奏効（deep molecular response：DMR）を得ることができるようになった結果，現在の治療目標は，長期間のtreatment free remission（TFR）を得ることに変わりつつある．イマチニブ中止試験では，長期間イマチニブ治療後，少なくとも2年のDMRを得た症例の一部に長期TFRが確認されている．一方，イマチニブ中止後にDMRを喪失した場合は，イマチニブの再開によりすべての症例は再びDMRに到達している．TKIによりDMRに達した症例に対する治療中止の可能性に関しては，今後も臨床試験による検証の積み重ねが必要である.

グリベック®

2 継続面談時

check

☐ **イマチニブの治療効果を確認する**
▶ 治療効果は**表2**を参照. あくまでも目安であり臨床現場では医師の裁量に任されている.

☐ **アドヒアランスを確認する**
▶ 口頭で確認するよりも空のヒートシートを持参してもらうなど患者に協力してもらう.

☐ **有害事象を評価する**
▶ 有害事象に関しては，支持療法で対応できるものは主治医に提案する.

☐ **各種検査値を確認する**
▶ イマチニブには増量基準と減量基準がある.

血液腫瘍：慢性骨髄性白血病

▪▪ イマチニブの増量基準

重篤な有害事象がなく，白血病に関連がない重篤な好中球減少や血小板減少が認められず，下記に該当する場合は，増量することができる.

①病状が進行した場合（この場合はいつでも）
②本剤を少なくとも3ヵ月以上投与しても，十分な血液学的効果がみられない場合
③これまで認められていた血液学的効果がみられなくなった場合

▪▪ イマチニブの減量基準

イマチニブの減量基準を**表4〜6**に示す.

▪▪ 継続時服薬指導のポイント

・治療効果は**表2**を参照する. この基準は厳守するものでなく，あくまでも目安として用いられている.
・服薬アドヒアランスを確認し，医師に服薬状況を伝える. これ

第3章　がん種別抗がん薬

表4 肝機能検査と減量基準・投与再開方法

	減量基準（Grade 3 以上）	投与再開方法（Grade 2 未満）
総ビリルビン	4.5mg/dL を超える	2.25mg/dL 未満に低下するまで休薬し，減量して再開する
AST	150U/L を超える	75U/L 未満に低下するまで休薬し，減量して再開する
ALT	210U/L を超える（男性）115U/L を超える（女性）	105U/L 未満（男性），57.5U/L 未満（女性）に低下するまで休薬し，減量して再開する

表5 慢性期 CML（初回用量 400mg/ 日）における血液検査と減量基準・投与再開方法

	減量基準	投与再開方法
好中球数	1,000/mm³ 未満	①好中球数 1,500/mm³ 以上および血小板数 75,000/mm³ 以上に回復するまで休薬する．②400mg/ 日で治療を再開する．③再び好中球数が 1,000/mm³ を下回るか，または血小板数が 50,000/mm³ を下回った場合は，①へ戻り，300mg/ 日で治療を再開する．
血症板数	50,000/mm³ 未満	

表6 移行期・急性期 CML（初回用量 600mg/ 日）における血液検査と減量基準・投与再開方法

	減量基準	投与再開方法
好中球数	500mm³ 未満	①血球減少が白血病に関連しているか否かを確認（骨髄穿刺）する．②白血病に関連しない場合は 400mg/ 日へ減量する．③血球減少が 2 週間続く場合は更に 300mg/ 日に減量する．④白血病に関連しない血球減少が 4 週間続く場合は好中球数が 1,000/mm³ 以上，および血小板数が 20,000/mm³ 以上に回復するまで休薬し，その後 300mg/ 日で治療を再開する．
血症板数	10,000/mm³ 未満	

により治療目標が達成できていない時に，原因がイマチニブ抵抗性なのか，アドヒアランスが低いことによるイマチニブの効果が弱いためか医師が判断する材料になる．

・服薬アドヒアランスの確認（空のヒートシート回収や治療日誌を記載できない）ができない患者については，キーパーソンを含めたアドヒアランスの確認をできる体制を構築する．または

グリベック®

イマチニブの TDM（血中トラフ値は 1,000ng/mL）を実施する.
- 有害事象に関しては，アドヒアランスの低下防止，休薬期間の短縮のためにも主治医に支持療法を提案していく（「アドヒアランスが保てない場合の対応」参照）.
- 検査結果を確認し主治医に投与量変更について確認する. 投与量が変更になったら，患者へ服薬方法をしっかり説明する.

∷ アドヒアランスが保てない場合の対応

悪心・嘔吐
- 空腹時の服用を避け，食事（1日のうち最も量の多い食事）とともに服用したり，多めの水で服用する. 改善しない場合は1日投与量を2分割して食事とともに服用する. それでも症状が続くようなら，プロクロルペラジンやセロトニン 5-HT$_3$ 拮抗薬を提案する.

浮腫
- フロセミド　1回 40mg　1日1回を処方提案する.
- 改善がない時はイマチニブの中断を提案する.

肝障害
- Grade 3 以上の AST/ALT，ビリルビンの上昇がみられ，イマチニブ休薬後も投与再開基準（表4）まで回復しないときは，プレドニゾロン 0.5〜1mg/kg/日の内服を主治医に提案する.

筋攣縮
- 乳酸カルシウムやマグネシウムの補充に加えて，芍薬甘草湯を主治医に提案する.

骨痛・関節痛
- 血小板数 ≧ 100,000/mm^3 の場合は NSAIDs を，血小板数 < 100,000/mm^3 の場合，または NSAIDs 禁忌事項を有している場合はアセトアミノフェンを慎重に投与するか，オピオイド鎮痛薬を主治医に提案する.

血液腫瘍：慢性骨髄性白血病

第3章　がん種別抗がん薬

■ 引用文献

1) ノバルティスファーマ株式会社：グリベック®錠100mg 添付文書，2018年5月改訂（第15版）．

2) ノバルティスファーマ株式会社：グリベック®錠100mg 総合製品情報概要．

3) Druker BJ, et al：355：2408-2417，2006．（PMID：17151364）

4) 日本血液学会　編：造血器腫瘍診療ガイドライン2018年版，金原出版，2018．Available at：< https:// www.jshem.or.jp/gui-hemali/1_4.html >

5) Marin D, et al：J Clin Oncol, 28：2381-2388，2010．（PMID：20385986）

6) ノバルティスファーマ株式会社：グリベック®の副作用マネージメント．

7) NCCN Clinical Practice Guidelines in Oncology：Chronic Myeloid Leukemia Version1, 2019. Available at：<https://www.nccn.org/professionals/physician_gls/pdf/cml.pdf>

血液腫瘍：慢性骨髄性白血病

スプリセル®
（ダサチニブ水和物）

▶錠 20mg, 50mg

Point!

✓慢性骨髄性白血病では，慢性期と，移行期または急性期で用法・用量が異なるため注意する．

✓胸水，消化管出血，QT間隔延長がある患者では慎重に投与する．

✓プロトンポンプ阻害薬やヒスタミンH_2受容体遮断薬との併用は吸収が抑制される．

✓妊婦または妊娠の可能性のある患者では投与禁忌である．

薬剤情報

■薬効分類：チロシンキナーゼ阻害薬（分子標的治療薬）

■レジメン：スプリセル®単剤　連日投与

■効能または効果：慢性骨髄性白血病（CML）・再発または難治性のフィラデルフィア染色体陽性急性リンパ性白血病（Ph+ALL）．T315I変異を除く14種類の *BCR-ABL* 変異に対して増殖抑制活性がある．

■適応：進行・再発

服用方法

■用法・用量[1]

【慢性骨髄性白血病（CML）】

①慢性期：1日1回100mg　（140mgまで増量可）を経口投与する（図）．

②移行期または急性期：1日2回　1回70mg（1回90mgまで増量可）を経口投与する（図）．

【再発または難治性のフィラデルフィア染色体陽性急性リンパ性白血病（Ph⁺ALL）】

　ダサチニブとして1回70mgを1日2回経口投与する（図）．なお，患者の状態により適宜増減するが，1回90mgを1日2回まで増量できる．

- 食事による影響はない．

| CML（慢性期）　1日1回　連日投与（100mg/回, max 140mg/回） |
| CML（移行期or 急性期）と　Ph⁺ALL　1日2回　連日投与（70mg/回, max 90mg/回） |
| 1日目　　　　　　　　　　　　　　　　　　　　　　　　　　　　連日 |

　ダサチニブの服用サイクル

対象症例[2]

- 染色体検査または遺伝子検査でCMLと診断された患者
- 既存治療で抵抗性または不耐性の患者（表1）
- PS：0〜2
- 18歳以上

【除外症例】[2]

- 既知の胸水がある患者
- 制御困難または重大な心血管疾患がある患者
- 重大な出血性疾患の既往がある患者
- 妊婦または妊娠の可能性がある患者

服薬継続率[4]

- 日本人の慢性CML患者へのダサチニブ1日1回100mg単剤投与において，投与量中央値88mg/日，治療継続中央値61ヵ月との報告あり．

スプリセル®

表1 既存治療の抵抗性または不耐性の定義

1. 慢性期 CML のイマチニブ抵抗性定義

- ・診断後 3 ヵ月で血液学的完全寛解（CHR）が得られない.
- ・診断後 6 ヵ月で細胞遺伝学的部分寛解（PCyR）が得られない（Ph$^+$ > 35%）.
- ・診断後 12 ヵ月で細胞遺伝学的完全寛解（CCyR）が得られない.
- ・診断後 18 ヵ月で Major Molecular Response（MMR）が得られない.
- ・CHR の消失, CCyR の消失, MMR の消失, BCR-ABL 変異の発現, または PH$^+$細胞の付加的染色体の発現.

2. 移行期・急性期 CML のイマチニブ抵抗性定義

- ・600mg/ 日以上のイマチニブを投与しても血液学的寛解が得られない, または再発した場合.

3. Ph$^+$ALL の既存治療に対する抵抗性定義

- ・既存の治療により血液学的寛解が得られない, または再発した場合.

4. イマチニブ不耐性定義

- ・イマチニブに関連した Grade 3 以上の非血液毒性.
- ・イマチニブに関連した 7 日間以上持続する Grade 4 以上の血液毒性.

＊抵抗性：効果不十分, 不耐性：忍容性がない

（文献 3 より引用）

血液腫瘍：慢性骨髄性白血病

薬剤師
目線

　心疾患の既往歴, 高血圧症の合併, 1 日 2 回投与が胸水発現のリスク因子であるため, 既往歴や服用方法などを事前に十分把握しておく必要がある. 臨床試験において, 65 歳未満の患者と比較し, 65 歳以上の患者で有害事象発現頻度が高かったので高齢者では特に有害事象発現に注意する. また, 胎児毒性や乳汁中への移行が報告されており, 妊娠の有無を確認し, 服用中は避妊するように指導する. もし, 妊娠を望む場合や妊娠している場合は, 主治医と相談するように勧め, 計画的に妊娠・出産できるように考える.

第3章 がん種別抗がん薬

1 初回面談時

check
□ 用法・用量について説明する
- ▶ 1日1回または1日2回，同じ時間帯に連日内服することを説明する.
- ▶ 生活リズムに合わせて食前または食後どちらの内服でも可能であることを伝える.

□ アドヒアランスを確認できる治療手帳を渡す
- ▶ 目の前の患者のアドヒアランス低下のリスクを評価する.

□ 有害事象の評価を説明する
- ▶ 主なものは悪心，下痢，胸水，出血，骨髄抑制（血小板減少，好中球減少）である.
- ▶ 心血管リスクが高い患者（糖尿病や脂質異常症を有する喫煙者や高齢者）には投与前にリスクとベネフィットを十分説明する.

□ 有害事象に対する支持療法の薬効・使用方法を説明する *1
- ▶ アドヒアランス低下のリスクが高い患者には，支持療法薬の意義と使用方法を丁寧に説明する.

□ 薬を飲み忘れた時の対応を説明する
- ▶ 飲み忘れた場合は，次の服用時間に1回分服用する.
- ▶ 絶対に2回分を一度に飲まない.
- ▶ 間違えて多く飲みすぎた場合は速やかに報告する.

□ 各種検査値を確認する（表2）
- ▶ 表2に示す投与開始基準は目安である. 著しく基準から外れる場合は医師に確認する.

表2 スプリセル®の投与開始基準

	投与開始基準
総ビリルビン	3.0mg/dL 以下
AST	75U/L 以下
ALT	男性：105U/L 以下
	女性：57.5U/L 以下
血清クレアチニン	男性：1.605mg/dL 以下
	女性：1.185mg/dL 以下

スプリセル®

:: 初回服薬指導のポイント

▶ 女性患者では妊娠の有無や妊娠希望を患者に確認する．必要に応じて医師と協議する．

▶ CYP3A4 に関連する薬や QT 延長を来す薬など併用薬を確認する．

▶ プロトンポンプ阻害薬（PPI）やヒスタミン H_2 受容体遮断薬（H_2B）との併用は吸収が抑制されることから推奨されていない．そのため，PPI や H_2B の併用有無を確認して要否を検討し，必要に応じて制酸薬への変更と投与タイミングの工夫（本剤服用前後2時間の間隔を空ける）を検討する．

▶ いつ，どんな時に経口抗がん薬の服用を止めるのか

・重篤な胸水を示唆する症状が認められた場合

・重篤な消化管出血が発現した場合

:: 食事との相互作用[5]

なし．薬物動態に及ぼす食事の影響を検討したクロスオーバー試験（Study CA180-009）の結果，本剤 100mg を単回経口投与した時，空腹時と比較して高脂肪食摂取 30 分後に AUC の平均値が 14% 増加したとする報告があるが，臨床上は問題ないと考えられる．

:: 指導資材（p383 付録参照）

①治療日誌：スプリセル®錠治療ハンドブック（ブリストル・マイヤーズ　スクイブ株式会社）

②服薬補助ツール：スプリセル®錠を服用される患者さまへ（ブリストル・マイヤーズ　スクイブ株式会社）

③服薬補助ツール：スプリセル®を服用される慢性期慢性骨髄性白血病の患者さんへ（ブリストル・マイヤーズ　スクイブ株式会社）

血液腫瘍：慢性骨髄性白血病

第3章　がん種別抗がん薬

アドヒアランス向上のためのポイント

A主な有害事象の発現率（日本人）[4]

【血液毒性】
・好中球減少　19%（Grade 3 以上：15%）
・血小板減少　4 %（Grade 3 以上： 4 %）

【非血液毒性】
・胸水　42%（Grade 3 以上： 4 %）
・皮疹　42%（Grade 3 以上： 0 %）
・貧血　19%（Grade 3 以上：15%）
・悪心　19%（Grade 3 以上： 0 %）
・下痢　15%（Grade 3 以上： 0 %）
・倦怠感　15%（Grade 3 以上： 0 %）
・頭痛　15%（Grade 3 以上： 0 %）

Bその他（治療マネジメントなど）

・胸水に伴う呼吸器症状や出血に伴う症状は患者の精神的ならびに身体的負担がとても大きい．そのため，早期発見につとめ，適切な対応を行う必要がある．
・臨床試験の結果から内服期間が長期化することが予想されるため，患者 QOL が維持できるよう支援する．

2 継続面談時

check

☐ **アドヒアランスを確認する**
　▶口頭より手帳で確認した方が信頼性は高い．

☐ **有害事象を評価する**
　▶特に，患者アドヒアランスを低下させる可能性のある呼吸器症状や出血の有無，悪心について評価する．

☐ **各種検査値を確認する（表3）**
　▶表3に示す投与開始基準は目安である．著しく基準から外れる場合は医師に確認する．

スプリセル®

継続時服薬指導のポイント

- 無症状の軽度胸水の場合，投与継続して慎重に経過観察し，改善が認められない場合は減量などの対応をする．中等度の胸水の場合，休薬や薬物療法（利尿薬や短期ステロイド）により早期に回復する場合がある．そのため，呼吸困難や乾性咳嗽などの呼吸器症状がある場合，胸部 X 線検査などの必要性とともに医師に報告する．
- 治療中の避妊の必要性を再度説明する．
- 長期使用時に肺動脈高血圧症（PAH）の出現が確認されているため，呼吸困難や胸痛などに注意する．

減量方法

血液毒性および非血液毒性の出現状況により，以下の最低投与量まで減量可能．

- 慢性 CML：血液毒性および非血液毒性　1 回 50mg（1 日 50mg）
- 移行期または急性期 CML，Ph$^+$ALL：血液毒性 1 回 40mg（1 日 80mg），非血液毒性 1 回 50mg（1 日 100mg）

アドヒアランスが保てない場合の対応

呼吸困難や乾性咳嗽の呼吸器症状

- 胸水，間質性肺炎，PAH の可能性がある．
- 胸水の場合，以下の対応を行う．

　　軽度：経過観察

表3 スプリセル®の投与基準，休薬基準，減量基準

	投与再開基準	休薬基準	減量基準
好中球数	1,000/mm^3 以上	1,000/mm^3 未満	1,000/mm^3 未満*
血小板数	50,000/mm^3 以上	50,000/mm^3 未満	25000/mm^3 未満
非血液毒性	Grade 1 以下	Grade 3 以上	Grade 3 以上

＊7 日間を超えて下回る場合

（文献 1 より引用）

血液腫瘍：慢性骨髄性白血病

第3章　がん種別抗がん薬

中等度：休薬や利尿薬の投与．必要に応じてプレドニゾロン20mg/日 3日間投与する．

重度：胸腔穿刺やデンバーシャントなどの胸腔腹腔シャントや化学的胸膜癒着術を施行する．

皮膚症状

・ステロイド外用剤塗布，抗ヒスタミン薬や全身性ステロイド投与を行い，必要に応じて減量や休薬する．

消化器症状

・悪心に対しては制吐剤内服（メトクロプラミドなど）

・下痢に対しては腸運動抑制薬（ロペラミド塩酸塩など），収斂剤（タンニン酸アルブミンなど）を投与し，脱水や電解質異常時には補液を行う．

薬剤師目線

妊娠前または妊娠初期までダサチニブを投与したことで，妊娠中断（人工中絶や自然流産）や異常妊娠など転帰に明らかな影響があるとする報告がある．また，妊娠中にダサチニブを投与した症例報告では，ダサチニブの濃度は母体の血漿で4ng/mL，胎児の血漿で3ng/mL，羊水で2ng/mLであったとする報告もある[7]．そのため，ダサチニブ治療中の女性には妊娠を避け，胎児リスクについて説明する．さらに，ダサチニブ最終投与日より最低30日間は避妊すること，2週間は母乳を与えないことなども必要に応じて説明する必要がある．

■引用文献

1) ブリストル・マイヤーズスクイブ株式会社：スプリセル®錠 添付文書，2018年1月改訂（第11版）.

2) Kantarjian H, et al：N Engl J Med, 362：2260-2270, 2010.（PMID：20525995）

3) ブリストル・マイヤーズ スクイブ株式会社：スプリセル®錠 適正使用ガイド，2016年8月．Available at：<http://file.bmshealthcare.jp/bmshealthcare/pdf/guide/SP-guide-1608.pdf>

4) Nakamae H, et al：Int J Hematol, 105：792-804, 2017.（PMID：28341918）

5) ブリストル・マイヤーズ スクイブ株式会社：スプリセル®錠 医薬品インタビューフォーム，2018年1月作成（改訂第12版）.

6) Marin D, et al：J Clin Oncol, 28：2381-2388, 2010.（PMID：20385986）

7) Berveiller P, et al：Anticancer Drugs, 23：754-757, 2012.（PMID：22421368）

血液腫瘍：慢性骨髄性白血病

タシグナ®
（ニロチニブ）

▶カプセル 50mg，150mg，200mg

Point!

- ✔ 用法が他のチロシンキナーゼ阻害薬（TKI）と異なり注意が必要.
- ✔ 適応は慢性期または移行期の慢性骨髄性白血病（CML）のみ.
- ✔ 小児への適応もある.

薬剤情報

- ■ 薬効分類：チロシンキナーゼ阻害薬（分子標的治療薬）
- ■ レジメン：タシグナ® 単剤連日投与
- ■ 適応：進行・再発
- ■ 効能または効果：初発慢性期，イマチニブ抵抗性の慢性期又は
  移行期，小児の CML

服用方法

- ■ 用法・用量[1]
- ・食事の 1 時間以上前または食後 2 時間以降に 1 日 2 回，12 時間
  ごとを目安に服用.
- ・成人へはニロチニブとして 1 回 400mg.
- ・初発慢性期 CML の場合へは 1 回 300mg.
- ・小児へは 1 回約 230mg/m^2 とし，体表面積に合わせて投与す
  る（表 1）.

対象症例（タシグナ® 単剤の場合）

- ・PS：制限なし
- ・対象年齢：2 歳以上（低出生体重児，新生児，乳児または 2 歳

第3章　がん種別抗がん薬

表1　体表面積あたりの小児投与量

体表面積（m²）	1回投与量（mg）
0.32 以下	50
0.33～0.54	100
0.55～0.76	150
0.77～0.97	200
0.98～1.19	250
1.20～1.41	300
1.42～1.63	350
1.64 以上	400

未満の幼児に対する安全性は確立していない）

・合併症：ほかの TKI の副作用プロファイルが異なることから，合併する疾患など患者背景を考慮して治療を選択する[2,3]．呼吸器疾患，高血圧などを合併した患者へはタシグナ®，糖尿病または膵炎の既往患者へはダサチニブ，虚血性心血管イベントの副作用は，イマチニブが最も少ない．

・遺伝子変異：BCR-ABL 遺伝子に T315I 点突然変異がないこと（T315I が検出されればポナチニブ）．

服薬継続率

・第Ⅲ相 ENESTnd 試験において，5 年治療継続率は 1 日 2 回 300mg で 59.9%，1 日 2 回 400mg で 61.9% という報告[2]がある．

1　初回面談時

check
□ 用法・用量について説明する

▶ 患者の生活リズムに合わせた服用時間を確認し，投与間隔は 12 時間を目安とする．

タシグナ®

□ **薬剤などの相互作用について説明する**
  ▶ ニロチニブの血中濃度が上昇するもの・低下するものがあり，注意が必要である

□ **アドヒアランス向上へのサポート**
  ▶ 患者向けのサポートツールや疾患情報ウェブサイトなどを利用してアドヒアランス向上に務める．

□ **有害事象の評価を説明する**
  ▶ 有害事象により発現時期が異なるため注意が必要である．

□ **有害事象に対する支持療法の薬効・使用方法を説明する**
  ▶ 頓服的に使用する鎮痛薬や継続して併用する抗ヒスタミン薬などもある．

□ **薬を飲み忘れた時の対応を説明する**
  ▶ 飲み忘れた場合は，次回の服用時間まで服用せず，次回の服用時に1回を服用する．
  ▶ 絶対に2回分を一度に飲まない．

□ **各種検査値を確認する**
  ▶ 副作用による投与量の調節が必要となるため，血液検査（骨髄抑制，電解質，肝機能，腎機能，血糖値，肝炎ウイルスマーカー）心電図，体重測定を実施する．

血液腫瘍：慢性骨髄性白血病

▪▪ 初回服薬指導のポイント

▶ 食後に服用した場合，ニロチニブの血中濃度が増加しQT間隔延長の副作用発現が懸念される．そのため，食事の影響を避けるため食事の1時間前から食後2時間までの間の服用は避ける．患者の生活リズムに合わせた服用時間を確認し，投与間隔は12時間を目安とする．服薬を遵守し，分子遺伝学的大寛解を達成することの必要性を説明する．

▶ いつ・どんな時に経口抗がん薬の服薬を止めるか[4]

・急激な体重増加を伴う呼吸困難が現れた場合

・治療薬を服薬しても下痢がベースラインより1日7回以上発現する場合

・体表面積の30%を越える皮疹が現れた場合

・最適の制吐薬でも悪心・嘔吐がコントロールできない場合

第3章　がん種別抗がん薬

・胸の痛み，動悸，胸の不快感など症状が治まらない場合

食事との相互作用[5]

　食事により血中濃度は増加する（表2）．そのため，食事の1時間前から食後2時間までの間の服用は避ける．

薬剤などとの相互作用[1]

　併用薬などによりニロチニブの作用に影響するものも多い（表3）．そのため，治療開始前に確認が必要である

表2　食事の影響

	AUC（食後30分／空腹時）	Cmax（食後30分／空腹時）
通常食	32％増加	55％増加
高脂肪食	82％増加	121％増加

表3　薬剤などの影響

分類	薬剤名など	作用
CYP3A4を阻害する薬剤	・アゾール系抗真菌薬 ・マクロライド系抗菌薬 ・グレープフルーツ　など	ニロチニブの血中濃度上昇
CYP3A4を誘導する薬剤	・フェニトイン ・リファンピシン ・カルバマゼピン ・フェノバルビタール ・デキサメタゾン　など	ニロチニブの血中濃度低下
CYP3A4により代謝される薬剤	・ミダゾラム　など	ミダゾラムなどの血中濃度上昇
抗不整脈薬	・アミオダロン ・ジソピラミド　など	QT間隔延長または悪化
QT間隔延長を起こすおそれのある薬剤	・クラリスロマイシン ・ハロペリドール　など	QT間隔延長または悪化
胃内のpHを上昇させる薬剤	・プロトンポンプ阻害薬　など	ニロチニブの吸収低下． （ファモチジンなどのH₂受容体遮断薬や制酸薬などは投与時間をずらす）

タシグナ®

▓▓ 指導資材（p383 付録参照）

①治療日誌：私の服薬日誌（ノバルティス ファーマ株式会社）

②服薬補助ツール：お薬服用スケジュール（ノバルティス ファーマ株式会社）

③患者向け小冊子：タシグナ®を服用される方へ，タシグナ®を服用されるお子様と保護者の方へ，慢性骨髄性白血病と向き合う方へ（ノバルティス ファーマ株式会社）

④スマートフォン用アプリ：服薬手帳アプリ（ノバルティス ファーマ株式会社）

⑤疾患情報ウェブサイト：CML ステーション（ノバルティス ファーマ株式会社）

⑥医療関係者用ガイド：タシグナ®カプセル総合ガイド（ノバルティス ファーマ株式会社）

▓▓ アドヒアランス向上のためのポイント

A 主な有害事象の発現率[6]

・皮疹（300/400mg）30.8/36.1%（Grade 3 以上：0.4/2.5%）

・瘙痒感（300/400mg）14.7/13.0%（Grade 3 以上：0.4/0.4%）

・頭痛（300/400mg）14.0/20.9%（Grade 3 以上：1.1/1.1%）

・悪心（300/400mg）11.5/19.5%（Grade 3 以上：0.4/1.1%）

・嘔吐（300/400mg）4.7/8.7%（Grade 3 以上：0/1.1%）

・下痢（300/400mg）7.9/6.5%（Grade 3 以上：0.7/0%）

・筋肉痛（300/400mg）9.7/10.1%（Grade 3 以上：0.4/0%）

・倦怠感（300/400mg）10.8/9.0%（Grade 3 以上：0/0.7%）

・浮腫（抹消）（300/400mg）5.0/5.4%（Grade 3 以上：0/0%）

B アドヒアランス低下の主な要因

・発疹：36.3%

・頭痛：19.4%

・悪心：17.4%

・そう痒症：16.5%

血液腫瘍：慢性骨髄性白血病

第3章　がん種別抗がん薬

ⓒ アドヒアランス不良因子[7]

・多剤併用薬
・服用回数（1日2回服用）
・食事との相互作用（空腹時に服用）
・重篤な有害事象

ⓓ その他（治療マネジメントなど）

　アドヒアランスの低下が治療効果・副作用発現につながる．そのため，服用方法などが遵守されなければダサチニブなどへ変更も考慮する．

2　継続面談時

check

□ **アドヒアランスを確認する**
▶服薬手帳などを活用する．

□ **有害事象を評価する**
▶各有害事象の好発する発現時期が異なる．早期に発現する皮膚障害（発疹，湿疹，紅斑，そう痒症），数ヵ月後の体液貯留，数年後の動脈閉塞性事象（心筋梗塞，狭心症）などを理解し評価する必要がある．

□ **各種検査値を確認する（表4）**
▶各適応症（初発慢性期，イマチニブ抵抗性慢性期，イマチニブ抵抗性移行期，小児CML）によって基準が異なることに注意する．

□ **併用薬を確認する**
▶治療継続中にも併用薬が追加となっていないかを確認する．

∷ 継続時服薬指導のポイント

・服用期間に合わせた副作用発現を見極めて評価を行う．
・ライフスタイルの変化などアドヒアランスに影響がないかを評価する．
・相互作用のある薬剤などが開始されていないかを確認する．
・動脈閉塞性事象のため，心血管危険因子（喫煙，脂質異常症，

タシグナ®

表4 タシグナ®の投与再開基準，休薬・減量基準

		投与再開基準	休薬・減量基準
初発慢性期 CML			
血液検査	好中球数	1,500/mm³ 以上	1,000/mm³ 未満
	血小板数	75,000/mm³ 以上	50,000/mm³ 未満
	ヘモグロビン	10.0g/dL 以上	8.0g/dL 未満
肝機能検査	ビリルビン値*	< 2.25 mg/dL	> 2.25 mg/dL
	AST 値*	< 75 U/L	> 75 U/L
	ALT 値*	< 105 U/L（男性）， > 57.5 U/L（女性）	> 105 U/L（男性）， > 57.5 U/L（女性）
膵機能検査	リパーゼ値**	< 79.5 U/L	> 106 U/L
心電図	QT 間隔延長	< 450msec	≧ 480msec の延長
イマチニブ抵抗性慢性期 CML			
血液検査	好中球数	1,500/mm³ 以上	1,000/mm³ 未満
	血小板数	50,000/mm³ 以上	50,000/mm³ 未満
肝機能検査	ビリルビン値*	< 2.25 mg/dL	> 4.5 mg/dL
	AST 値*	< 75 U/L	> 150 U/L
	ALT 値*	< 105 U/L（男性）， > 57.5 U/L（女性）	> 210 U/L（男性）， > 115 U/L（女性）
膵機能検査	リパーゼ値**	< 79.5 U/L	> 106 U/L
心電図	QT 間隔延長	< 450msec	≧ 480msec の延長
イマチニブ抵抗性移行期 CML			
血液検査	好中球数	1,000/mm³ 以上	500/mm³ 未満
	血小板数	20,000/mm³ 以上	10,000/mm³ 未満
膵機能検査	リパーゼ値**	< 79.5 U/L	> 106 U/L
心電図	QT 間隔延長	< 450msec	≧ 480msec の延長
小児 CML			
血液検査	好中球数	1,500/mm³ 以上	1,000/mm³ 未満
	血小板数	75,000/mm³ 以上	50,000/mm³ 未満
肝機能検査	ビリルビン値*	< 2.25 mg/dL	> 2.25 mg/dL
	AST 値*	< 75 U/L	> 150 U/L
	ALT 値*	< 126 U/L（男性）， > 69 U/L（女性）	> 210 U/L（男性）， > 115 U/L（女性）
膵機能検査	リパーゼ値**	< 79.5 U/L	> 106 U/L
心電図	QT 間隔延長	< 450msec	≧ 480msec の延長

* 日本臨床検査標準協会共用基準上限をもとに算出
** JCOG 共用基準範囲をもとに算出

血液腫瘍：慢性骨髄性白血病

第3章　がん種別抗がん薬

高血圧，糖尿病など）の評価を行う．
・下痢など電解質異常を引き起こす症状があるかを評価する．

減量方法

・成人（1回300mgまたは400mg　1日2回）の場合，400mg　1日1回に減量
・小児（1回230mg/m^2　1日2回）の場合，230mg/m^2　1日1回に減量

薬剤師目線

50mg，150mg，200mgカプセルの3規格がある．治療の状況などに応じて，内服するカプセルの種類，1日に服用するカプセル数や回数が変更されることがあるため，説明書を見せながら具体的に説明する．特に，小児へは体表面積に合わせた投与量となるため，確実な説明が必要となる．また，200mgは0号カプセル，150mgは1号カプセル，50mgは4号カプセルであり，薬の形状が内服遵守に影響がないかを確認する．脱カプセルは基本的に推奨されない．

アドヒアランスが保てない場合の対応

皮膚障害

・皮膚障害の発現時期は早く，ほぼ治療開始1ヵ月以内であり，休薬の必要性を考慮する．
・継続可能であれば，抗ヒスタミン薬の内服薬やステロイド外用剤で対処する．
・症状が持続する場合は，抗ヒスタミン薬の定期内服を考慮する．

頭痛，筋肉痛

▶第1選択薬：アセトアミノフェンあるいはロキソプロフェンなどのNSAIDs
・一過性であるため，適宜使用し症状を緩和する．

タシグナ®

浮腫

▶ 第1選択薬：フロセミドなどによる利尿薬.

・急激な体重増加，呼吸困難などの異常が認められた場合には投与を中止する.

悪心・嘔吐

▶ メトクロプラミド錠5mg.

・悪心・嘔吐がコントロールできない場合は，1段階減量も考慮する.

下痢

▶ 第1選択薬：ロペラミドカプセル.

・K あるいは Mg などの電解質異常を伴う場合には補正を行う.

> 薬剤師目線
>
> 「タシグナ®をいつまで服用するのか？」と治療開始時に質問される機会が度々ある．海外においてイマチニブを中止しても約40〜60%の症例で，分子遺伝学的に再発・再燃してこない無治療寛解状態の達成ができることが示された（STIM試験）[8]．タシグナ®においては，第Ⅱ相試験（ENESTfreedom）[9]が行なわれ，同程度の成績が示されているが，現時点でのエビデンスは確立しておらず臨床試験以外で TKI を中止すべきではない．しかし近い将来，医療経済の見地からも TKI 中止が注目されている．

■引用文献

1) ノバルティスファーマ株式会社：タシグナ®カプセル添付文書，2017年12月改訂（第17版）.

2) Hochhaus A, et al：Leukemia, 30：1044-1054, 2016.（PMID：26837842）

3) Cortes JE, et al：J Clin Oncol, 34：2333-2340, 2016.（PMID：27217448）

4) ノバルティスファーマ株式会社：タシグナ®カプセル適正使用ガイド. Available at：<https://drs-net.novartis.co.jp/SysSiteAssets/common/pdf/tas/tg/tg_tas_201712.pdf>

5) Tanaka C, et al：Clin Pharmacol Ther, 87：197-203, 2010.（PMID：19924121）

6) Saglio G, et al：N Engl J Med, 362：2251-2259, 2010.（PMID：20525993）

7) Yood MU, et al：Curr Med Res Opin, 28：213-219, 2012.（PMID：22168217）

8) Mahon FX, et al：Lancet Oncol, 11：1029-1035, 2010.（PMID：20965785）

9) Hochhaus A, et al：Leukemia, 31：1525-1531, 2017.（PMID：28218239）

血液腫瘍：多発性骨髄腫

レブラミド®
（レナリドミド水和物）

▶ カプセル 2.5mg, 5mg

Point!

✔ 多剤併用療法が多く開発されており，他剤含め治療スケジュールに注意が必要．

✔ 催奇形性がある薬剤であり，胎児曝露を防止するために適正管理手順（RevMate®）の遵守が必要．

薬剤情報

■ 薬効分類：抗造血器悪性腫瘍薬（免疫調節薬）

■ 効能または効果：

① 多発性骨髄腫

② 5番染色体長腕部欠損を伴う骨髄異形成症候群

③ 再発または難治性の成人T細胞白血病リンパ腫

■ レジメン：

① 多発性骨髄腫

　レナリドミドを併用する主なレジメンを表1に示す．

② 5番染色体長腕部欠損を伴う骨髄異形成症候群

　21日間連日経口投与した後，7日間休薬する．

③ 再発又は難治性の成人T細胞白血病リンパ腫

　連日経口投与する．

■ 適応：進行・再発

薬剤師目線　近年，多発性骨髄腫は新規治療薬の登場で治療レジメン数が増加，複雑化している．医師が予定している通りの治療で正しく処方されているかの監査も重要な薬剤師の役割である．

レブラミド®

表1 レナリドミドを併用するレジメンの例

レジメン名／薬剤名	投与量／投与方法	投与スケジュール	サイクル
Rd療法[1]			
レナリドミド	25mg 経口	第1〜21日	4週間
デキサメタゾン	40mg 経口	第1, 8, 15, 22日	
IRd療法[2]			
イキサゾミブ	4mg 経口	第1, 8, 15日	
レナリドミド	25mg 経口	第1〜21日	4週間
デキサメタゾン	40mg 経口	第1, 8, 15, 22日	
KRd療法[3]			
カルフィルゾミブ	27mg/m² 点滴（1サイクル目第1, 2日は20mg/m² 点滴）	第1, 2, 8, 9, 15, 16日 (13〜18サイクル目：第1, 2, 15, 16日)	4週間
レナリドミド	25mg 経口	第1〜21日	
デキサメタゾン	40mg 経口	第1, 8, 15, 22日	
ERd療法[4]			
エロツズマブ	10mg/kg 点滴	第1, 8, 15, 22日 (3サイクル目以降：第1, 15日)	4週間
レナリドミド	25mg 経口	第1〜21日	
デキサメタゾン	40mg 静脈注射	第1, 8, 15, 22日 (3サイクル目以降：第1, 15日)	
DRd療法[5]			
ダラツムマブ	16mg/kg 点滴	第1, 8, 15, 22日 (3〜6サイクル目：第1, 15日, 7サイクル目以降：第1日)	4週間
レナリドミド	25mg 経口	第1〜21日	
デキサメタゾン	40mg 静脈注射または経口	第1, 2, 8, 9, 15, 16, 22, 23日	

血液腫瘍：多発性骨髄腫

服用方法

■ 用法・用量[1]

【多発性骨髄腫】

・デキサメタゾンとの併用において，レナリドミドとして1日1回25mgを21日間連日経口投与した後，7日間休薬する．こ

れを1サイクルとして投与をくり返す.

【5番染色体長腕部欠損を伴う骨髄異形成症候群】
・レナリドミドとして1日1回10mgを21日間連日経口投与した後,7日間休薬する.これを1サイクルとして投与を繰り返す.

【再発または難治性の成人T細胞白血病リンパ腫】
・レナリドミドとして1日1回25mgを連日経口投与する.

対象症例(Rd療法の場合)[6]

- 移植非適応(65歳以上,重要臓器の障害あり,移植拒否)
- 初発多発性骨髄腫(症候性)
- PS:0～3
- 対象年齢:65歳以上94.2%,76歳以上34.8%

服薬継続率

・わが国の保険適用上Rd療法のコース数に制限はないが,18サイクルを超えて継続した場合,無増悪生存期間は延長するものの全生存期間を延長するというエビデンスはない.18サイクルを超えての継続に関しては染色体リスク,臨床効果,毒性や医療費負担などを考慮して個別に決定すべきとされている[7].

1 初回面談時

check
☐ **患者区分・薬剤管理者の要否を確認する**
- 性別,妊娠の可能性などで3つに区分される[A男性,B女性,C女性(妊娠する可能性のある女性患者)].
- 「患者自身が確実に薬剤を管理できる」かつ「不要になった薬剤の返却を徹底できる」と処方医師が判断した場合に限り,薬剤管理者の設置を省略できる.

☐ **遵守事項などを説明する**
- レブラミドの胎児への薬剤曝露を防ぐために決められた適正管理手順(RevMate®)を遵守するように指導する.

☐ RevMate® への患者登録を行う

▶処方医師が記入した患者登録申請書の内容を確認と薬剤師記入欄への記入を行い，RevMate® センターに FAX 送信する．
▶レブメイト® カードを発行し交付する．

☐ 遵守状況確認票を確認・入力する

▶処方医師が入力した遵守状況確認票を確認し，「薬剤師記入項目」を入力する．

☐ 服薬についての指導を行う

▶服用時はカプセルをかみ砕いたり，開けたりしてはいけない．
▶服用時はできるだけカプセルに直接触れないように気を付け，可能であれば患者自身で服用する．
▶カプセルを手で触った場合には，石けんを用いて流水で手指をよく洗う．
▶服薬介助者がカプセルを直接触る場合には使い捨て手袋やマスクを着用する．
▶服薬状況を記録する（患者さん向けの治療日誌を交付）．

☐ 薬剤を安全に管理するための指導を行う

▶患者以外の人が誤って服用しないように，飲食物と区別された，子供の手の届ない場所に保管する．
▶薬剤は専用のレブメイト® キットに入れて保管する．
▶薬剤を紛失しないよう指導し，万が一，紛失した場合は，ただちに処方医師に連絡する．
▶飲み忘れなどで残薬があった場合には，次回の診察時に処方医師に伝える．
▶服用しなくなった薬剤がある場合には，薬剤部（薬局）に持参する．

☐ 注意が必要な副作用について説明する

▶重篤な有害事象に好中球減少症，血小板減少症がある．
▶その他の有害事象として，貧血，発疹，深部静脈血栓症，末梢神経障害，感染症，肝機能障害や黄疸などがある．

☐ 有害事象に対する支持療法薬の薬効・使用方法を説明する

▶感染症の予防に併用薬，患者背景によってスルファメトキサゾール・トリメトプリム製剤，アシクロビルなどの投与がされる場合がある．
▶深部静脈血栓症の予防にアスピリンが投与される場合がある．

☐ 薬を飲み忘れた時の対応を説明する

▶いつも飲む時間から 12 時間以内の場合は飲み忘れた分を服用可能．
▶12 時間以上経過している場合は，その分を飲まず，翌日から 1 回分を服用する．
▶絶対に 2 回分を 1 度に服用しない．

☐ 腎機能を確認する

▶腎機能障害患者に投与する際の開始用量の目安を参考に投与量を確認する（表2）．

第3章　がん種別抗がん薬

表2 腎機能障害患者に投与する際の開始用量の目安

腎機能（CCr）	用法・用量		
	多発性骨髄腫	骨髄異形成症候群	成人T細胞白血病リンパ腫
中等症腎機能障害 30 ≦ CCr < 60mL/分	10mgを1日1回投与で開始し，2サイクル終了後忍容可能な場合は15mgに増量できる	5mgを1日1回投与	10mgを1日1回投与で開始し，投与開始56日経過後忍容可能な場合は15mgに増量できる
重症腎機能障害（透析不要）CCr < 30mL/分	15mgを2日に1回投与	5mgを2日に1回投与	15mgを2日に1回投与
重症腎機能障害（透析必要）CCr < 30mL/分	5mgを1日1回投与（透析日は透析後に投与）	5mgを週3回投与（透析日は透析後に投与）	5mgを1日1回投与（透析日は透析後に投与）

初回服薬指導のポイント

▶ レブラミド®の内服1日1回の内服（3週内服1週休薬）のほか，併用薬の用法・用量についても説明する（**表1**参照）．

▶ いつ・どんな時に経口抗がん薬の服用を止めるか

下記症状があればすぐに主治医に連絡するよう指導する．

・37.5℃以上の発熱がある場合

・点状出血および紫斑，鼻出血，歯肉出血などがみられた場合

・急激な片側下肢の腫脹・疼痛，胸痛，突然の息切れ，四肢の麻痺などがみられた場合

・口唇や眼瞼の浮腫，水疱性の発疹がみられた場合

食事との相互作用

・外国人のデータで高脂肪・高カロリー食［朝食：総カロリー1,033kcal（脂肪約61.8%）］の食後に経口投与したときのAUC，C_{max}は，空腹時に経口投与したときと比べてそれぞれ約20%，約50%低下し，t_{max}は約1.6時間延長した[8]．

・治療効果に影響が生じる血中濃度の変化が起こる報告はない．1日1回の内服を同タイミングで行うことで食事の影響は考慮しなくてよいと考えられる．

レブラミド®

:: 指導資材 （p383 付録参照）

①レブメイト®キット

②レブラミド®を服用される方へ

③治療日誌：レブラミド®治療日誌

:: アドヒアランス向上のためのポイント

A 主な有害事象の発現率[9]

- 血小板減少症　33.0%（Grade 3 以上：10.7%）
- 好中球減少症　30.9%（Grade 3 以上：15.8%）
- 白血球減少症　10.1%（Grade 3 以上：3.5%）
- 貧血　8.3%（Grade 3 以上：3.9%）
- 便秘　9.0%（Grade 3 以上：0.2%）
- 発疹　7.8%（Grade 3 以上：0.3%）
- 末梢神経障害　10.1%（Grade 3 以上：1.2%）
- 倦怠感　5.5%（Grade 3 以上：0.6%）

B アドヒアランス低下の主な要因（治療中止に至った副作用）[9]

- 血小板減少症：20.8%
- 好中球減少症：18.5%
- 末梢神経障害：10.6%
- 発疹：5.5%

C その他（治療マネジメントなど）

　服薬したことを確認するために，レブメイト®キット内に空シートの保管と持参を指導する．薬剤師が服薬アドヒアランスとレブメイト®の遵守状況を確認する．

血液腫瘍 :: 多発性骨髄腫

第3章　がん種別抗がん薬

2　継続面談時

check

□ **アドヒアランスを確認する**
　▶ 治療日誌，レブラミド®の空シートの数を確認する．

□ **有害事象を評価する**

□ **各種検査値を確認する**（表3，4）

∷ 継続時服薬指導のポイント

・他剤との併用療法の場合はレブラミド®の処方は出ないが，外来で点滴治療を受けるために来院していることがある．治療サイクルの間で面談を行い，服薬アドヒアランスを確認する．

・レブラミド®のアドヒアランスが悪い場合，管理が不十分と判断される場合は薬剤管理者の設置を検討する．

・骨髄抑制は，多発性骨髄腫の病態から発現している場合があるので，治療効果を考慮して主治医の判断で休薬・減量を行わない場合がある．その場合，治療サイクルを重ねると病態の改善で骨髄抑制が改善することがある．

・多発性骨髄腫の病態（高カルシウム血症，Mタンパク量増加な

表3 未治療の多発性骨髄腫での血小板減少／好中球減少発現時の休薬などの目安

	血小板数／好中球数	治療中の処置および再開時の減量の目安
血小板減少	25,000/μL 未満に減少	休薬 50,000/μL 以上に回復した場合には，休薬前の投与量から5mg 減量して再開． なお，休薬前の投与量が5mg の1日1回投与の場合は，2.5mg を1日1回投与で再開．
好中球減少	500/μL 未満に減少または発熱性好中球減少症	休薬 1,000/μL 以上に回復した場合には，休薬前の投与量から5mg 減量して再開． なお，休薬前の投与量が5mg の1日1回投与の場合は，2.5mg を1日1回投与で再開．

（文献1より引用）

340

レブラミド®

表4 再発または難治性の多発性骨髄腫での血小板減少 / 好中球減少発現時の休薬などの目安

	血小板数 / 好中球数	治療中の処置および再開時の減量の目安
血小板減少	30,000/μL 未満に減少	休薬 30,000/μL 以上に回復した場合には，15mg を1日1回投与で再開．
	休薬2回目以降，再度 30,000/μL 未満に減少	休薬 30,000/μL 以上に回復した場合には，5mg を1日1回投与で再開．
好中球減少	1,000/μL 未満に減少	休薬 1）1,000/μL 以上に回復（ただし，副作用は好中球減少のみ）した場合には25mg を1日1回投与で再開． 2）1,000/μL 以上に回復（ただし，副作用は好中球減少のみ）した場合には，休薬前の投与量から15mg減量して再開．
	休薬2回目以降，再度 1,000/μL 未満に減少	休薬 1,000/μL 以上に回復した場合には，休薬前の投与量から5mg減量して再開．

ど）で腎機能障害が発現している場合がある．治療開始後に腎機能の改善がみられることがあり，減量して開始していたレブラミド®の投与量を増量（減量不要）となる場合がある．治療サイクルごとの腎機能の確認は必要である．

減量方法

腎機能，骨髄抑制の状況に応じて投与量を決定する．その他，発疹や末梢神経障害などの有害事象で減量を検討する場合がある．

アドヒアランスが保てない場合の対応

発疹[10]

【限局性の発疹】
・ステロイド外用剤（very strong か strong を選択，顔面については medium から選択）
・掻痒感のある場合：抗アレルギー薬 / 抗ヒスタミン薬

第3章　がん種別抗がん薬

【広範な皮疹／丘疹】

・ステロイド外用剤（very strong か strong を選択，顔面については medium から選択）

・掻痒感のある場合：抗アレルギー薬／抗ヒスタミン薬

・経口プレドニゾロンの短期間投与（例：10～20mg／日 × 14日）

> **薬剤師目線**
>
> 発疹の発現時期は全期間のうち投与1サイクル目に多く（72.7%），そのうち1週目から4週目でそれぞれ，38.8%，18.5%，12.2%，3.1% と治療開始早期に発現することが知られている．適切な処置で多くは回復，軽快するため，早期に発見し対応することで発疹による治療中止は最小限に抑えられる．重症度評価を行い，Grade 3以上の皮膚障害を認めた場合には休薬，中止とともに，皮膚科医へのコンサルトを提案する．

■ 引用文献

1) セルジーン株式会社：レブラミド®カプセル 添付文書，2019年1月改訂（第16版）.

2) 武田薬品工業株式会社：ニンラーロ®カプセル 添付文書，2018年7月改訂（第4版）.

3) 小野薬品工業株式会社：カイプロリス®点滴静注用 添付文書，2017年5月改訂（第3版）.

4) ブリストル・マイヤーズ スクイブ株式会社：エムプリシティ®点滴静注用 添付文書，2018年9月改訂（第3版）.

5) ヤンセンファーマ株式会社：ダラザレックス®点滴静注 添付文書，2018年10月改訂（第3版）.

6) Benboubker L, et al：N Engl J Med, 371：906-917, 2014.（PMID：25184863）

7) 日本血液学会 編：造血器腫瘍診療ガイドライン 2018年版，金原出版，2018.

8) セルジーン株式会社：レブラミド®カプセル 医薬品インタビューフォーム，2019年1月改訂（第13版）.

9) セルジーン株式会社：レブラミド®カプセル 特定使用成績調査（全例調査）安全性及び有効性についての調査結果，2013年12月

10) セルジーン株式会社：多発性骨髄腫におけるレブラミドの有害事象マネジメント（皮膚障害）－国内特定使用成績調査（全例調査）の中間報告を踏まえて－，2016年11月.

肝臓癌

レンビマ®
（レンバチニブメシル酸塩）

▶ カプセル4mg

Point!

✓ 体重によって開始用量が異なる.

✓ 局所療法（経皮的エタノール注入療法，ラジオ波焼灼療法，マイクロ波凝固療法，肝動注塞栓療法／肝動脈化学塞栓療法，放射線療法など）の適応とならない患者に適応となる.

✓ 血圧自己測定や尿タンパクなど，継続的な副作用モニタリングが必要である.

薬剤情報

■ 薬効分類：キナーゼ阻害薬（分子標的治療薬）

■ レジメン：レンビマ® 単剤，連日内服

■ 適応：進行・再発

■ 効能または効果：切除不能な肝細胞癌，根治切除不能な甲状腺癌

服用方法[1]

■ 用法・用量：体重60kg以上の場合は12mg，体重60kg未満の場合は8mgを1日1回服用

※甲状腺癌では，24mgを1日1回服用から開始する.

対象症例

・全身化学療法歴がない[2]

・BCLC（バルセロナ臨床肝がん病期分類）：stage B または Stage C[2]

・Child–Pugh 分類 A[2]

・ECOG PS 0–1[2]

・Vp（門脈への侵襲）：0–3[2]

服薬継続率

- 8 mg/日群と12mg/日群における用量強度はそれぞれ7.0mg, 10.5mgであった（開始用量の88%に相当）[2].

> レンバチニブは，全身化学療法歴のない切除不能な肝細胞癌を対象とした国際共同第Ⅲ相試験（304試験, REFLECT）において，ソラフェニブ群と比較して主要評価項目である全生存期間（OS）において，非劣性を示すことが報告された．また，副次評価項目である無増悪生存期間（PFS），無増悪期間（TTP），奏効率（ORR）については，有意かつ臨床的に意義のある改善を示した[2]．そのため，レンバチニブを長期継続することが，腫瘍の増大を抑えることにつながると考えられる．しかし，さまざまな副作用が発現するため，そのマネジメントに薬剤師が医師・看護師と医療チームを形成して取り組むことが非常に重要であると考えられる．

1 初回面談時

check
☐ 用法・用量について説明する
- 体重60kg以上の場合は12mg，体重60kg未満の場合は8mgを1日1回服用で開始する．
- 食事の影響は受けないため服用時間の規定はないが，飲み忘れ防止のため，毎日ほぼ同時刻に服用する．

☐ アドヒアランスを確認するための治療日誌を渡す
- 製薬会社作成の治療日誌には服薬確認のみならず，有害事象や血圧を記載する項目があり，家庭での服薬状況や血圧推移などを確認するのに有用である．

☐ 有害事象の評価を説明する
- 服用により血圧上昇，下痢，倦怠感，手足症候群，タンパク尿などといった有害事象がみられることがある．

レンビマ®

□ **薬を飲み忘れた時の対応を説明する**
▶ 通常の服用時間から 12 時間以内であれば服用可能.
▶ 12 時間を超えた場合は服用せず休薬とし,翌日から服用を再開する.

□ **各種検査値を確認する（表 1）**

肝臓癌

∷ 初回服薬指導のポイント

▶ 手足症候群は負担のかかる部分に発現しやすいため,手足の負担を避けるよう注意を促す.例えば,締め付けの強い靴下や足に合わない靴などは避ける,炊事など水仕事の際にはゴム手袋などを使用する,革靴やヒールの高い靴をはかない,ペンや箸を強く持たない,重い荷物を掌で持たない,雑巾を強く絞らないなど.

▶ 足に負担がかからないよう,レンバチニブ開始前に足の状態（白癬の有無,角質の肥厚など）を確認し,必要に応じて適切な処置を行う.また,内服開始前から保湿剤を処方し,手足に 1 日 2 回以上の塗布を継続してもらう.保湿剤としては別のキナーゼ阻害薬で尿素配合クリームによる予防効果が報告されている[4].

表1 レンバチニブの投与開始基準

	投与開始基準
好中球数	1,500/mm^3 以上
血色素量	8.5g/dL 以上
血小板数	75,000/mm^3 以上
血清アルブミン	2.8g/dL
総ビリルビン	3.0mg/dL 以下
AST,ALT,ALP	施設基準値上限×5 以下
INR	2.3 以下
CLCr	30mL/ 分より高い（Cockcroft & Gault 式より算出）
アミラーゼ,リパーゼ	施設基準値上限× 1.5 以下
血圧	150/90mmHg 以下

（文献 2 より引用）

第3章　がん種別抗がん薬

▶血圧を毎日，1日2回同時刻に自己測定することを心がけてもらう．その際，血圧の正しい測定方法についても説明する．また，測定した血圧は治療日誌に記録し，診察時に見せるように説明する．

▶抜歯する際は，抜歯の1週間前から休薬して抜歯を実施する．抜歯後5日間の経過観察を経て，問題ないことを確認し，レンバチニブを再開する[3]．

▶いつ・どんな時に経口抗がん薬の服薬を止めるか[3]

・血圧が収縮期血圧 160mmHg 以上，または拡張期血圧 100mmHg 以上の場合

・下痢がベースラインより1日7回以上発現する場合

・顕著な体重減少または栄養失調を伴う食欲不振が発現する場合

・身の回りの日常生活動作が制限されるような疲労が発現する場合

∷ 食事との相互作用
なし

∷ 指導用資材（p384 付録参照）
①患者説明書：レンビマ®HAND BOOK（エーザイ株式会社）
②治療日誌：レンビマ®DIARY（エーザイ株式会社）

∷ アドヒアランス向上のためのポイント
Ａ 主な有害事象の発現率[2]
・高血圧　42.0%（Grade 3 以上：23.0%）
・下痢　39.0%（Grade 3 以上：4.0%）
・食欲減退　34.0%（Grade 3 以上：5.0%）
・体重減少　31.0%（Grade 3 以上：8.0%）
・疲労　30.0%（Grade 3 以上：4.0%）
・手掌・足底発赤知覚不全症候群　27.0%（Grade 3 以上：3.0%）

レンビマ®

- タンパク尿　25.0%（Grade 3 以上：6.0%）
- 発声障害　24.0%（Grade 3 以上：1.0% 未満）
- 悪心　20.0%（Grade 3 以上：1.0%）
- 血小板数減少　18.0%（Grade 3 以上：5.0%）

B　**アドヒアランス低下の主な要因（休薬又は減量に至った有害事象）[3]**

- 下痢：7.6%
- 食欲減退：7.6%
- 蛋白尿：6.9%
- 高血圧：6.1%
- 疲労：5.7%
- 手掌・足底発赤知覚不全症候群：5.3%
- 血小板数減少：4.6%

C　**アドヒアランス不良因子**

- 低体重：肝細胞癌の患者において体重と血中濃度に強い相関が認められ，早期にレンバチニブの減量を必要としたとの報告がある[5]．
- 高血圧の既往歴
- 手掌や足底の角下肥厚，皮膚硬結の有無

D　**その他（治療マネジメントなど）**

　外来導入であれば，レンバチニブ内服開始後早い段階で血圧上昇がみられるため，投与初期は 1 週間ごとに来院して血圧を確認する．

　外科的処置が予定されている場合には，事前にレンバチニブの投与中断を検討する．休薬期間は，レンバチニブの消失半減期が 35.4 時間のため，1 週間が目安となる．軽度の処置の場合でも，2 日間は休薬する．レンバチニブによる創傷治癒遅延が認められることがあるため，投与は手術部位が治癒した後に再開する[3]．

第3章　がん種別抗がん薬

表2 レンバチニブの休薬・減量・投与中止基準

	投与再開基準	休薬基準	投与中止
タンパク尿（タンパク/クレアチニン比）※	2＋未満	3＋以上かつ 3.5g/gCre 以上で休薬	—
血小板数	75,000/mm³ 以上	50,000/mm³ 未満	—
高血圧	収縮期血圧 ≦ 150mmHg かつ拡張期血圧 ≦ 95mmHg	最大限の降圧治療にも係らず収縮期血圧 ≧ 160mmHg または拡張期血圧 ≧ 100mmHg	生命を脅かす（悪性高血圧，高血圧クリーゼなど）副作用
手足症候群	Grade 1 以下	Grade 3 以上	—
下痢	Grade 1 以下	Grade 3 以上	—

※：随時尿を用いたタンパク/クレアチニン比（P/C）スポットテストの結果は，24 時間蓄尿の結果と強く相関することがわかっている．P/C スポットテストは 1 日の尿タンパク排出量の推定に用いられる．

（文献 3 より著者作成）

> **薬剤師目線**　初回面談時に，患者の職業や生活状況を確認し，手をよく使用する仕事に従事する患者（美容師など）の場合は，あらかじめ very strong 以上のステロイド外用剤の処方を提案し，症状がみられた部位に塗布するよう説明する．

2 継続面談時

check
- [ ] アドヒアランスを確認する
- [ ] 有害事象を評価する
- [ ] 各種検査値を確認する（表2，図）

∷ 継続時服薬指導のポイント

・治療日誌に服用カプセル数を記載する欄があるので，そこで服

348

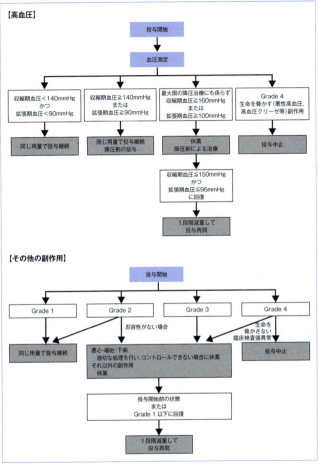

図 レンバチニブの減量・中止のフローチャート

(文献6より引用)

薬状況を確認する．
・1日2回血圧を測定し，その結果を治療日誌に記載してもらう．診察時に血圧の推移を確認する．
・体重増加がないか確認する．体重増加に伴い浮腫がないか確認

第3章　がん種別抗がん薬

表3　レンバチニブの減量方法

開始用量	1回12mg/日	1回8mg/日
1段階減量	1回8mg/日	1回4mg/日
2段階減量	1回4mg/日	1回4mg/隔日
3段階減量	1回4mg/隔日	投与中止

(文献3より引用)

する.

・治療日誌の手足症候群のチェックシートを確認し，手足に症状がないか，いつからあらわれたか確認する.

・肝性脳症のモニタリングのため，手が震えていないか（羽ばたき振戦），つじつまの合わない発現が多くなっていないかなどを確認する.

・甲状腺刺激ホルモン（TSH）を定期的に測定し，TSHが$10\mu U/mL$を連続して超える，またはFT4が低値の場合はレボチロキシンの補充を考慮する.

■■ 減量方法

レンバチニブの減量方法を**表3**に示す.

■■ アドヒアランスが保てない場合の対応

高血圧[3)]

・『高血圧治療ガイドライン2019』[7)]に準じた治療選択を行う.

・カルシウム拮抗薬またはアンジオテンシンⅡ受容体拮抗薬（ARB）のいずれかを単剤で少量から開始する.

・降圧効果が不十分であれば増量あるいはほかの種類の降圧薬を少量から併用する.

・それでも降圧効果が不十分であればチアジド系利尿薬を追加する.

手足症候群[3)]

・Grade 2以上の手足症候群が出現した場合は，very strongのス

レンビマ®

テロイド外用剤を症状のある場所に塗布する.

- Grade 3 または忍容できない Grade 2 が認められた場合は,レンバチニブを休薬し,症状軽快後,1 段階減量してレンバチニブを再開する.

下痢

- Grade 2 の下痢が発現したときは,ロペラミドを 1 回 2 mg 内服する.下痢の改善がみられないときは,2 〜 4 時間あけて再度ロペラミド 2 mg を追加する.
- Grade 1 の下痢の場合は整腸剤の内服で様子をみる.ロペラミドを使用して便秘を起こしてしまうと,血中アンモニアが上昇し,肝性脳症のリスクとなってしまう恐れがある.

疲労

- 生活に支障を来すほど強い疲労感を感じる際にはレンバチニブの服用を中止し,病院に連絡する.
- 疲労に伴い,要因の一つである甲状腺機能低下がみられないか,定期的に甲状腺機能検査を行う.

薬剤師目線

レンバチニブによる有害事象の多くはレンバチニブを休薬することで回復する.血圧に関しては,レンバチニブ休薬により低下するため,収縮期血圧 110mmHg 未満が続くようであれば服用している降圧薬をレンバチニブ服用後に追加・増量した分から段階的に減らすよう患者に説明する.

降圧薬の選択については,タンパク尿による有害事象が問題となるため,第一選択として腎保護効果を期待して ARB を選択する.ARB を最大限用いても降圧できない場合にカルシウム拮抗薬を併用する.カルシウム拮抗薬であれば L 型および N 型のカルシウムチャネルに作用する降圧薬として第 4 世代カルシウムチャネル拮抗薬に分類されるシルニジピンによる腎保護効果の報告[8]もあり,選択する価値があるかもしれない.

疲労に関しては,無理をして服用し続けるのではなく,重症化する前に休薬し,回復後に治療を再開するサイクルをくり返すことが長期治療継続につながるため,薬剤師も積極的に患者から情報を収集し,それを医師・看護師と共有していくことが重要であ

第3章　がん種別抗がん薬

る．甲状腺癌の治療では，疲労が投与後一定期間後に発現することがあり，患者ごとに発現時期を把握し，定期的に休薬することで無理なく治療を継続できることが報告されている[9]．

■引用文献

1) エーザイ株式会社：レンビマ®カプセル添付文書，2019年1月改訂（第8版）.
2) Kudo M, et al：Lancet, 391：1163-1173, 2018.（PMID：29433850）
3) エーザイ株式会社：レンビマ®適正にご使用いただくためのガイドブック（肝細胞癌），2018年9月作成.
4) Ren Z, et al：J Clin Oncol, 33：894-900, 2015.（PMID：25667293）
5) Tamai T, et al：J Clin Pharmacol, 57：1138-1147, 2017.（PMID：28561918）
6) 鈴木真也：月刊薬事，58：1705-1713, 2016.
7) 日本高血圧学会：高血圧治療ガイドライン2019. pp76-93, 2019.
8) Morimoto S, et al：J Hypertens, 25：2178-2183, 2007.（PMID：17885563）
9) Tahara M：ESMO Open, 3（Suppl 1）：e000359, 2018.（PMID：29713501）

悪性神経膠腫

テモダール®
(テモゾロミド)

▶ カプセル 20mg, 100mg

Point!
- ✓ 服用量は体表面積に合わせて調節される.
- ✓ 放射線との併用と維持療法ではテモゾロミド投与量, 投与スケジュールが異なり, 複雑である.
- ✓ 維持療法において, 投与量が増量となる場合があるため, 注意が必要である.

薬剤情報

- 薬効分類:抗悪性腫瘍薬(殺細胞性抗がん薬)
- レジメン:①テモダール® +放射線併用療法
    放射線照射との併用
    1日1回, 42日間内服, 4週間休薬
  ②テモダール® 維持療法(再発時も同様)
    1日1回, 5日間服用, 23日間休薬
- 適応:術後 初発 / 再発
- 効能または効果:悪性神経膠腫

服用方法

- 用法・用量
  ・投与量(1回量)を体表面積に合わせて算出し, 1日1回空腹時に服用.
  ・投与量は, 放射線照射と併用する場合 75mg/m^2/日. 放射線照射と併用しない維持療法の場合の1コース目は 150mg/m^2/日, 2コース目以降は表1の基準を満たせば, 200mg/

第3章 がん種別抗がん薬

表1 テモダール®の投与量増量・減量基準

	200mg/m²/日への増量		50mg/m²/日減量
	初発時[2]	再発時	初発時/再発時[3]
好中球数	1,500/mm³以上	1,500/mm³以上	1,000/mm³未満
血小板数	100,000/mm³以上	100,000/mm³以上	50,000/mm³未満
非血液学的副作用[1]	Grade 2以下	—	Grade 3

*1：脱毛，悪心，嘔吐は含まない．NCI-CTC Grade評価．
*2：テモダール®維持療法1コース目投与期間中
*3：直前のコース期間中

(文献1より引用)

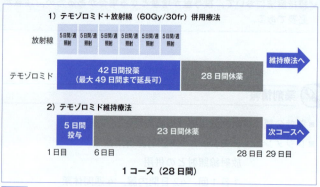

図 テモゾロミドの服用サイクル

(文献1, 2より引用)

m²/日に増量することができる．ただし，初発に関しては2コース目で増量できなかった場合は，それ以降のコースでの増量は行わない．

■ 服用期間

・テモダール®+放射線併用療法：放射線照射と併用して，42日間連日経口投与したのち，4週間休薬する（図）．放射線照射の中断により放射線治療期間が延長した場合，継続基準（表2）を満たす時に限り，最長49日間まで延長することができる．

表2 テモダール®＋放射線併用療法の投与継続・休薬・中止基準

	継続基準	休薬基準	中止基準
好中球数	1,500/mm³ 以上	500/mm³ 以上 1,500/mm³ 未満	500/mm³ 未満
血小板数	100,000/mm³ 以上	10,000/mm³ 以上 100,000/mm³ 未満	10,000/mm³ 未満
非血液学的副作用※)	Grade 1 以下	中等度の副作用 (Grade 2)	重度または生命を脅かす副作用 (Grade 3 または 4)

※) 脱毛, 悪心, 嘔吐は含まない. NCI-CTC Grade 評価.

(文献1より引用)

- テモダール®維持療法：5日間連日経口投与したのち，23日間休薬する（図）
- 食後の服用は避ける．

対象症例

- PS：0～2[2)]
- 対象年齢：50歳未満31%，50歳以上69%[2)]
- 手術から治療開始までの期間中央値：5週間（範囲1.7～10.7週間）[2)]

服薬継続率

- テモダール®＋放射線併用療法においては，85%が予定の治療を完遂できたとの報告あり[2)]．
- 初発時，テモダール®＋放射線併用療法施行後のテモダール®維持療法においては，47%が予定の6コースを完遂できたとの報告あり[2)]．
- 2コース目に150 mg/m²/日から200 mg/m²/日へは67%が増量できたという報告あり[2)]．

第3章　がん種別抗がん薬

1 初回面談時

check

□ 用法・用量について説明する

▶初発治療の場合，放射線併用療法，または放射線併用療法施行後の維持療法かを把握した上で，投与スケジュールを説明．再発治療の場合は，1日1回連日5日間服用し，23日間休薬することを説明する．

▶薬剤管理を家族が行う場合もあるため，家族を含めて説明する．

□ 有害事象の評価を説明する

▶主なものは悪心・嘔吐，倦怠感，骨髄抑制である．

□ 有害事象に対する支持療法薬の使用目的，用法，用量および服用タイミングを説明する

□ アドヒアランスを確認できる服薬日誌を渡す

□ 薬を飲み忘れた時の対応を説明する

▶2回分を1度に服用しない．

▶飲み忘れに気がついた場合には，その薬は飲まずにとばして，次の決められた時間に次の薬を飲んでもらう．

□ 各種検査値を確認する

▶投与開始基準は目安である．著しく基準から外れる場合は医師へ確認する．また，B型肝炎ウイルスキャリアおよび既往感染者のスクリーニングが行われているかを確認する．

∷ 初回服薬指導のポイント

▶アドヒアランスを保てない一因として，悪心・嘔吐がある．テモゾロミドは投与量により催吐リスクは異なる．National Comprehensive Cancer Network（NCCN）ガイドラインにおいてテモゾロミドは $75\,mg/m^2/$ 日以下の場合は最小限〜軽度リスク，$75\,mg/m^2/$ 日を超える場合は中等度〜高リスクに分類される．そのため，テモゾロミド維持療法の場合は特にグラニセトロンなどの $5\text{-}HT_3$ 拮抗薬の併用を検討する．

▶テモゾロミド＋放射線併用療法施行時にはニューモシスチス肺炎の合併が報告されている[3]．そのため，放射線併用療法時はリンパ球数にかかわらずニューモシスチス肺炎予防とし

て，スルファメトキサゾール／トリメトプリム合剤，ペンタミジンもしくはアトバコンの投与を行う必要がある．また，リンパ球減少が認められる場合には，リンパ球数が $800/mm^3$ 以上に回復するまで，これら予防投与を継続する．安全にテモゾロミド＋放射線併用療法を施行するには重要な予防投与であるため，処方があることを必ず確認し，患者にもその投与目的を伝え，コンプライアンスの維持に努める．

▶いつ・どんな時に経口抗がん薬の服用を止めるか
・37.5℃以上の発熱がある場合
・制吐薬の効果がない場合や 24 時間以上食事や水分が取れない場合

∷ 食事との相互作用

高脂肪食の食後と空腹時に単回経口投与した時，食後投与において t_{max} が約 1 時間遅延し，C_{max} および AUC はそれぞれ 32％および 9％低下した．このことから，空腹時に投与することが望ましい（**表 3**）[4]．

∷ 指導資材（p384 付録参照）

①治療日誌：テモダール®カプセル服薬日誌（MSD 株式会社）
②服薬指導パンフレット：テモダール®患者用小冊子（MSD 株式会社）

表3 食事の影響

	空腹時	食後
C_{max}（μg/mL）	9.55	6.51
$AUC_{0\text{-}24h}$（μg・h/mL）	30.8	28.1
t_{max}（h）	1.07	2.25

（文献 4 より引用）

第3章　がん種別抗がん薬

∷ アドヒアランス向上のためのポイント

◪主な有害事象の発現率

【テモダール® ＋ 放射線併用療法】[2]
・悪心 / 嘔吐（Grade 2）13%，（Grade 3 以上）1 % 未満
・倦怠感（Grade 2）26%，（Grade 3 以上）7 %
・リンパ球減少（Grade 3 以上）2 %
・好中球減少（Grade 3 以上）4 %
・血小板減少（Grade 3 以上）3 %

【テモダール®維持療法】[2]
・悪心 / 嘔吐（Grade 2）13%，（Grade 3 以上）1 % 未満
・倦怠感（Grade 2）25%，（Grade 3 以上）6 %
・リンパ球減少（Grade 3 以上）5 %
・好中球減少（Grade 3 以上）4 %
・血小板減少（Grade 3 以上）11%

◪アドヒアランス低下の主な要因[2, 5]

・悪心・嘔吐・食思不振
・便秘
・血液学的副作用（白血球減少，好中球減少，リンパ球減少，血小板減少）

◪その他（治療マネジメント）

　病気の特性上，頭痛が生じることは多い．その原因はテモゾロミドによるものの可能性もあるが，病勢増悪に伴う可能性もある．そのため，疼痛時は鎮痛薬使用を促すだけでなく，場合によっては早期に病院への連絡や受診を考慮できるよう患者には伝えておくことも大切である．

テモダール®

2　継続面談時

check
☐ アドヒアランスを確認する
▶製薬会社作成の服薬日誌などもあるため，これらを利用して医師より指示された用法，用量通り服用できているか，治療の理解度を確認する．

☐ 有害事象を評価する
▶支持療法に使用している薬剤も含めて残薬を持ってきてもらう．残薬数を確認しながら，テモゾロミドだけでなく，制吐薬，鎮痛薬などの使用状況も把握し，評価を行う．

☐ 各種検査値を確認する
▶投与開始基準は目安である．著しく基準から外れる場合は医師へ確認する．テモダール®維持療法に関しては，増量もしくは減量基準（表1）を確認する．

悪性神経膠腫

∷ 継続時服薬指導のポイント

・目の前の患者がテモダール®＋放射線併用療法，テモダール®維持療法どちらの治療なのか安全に治療を進めるには重要なことであるため，あらかじめ必ず確認しておく．

・初発時はテモダール®＋放射線併用療法とテモダール®維持療法の投与スケジュールおよび投与量が異なる．また，テモダール®維持療法も投与量が異なる．投与スケジュールは非常に複雑であり，予定通りに服用できているかは服薬日誌や残薬を持参してもらうことで確認する．

・神経膠腫，特に膠芽腫のうち高齢者の占める割合は高く，約半数が60歳以上である．また，病変部位によっては認知機能の低下や麻痺症状が認められる場合もある．そのため，患者本人だけで薬剤管理が困難な場合は，キーパーソンを含めたアドヒアランスの確認ができる体制を構築する．

・悪心・嘔吐，食思不振が服薬を継続する上で注意すべき副作用である．症状出現時期および症状の持続期間を聴取し，評価する．

359

第3章　がん種別抗がん薬

・水分補給が十分できているか，食事摂取が行えているか確認する．服薬だけを頑張りすぎないよう折に触れ注意を促す．
・骨髄抑制，非血液毒性に関しては規定通り減量を行う．処方時に減量が行われていない場合は医師へ確認する．

:: 減量方法

　テモダール®＋放射線併用療法では減量はなく，治療期間中有害事象があった際は，休薬もしくは中止の対応となる（表2）．テモダール®維持療法においては，減量基準（表1）に準じて1日量として50mg/m²減量．最低投与量は，100mg/m²/日であり，それでも減量が必要となった場合は投与を中止する．

:: アドヒアランスが保てない場合の対応

悪心・嘔吐

・テモダール®維持療法の催吐リスクはNCCNガイドラインにおいて中等度～高度リスクに分類されるため，悪心・嘔吐予防にグラニセトロンの投与は必須である．
▶第1選択薬：メトクロプラミド錠　5mg（用法通り服用したにも関わらず，持続する場合は，1日3回の定期内服を考慮する）
▶第2選択薬：アプレピタントカプセル［まずは3日間（125mg-80mg-80mg）で投与し，効果を確認する．悪心・嘔吐の出現状況に応じて5日間（125mg-80mg-80mg-80mg-80mg）の投与を考慮する.］
▶第3選択薬：デキサメタゾン錠（ステロイド投与は治療にも影響するため，医師と十分なディスカッションを行い，検討する.）
・予測性悪心が疑われた場合はロラゼパム錠　0.5mgの使用を考慮する．
・上記制吐薬などでコントロールできないような場合はオランザピン錠　5mgの投与も考慮する．ただし，傾眠がみられる場合

もあり，意識状態の評価が難しくなる可能性もある．使用には
十分な注意が必要．
・支持療法薬を用いても Grade 3 以上の症状が発現して，アドヒ
アランスの維持ができない場合は，休薬，減量を検討する．

便秘

▶第 1 選択薬：酸化マグネシウム 990mg 〜2,000mg 分 3 毎食後
▶第 2 選択薬：ピコスルファート内用液 0.75%，センノシド錠
　　　　　　　12mg

疲労・倦怠感

・貧血などによる倦怠感，病勢増悪などの可能性を考慮する．
・飲水や食事ができず，自宅で横になることが多くなるようでれ
ば，病院に早めに連絡するよう伝えておく．

■ 引用文献

1) MSD 株式会社：テモダール®カプセル 添付文書，2019 年 2 月改訂（第 12 版）．
2) Stupp R, et al：N Engl J Med, 352：987-996, 2005.（PMID：15758009）
3) Stupp R, et al：J Clin Oncol, 20：1375-1382, 2002.（PMID：11870182）
4) Brada M, et al：Br J Cancer, 81：1022-1030, 1999.（PMID：10576660）
5) 西川 亮ほか：癌と化学療法，33：1279-1285, 2006.

悪性黒色腫

メキニスト®
（トラメチニブ）

Point!

- ✓ メキニスト® はタフィンラー® と併用する.
- ✓ メキニスト® とタフィンラー® は服用回数が異なるため注意が必要である.

薬剤情報[1,2]

- ■ 薬効分類：MEK 阻害薬（分子標的治療薬）
- ■ レジメン：メキニスト®/タフィンラー® 併用療法
  - ・メキニスト®：1 日 1 回連日空腹投与
  - ・タフィンラー®：1 日 2 回連日空腹投与
  - ・術後補助療法の場合には，投与期間は 12 ヵ月間まで
- ■ 適応：進行/再発・術後
- ■ 効能または効果：*BRAF* 遺伝子変異を有する悪性黒色腫

服用方法[1,2]

- ■ 用法・用量

  ダブラフェニブとの併用において，通常，成人にはトラメチニブとして 2mg を 1 日 1 回，空腹時に経口投与する．ただし，術後補助療法の場合には，投与期間は 12 ヵ月間までとする．なお，患者の状態により適宜減量する．

対象症例（メキニスト®/タフィンラー®併用の場合）[4]

- ・PS：0 ～ 1
- ・対象年齢：18 歳以上
- ・根治的外科手術から回復している

メキニスト®

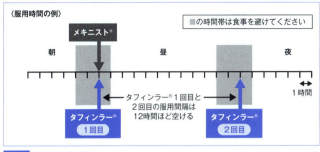

図 服用方法の例　　　　　　　　　　　　（文献3より転載）

悪性黒色腫

服薬継続率

- 術後併用療法における投与期間中央値は11ヵ月（投与期間12ヵ月），および有害事象に伴う減量率38%，休薬率66%，中止率26%という報告あり[4]．

> 従来，根治切除不能な患者に使われていた薬剤だが，*BRAF*遺伝子変異のある外科的切除後に，タフィンラー®とメキニスト®を12ヵ月内服すると，再発しにくいことが明らかとなり，現在，術後補助療法としてタフィンラー®とメキニスト®の12ヵ月間内服が標準治療となった．

1　初回面談時

check
□ **用法・用量について確認する**
▶ メキニスト®：1日1回連日空腹投与であることを確認する．
▶ タフィンラー®：1日2回連日空腹投与であることを確認する．

□ **アドヒアランスを確認できる治療手帳を渡す**
▶ 目の前の患者のアドヒアランス低下のリスクを評価する．

363

第3章　がん種別抗がん薬

□ 有害事象を評価する

▶ 主なものは，発熱，疲労，悪心である．

□ 有害事象に対する支持療法薬の薬効・使用方法を説明する

▶ アドヒアランス低下のリスクが高い患者には，支持療法薬の使用方法の説明を丁寧に行う．

□ 薬を飲み忘れた時の対応を説明する

▶ タフィンラー®：次の服用まで6時間以上ある場合のみ服用する．
▶ メキニスト®：次の投与まで12時間以上ある場合のみ服用する．
▶ 両剤ともに，飲み忘れた場合は，次の服用時間に1回分を服用する．
▶ 絶対に2回分を一度に飲まない．

□ 保管方法を説明する

▶ タフィンラー®：ボトルのまま室温保存（1〜30℃）．
▶ メキニスト®：ボトルのまま光が当たらないようにして，冷蔵庫で保存（2〜8℃）．
　　　　　　　旅行など長時間，持ち出す場合の保管方法は，保冷剤と保冷バックなどを使用し，冷所保存をし続けられるようにする．

□ 各種検査値を確認する

▶ 投与前検査項目を確認する[5,6]．
皮膚検査，眼科的検査，バイタルサイン（血圧，心拍数，体温，SpO_2），12誘導心電図，心エコー，血液学的検査/血液生化学的検査，胸部X線または CT 検査，KL-6，SP-D．

∷ 初回服薬指導のポイント[5,6]

▶ 重度の脱水や低血圧を伴う発熱も報告されている．患者には発熱が認められた場合には，直ちに医師に連絡するよう指導する．発熱が認められた場合，イブプロフェンやアセトアミノフェンなどの解熱剤を投与する．解熱剤が効果不十分な場合は，ステロイド経口剤の投与を検討する．

▶ いつ，どんな時に経口抗がん薬の服薬を止めるか
・38.0℃以上の発熱がある場合．
・左室駆出率がベースラインから10%を超える低下，かつ施設基準値限界を下回る場合．
・安静時左室駆出率が20〜40%以下の場合，またはベースライ

メキニスト®

表1 高脂肪・高カロリー食摂取時における **AUC/C_{max}** の低下率

	AUC（ng・hr/mL）	C_{max}（ng/mL）
メキニスト®	10%	70%
タフィンラー®	31%	51%

ンから20%を超える低下がある場合.

・ALT，AST の上昇（＞3.0〜5.0 ×施設基準値）を伴う肝機能障害がみられた場合.

食事との相互作用[1,2]

［メキニスト®/タフィンラー®］

・食後に投与した場合，C_{max} および AUC が低下することがあるため，食事の1時間前から食後2時間までの間の服用は避ける（**表1**）.

指導資材（p384 付録参照）

①小冊子：悪性黒色腫でタフィンラーとメキニストを服用される方へ（ノバルティスファーマ株式会社）

②服薬日誌：悪性黒色腫でタフィンラー・メキニストを服用される方へ（ノバルティスファーマ株式会社）

アドヒアランス向上のためのポイント

A 主な有害事象の発現率[4]

・発熱　63.0%（Grade 3 以上：5.0%）

・頭痛　39.0%（Grade 3 以上：1.0%）

・関節痛　27.0%（Grade 3 以上：0%）

・疲労　47.0%（Grade 3 以上：4.0%）

・悪心　40.0%（Grade 3 以上：1.0%）

・皮疹　24.0%（Grade 3 以上：0%）

B アドヒアランス低下の主な要因

記載なし.

第3章　がん種別抗がん薬

C アドヒアランス不良因子

記載なし.

D その他

　タフィンラー®＋メキニスト®併用療法において肺炎の報告があるため，患者には，発熱，空咳，息苦しい，息切れなどの症状の発現に十分に注意し，異常が認められた場合は，速やかに医師に相談するよう指導する.

2 継続面談時

check

☐ **アドヒアランスを確認する**

▶ 口頭より手帳で確認した方が信頼性は高い. 空腹時投与なので，服薬時間を確認することが重要である. 服用を忘れがちならば，飲む時間を忘れにくい時間に変える，といった対策をとる.

☐ **有害事象を評価する**

▶ 特に，アドヒアランス低下要因となる発熱，皮膚障害の有無を評価する.

☐ **各種検査値を確認する**

▶ バイタルサイン（血圧，心拍数，体温，SpO_2），血液学的検査／血液生化学的検査は随時確認し，12誘導心電図，心エコー，皮膚検査，眼科検査，胸部X線またはCT検査，KL-6，SP-Dは適宜確認する[5,6].

∷ 継続時服薬指導のポイント

・服用量と，服用時間を確認する.

・発熱が起こることがある. また，寒気，脱水，低血圧を伴う発熱が起こる可能性もありえる. 患者には38.0℃以上の発熱が認められた場合には，直ちに医師に連絡するよう指導する.

・呼吸困難，息切れ，むくみなどの症状がみられた場合には，速やかに医師に相談するよう指導する. また，必要に応じて心臓の検査が行われることがあることを説明する.

・視野の変化，羞明，眼痛などの眼の異常があらわれることあるので，定期的な検査が必要になることを説明し，眼の異常を感

メキニスト®

表2 用量調節を必要とする有害事象

タフィンラー®	心臓弁障害，発熱
メキニスト®	網膜静脈閉塞，網膜色素上皮剥離，左室駆出率低下，肺臓炎

(文献5，6より著者作成)

じた場合には，速やかに医師に相談するよう指導する．

・深部静脈血栓症および肺塞栓症：下肢の疼痛または腫れ，呼吸困難，胸痛または意識障害などが認められた場合には，投与を中止し，速やかに医師に相談するよう指導する．

・脳血管障害：片側麻痺，頭痛，悪心，言語障害，けいれん，意識障害などの症状がみられる場合には，速やかに医師に相談するよう指導する．

・発疹などの皮膚障害が現れることがあるので，全身の皮膚を注意深く観察し，気になる症状がみられた場合には，速やかに医師に相談するよう指導する．

・肝機能障害が現れることがあるので，定期的な検査が必要になることを説明し，尿の色が濃くなる，だるい，食欲がない，吐き気などが認められた場合には，速やかに医師に相談するよう指導する．

・横紋筋融解症が現れることがあるので，筋肉痛，手足のしびれ，脱力感などの症状がみられる場合には，速やかに医師に相談するよう指導する．

・間質性肺疾患が現れることがあるので，発熱，空咳，息苦しい，息切れなどの症状がみられる場合には，速やかに医師に相談するよう指導する．

▪▪ 減量方法

国内第Ⅰ/Ⅱ相臨床試験（MEK116885試験）では，副作用が発現した場合，以下を除き，両剤を同時に減量，休薬または中止する規定となっていた（**表2～4**）[5,6]．

第3章　がん種別抗がん薬

表3 休薬，減量，中止基準

NCI-CTCAE v4.0による Grade 判定	タフィンラー®およびメキニスト®
忍容不能な Grade 2 または Grade 3	休薬 Grade 1 以下まで軽快後，1 段階減量して投与を再開
Grade 4	原則投与中止 治療継続が患者にとって望ましいと判断された場合には，Grade 1 以下まで軽快後，1 段階減量して投与を再開

（文献 1，2 より引用）

表4 用量調節

用量調節段階	タフィンラー®	メキニスト®
通常投与量	1 回 150mg（1 日 2 回）	2mg（1 日 1 回）
1 段階減量	1 回 100mg（1 日 2 回）	1.5mg（1 日 1 回）
2 段階減量	1 回 75mg（1 日 2 回）	1mg（1 日 1 回）
3 段階減量	1 回 50mg（1 日 2 回）	投与中止
4 段階減量	投与中止	投与中止

＊段階的な用量調整により有害事象が管理可能である．なお，適切な処置により副作用が管理できた場合には，減量時と逆の段階を経て増量することができる．

＊有棘細胞癌または新たな原発性悪性黒色腫が発現した場合には，外科的切除などの適切な処置を行った上で，休薬，減量することなく治療を継続することができる．

＊メキニスト®は，0.5mg 錠と 2mg 錠の生物学的同等性は示されていないため，2mg を投与する際には 0.5mg 錠を使用しない．

（文献 1，2 より引用）

> **薬剤師目線**
>
> メキニスト®の特に注意すべき有害事象は，心臓障害，肝機能障害，発熱，眼障害および横紋筋融解症であり，タフィンラー®は，二次性悪性腫瘍，心臓障害，肝機能障害，発熱，眼障害である．発熱や肝機能障害は単剤でも発現しているが，併用すると発現頻度および重症度が高くなる．

アドヒアランスが保てない場合の対応

発熱[5,6]

イブプロフェン，アセトアミノフェン（肝毒性リスク軽減のため 1 日最大量を超えない）を用いる．なお，3 日間発熱がなけれ

ば解熱剤の予防的投与は中止してもよい.

解熱剤でコントロールできない高度の悪寒等を伴う発熱を発現した場合は,プレドニゾロン 10mg を 5 日間以上または臨床上の必要性に応じて投与する.

悪心

メトクロプラミドなどの制吐薬を使用する.

皮膚障害（痙瘡様皮疹,紅斑,斑状丘疹状皮疹）[7]

Grade 1 および認容可能な Grade 2 の皮膚障害：休薬または治療を継続しながらステロイド外用剤や抗アレルギー薬の内服を行う.

認容不能な Grade 2 および Grade 3 以上の皮膚障害：副腎皮質ステロイドの内服と休薬を行う.副腎皮質ステロイド投与量：0.5mg/kg を目安に開始する.

皮膚障害（手足皮膚反応）[5, 6]

予防的治療：保湿,日焼け対策を行う.

　　　　　　経口抗菌薬（ミノサイクリン 1 回 100mg　1 日 2 回
　　　　　　投与など）を投与する.

対処：抗アレルギー薬,ステロイド外用剤を使用する.

■引用文献

1) ノバルティスファーマ株式会社：メキニスト®錠添付文書,2018 年 7 月改訂（第 3 版）

2) ノバルティスファーマ株式会社：タフィンラー®カプセル添付文書,2018 年 7 月改訂（第 3 版）

3) ノバルティスファーマ株式会社：メラノーマ（悪性黒色腫）でタフィンラー・メキニストを服用される方へ,2018. Available at：<http://product.novartis.co.jp/t_m/tool/TMM00002GK0003.pdf>

4) Long GV, et al：N Engl J Med, 377：1813-1823, 2017.（PMID：28891408）

5) ノバルティスファーマ株式会社：タフィンラー®カプセル適正使用ガイド,2018 年 7 月作成. Available at：https://drsnet.novartis.co.jp/dr/products/product/tafinlar/document/#TG

6) ノバルティスファーマ株式会社：メキニスト®錠適正使用ガイド,2018 年 7 月作成. Available at：https://drsnet.novartis.co.jp/dr/products/product/tafinlar/document/#TG

7) ノバルティスファーマ株式会社：日本人の切除不能悪性黒色腫に対する薬物治療の進め方〜副作用マネジメントを中心に〜（座談会）

悪性黒色腫

タフィンラー®
（ダブラフェニブ）

Point!

✔食後服用では薬効が十分発揮できない場合があるため，食事の1時間以上前または食後2時間以降に服用する．

✔発熱が起こることがあるため，だるい，熱っぽい，さむけ，ひどい汗などの徴候をチェックする．

薬剤情報

■ 薬効分類：BRAF阻害薬（分子標的治療薬）

■ レジメン：タフィンラー® 単独

・進行・再発：1回150mg，1日2回連日投与

・術後補助療法：トラメチニブと併用，1日2回連日内服．投与期間12ヵ月間．

■ 適応：進行・再発／術後（トラメチニブ併用）

■ 効能または効果：BRAF遺伝子変異を有する悪性黒色腫

服用方法

■ 用法・用量[1]

1日2回空腹時連日服用（図1）

対象症例（タフィンラー® 単独レジメンの場合）[3]

・PS：0〜1

・対象年齢：18歳以上

・前治療歴なし

服薬継続率

・タフィンラー® 単剤における服薬継続率は95%（減量13%，休

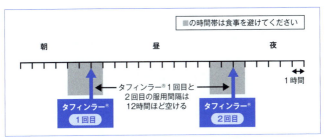

図1 タフィンラー®の服用方法の例 (文献2より転載)

薬33%,中止5%)という報告あり[4].

> **薬剤師目線**
>
> ダブラフェニブとトラメチニブの併用とダブラフェニブ単剤を比較した試験では,奏効率はそれぞれ69% vs 53%,生存期間の中央値は25.1ヵ月 vs 18.7ヵ月であった[3].奏効率,生存期間ともに併用療法が勝っているが,合併症などの理由によって併用療法が困難な場合には,ダブラフェニブ単剤による治療も検討する.

1 初回面談時

check
☐ **用法・用量について確認する**
▶ 1回2回,空腹時服用であることを説明する.

☐ **アドヒアランスを確認できる**
▶ 治療手帳を渡す目の前の患者のアドヒアランス低下のリスクを評価する.

☐ **有害事象を評価する**
▶ 主なものは,発熱,頭痛,関節痛である.

第3章　がん種別抗がん薬

☐ **有害事象に対する支持療法薬の薬効，使用方法を説明する**
- ▶アドヒアランス低下のリスクが高い患者には，支持療法薬の使用方法の説明を丁寧に行う．

☐ **薬を飲み忘れた時の対応を説明する**
- ▶服用前6時間以上の間隔を空ける．
- ▶飲み忘れた場合は，次の服用時間に1回分を服用する．
- ▶絶対に2回分を一度に飲まない．

☐ **各種検査値を確認する**
- ▶投与前検査項目を確認する[5]．
  皮膚検査，眼科的検査，バイタルサイン（血圧，心拍数，体温，SpO_2），12誘導心電図，心エコー，血液学的検査/血液生化学的検査，胸部X線または CT 検査，KL-6，SP-D．

∷ 初回服薬指導のポイント[4,5]

- ▶発熱の発現率は約30%であり，重度の脱水や低血圧を伴う発熱も報告されている．患者に発熱が認められた場合には，直ちに医師に連絡するよう指導する．発熱が認められた場合，イブプロフェンやアセトアミノフェンなどの解熱剤を投与する．解熱剤が効果不十分な場合は，ステロイド経口剤の投与を検討する．

- ▶いつ，どんな時に経口抗がん薬の服薬を止めるか[5]
- ・38.0℃以上の発熱がある場合．
- ・左室駆出率がベースラインから10%を超える低下，かつ施設基準値限界を下回る場合．
- ・安静時左室駆出率が20～40%以下の場合，またはベースラインから20%を超える低下がある場合．

∷ 食事との相互作用

- ▶食後に投与した場合，C_{max} および AUC が低下することがあるため，食事の1時間前から食後2時間までの間の服用は避ける．
- ＊高脂肪・高カロリー食摂に投与した時，AUC および C_{max} は

タフィンラー®

絶食下に比べて，それぞれ約 31 および 51％低下した[6].

:: 指導資材（p384 付録参照）

①小冊子：悪性黒色腫でタフィンラー®とメキニスト®を服用される方へ（ノバルティスファーマ株式会社）

②服薬日誌：悪性黒色腫でタフィンラー®・メキニスト®を服用される方へ（ノバルティスファーマ株式会社）

:: アドヒアランス向上のためのポイント

A 主な有害事象の発現率[4]

・発熱　28.0％（Grade 3 以上：2.0％）

・頭痛　29.0％（Grade 3 以上：1.0％）

・関節痛　27.0％（Grade 3 以上： 0 ％）

・疲労　35.0％（Grade 3 以上：1.0％）

・悪心　26.0％（Grade 3 以上：1.0％）

・皮疹　22.0％（Grade 3 以上：1.0％）

B 相対用量強度（RDI）低下の主な要因

発熱による休薬率 13％，および減量率 3 ％.

C アドヒアランス不良因子

記載なし.

D その他（生活上の注意）

男性はダブラフェニブ投与中および投与終了後 16 週間，女性はダブラフェニブ投与中および投与終了後 4 週間は，避妊を行うよう指導する．なお，ダブラフェニブは経口避妊薬の効果を低下させる可能性があるため，コンドームの使用などで避妊を行う.

悪性黒色腫

第3章　がん種別抗がん薬

2　継続面談時

check
□ アドヒアランスを確認する
▶ 口頭より手帳で確認した方が信頼性は高い，特にこの薬剤は空腹時投与なので，服薬時間を確認することが重要である．服用を忘れがちならば，飲む時間を忘れにくい時間に変える，といった対策をとる．

□ 有害事象を評価する
▶ 特に，アドヒアランス低下要因となる発熱，頭痛，関節痛に有無を評価する．

□ 各種検査値を確認する
▶ バイタルサイン（血圧，心拍数，体温，SpO_2），血液学的検査／血液生化学的検査は随時確認する．
12誘導心電図，心エコー，皮膚検査，眼科的検査，胸部X線またはCT検査，KL-6，SP-Dは適宜確認する．

∷ 継続時服薬指導のポイント

・服用量と服用時間を確認する．
・発熱が起こることがある．また，寒気，脱水，低血圧を伴う発熱が起こる可能性もありうる．患者には38.0℃以上の発熱が認められた場合には，直ちに医師に連絡するよう指導する．
・呼吸困難，息切れ，むくみなどの症状がみられた場合には，速やかに医師に相談するよう指導する．また，必要に応じて心臓の検査が行われることがあることを説明する．
・視野の変化，羞明，眼痛などの眼の異常が現れることがあるので，定期的な検査が必要になることを説明し，眼の異常を感じた場合には，速やかに医師に相談するよう指導する．
・深部静脈血栓症および肺塞栓症：下肢の疼痛または腫れ，呼吸困難，胸痛または意識障害などが認められた場合には，投与を中止し，速やかに医師に相談するよう指導する．
・脳血管障害：片側麻痺，頭痛，悪心，言語障害，けいれん，意識障害などの症状がみられる場合には，速やかに医師に相談す

るよう指導する.
・発疹などの皮膚障害が現われることがあるので,全身の皮膚を注意深く観察し,気になる症状がみられた場合には,速やかに医師に相談するよう指導する.
・肝機能障害が現れることがあるので,定期的な検査が必要になることを説明し,尿の色が濃くなる,だるい,食欲がない,吐き気などが認められた場合には,速やかに医師に相談するよう指導する.

減量方法(図2)

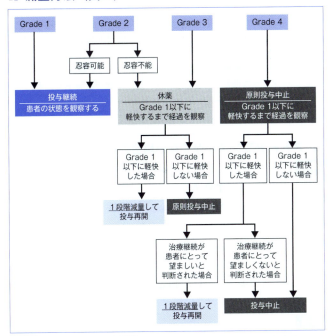

図2 休薬,減量,中止基準
NCI-CTCAE v4.0 による Grade 判定
(文献5より転載)

第3章 がん種別抗がん薬

表 用量調節

用量調節段階	投与量
通常投与量	1回150mg（1日2回）
1段階減量	1回100mg（1日2回）
2段階減量	1回75mg（1日2回）
3段階減量	1回50mg（1日2回）
4段階減量	投与中止

・段階的な用量調整により有害事象が管理可能である．なお，適切な処置により副作用が管理できた場合には，減量時と逆の段階を経て増量することができる．
・有棘細胞癌または新たな原発性悪性黒色腫が発現した場合には，外科的切除などの適切な処置を行った上で，休薬，減量することなく治療を継続することができる．

（文献1より転載）

> 薬剤師目線
>
> 肝臓での代謝と胆汁排泄が主な消失経路である．臨床試験では，ALT/AST値が正常値上限の2.5倍以下および総ビリルビン値が正常値上限の1.5倍以下の十分な肝機能を有するものに限られている．中等度から重度の肝障害患者における臨床データはないが現在，当該患者を対象とした海外臨床試験が実施中である．

アドヒアランスが保てない場合の対応[5]

発熱

▶ 第1選択薬：イブプロフェン

▶ 第2選択薬：アセトアミノフェン（肝毒性リスク軽減のため1日最大量を超えない）

＊3日間発熱がなければ解熱剤の予防的投与は中止してもよい．

解熱剤でコントロールできない高度の悪寒等を伴う発熱を発現した場合：プレドニゾロン10mgを5日間以上または臨床上の必要性に応じて投与する．

発疹

・予防的治療は治療開始後，最初の6週間は実施することが勧められる．

・可能な限り日光を浴びないようにする．

・SPF15以上の日焼け防止剤を少なくとも1日2回使用する．

タフィンラー®

- 皮膚軟化クリームを身体の乾燥部位に少なくとも1日2回塗布する.
- 顔面,胸部および上背部などに,ステロイド外用剤(ヒドロコルチゾン1%クリーム)および抗菌薬(クリンダマイシン,ドキシサイクリンまたはミノサイクリン1回100mgを1日2回)を投与する.

対処:ヒドロコルチゾン2.5%クリーム,またはフルチカゾン0.5%クリームを投与する.ステロイド外用剤で症状がコントロールできない場合は,経口メチルプレドニゾロンを併用する.

悪性黒色腫

■ 引用文献

1) ノバルティスファーマ株式会社:タフィンラー®カプセル添付文書,2018年7月改訂(第3版)
2) ノバルティスファーマ株式会社:メラノーマ(悪性黒色腫)でタフィンラー・メキニストを服用される方へ,2018.Available at:< http://product.novartis.co.jp/t_m/tool/TMM00002GK0003.pdf>
3) Long GV, et al:Lancet, 386:444-451, 2015.(PMID:26037941)
4) Long GV, et al:N Engl J Med, 371:1877-1888, 2014.(PMID:25265492)
5) ノバルティスファーマ株式会社:タフィンラー®カプセル適正使用ガイド メラノーマ編,2018.Available at:<https://drsnet.novartis.co.jp/dr/products/product/tafinlar/document/#TG>
6) Ouellet D, et al:J Pharm Sci, 102:3100-3109, 2012.(PMID:23608920)

付 録

患者指導資材一覧

薬剤名	資材名	提供元	掲載元
ティーエスワン® (S-1)	ティーエスワン®服用のてびき	大鵬薬品工業 株式会社	
	ティーエスワン®を服用される方へ　服薬記録（詳細版）	大鵬薬品工業 株式会社	
	ティーエスワン®を服用される方へ　服薬記録（簡易版）	大鵬薬品工業 株式会社	
ゼローダ® (カペシタビン)	ゼローダ治療（消化器がん）チェックシート	中外製薬株式 会社	
	ゼローダハンドブック（大腸がん）XELIRI療法・XELIRI＋アバスチン療法	中外製薬株式 会社	
	ゼローダハンドブック（大腸がん）術後補助化学療法	中外製薬株式 会社	
	ゼローダ療法副作用チェックシート	中外製薬株式 会社	
	「手足症候群」対処の手引き	中外製薬株式 会社	
アフィニトール® (エベロリムス)	アフィニトール錠を服用されるかたへ	ノバルティス ファーマ株式 会社	
	お薬による口内炎のセルフケア	ノバルティス ファーマ株式 会社	（資材改訂 のため公 開停止中）

付　録

薬剤名	資材名	提供元	掲載元
ネクサバール® （ソラフェニブ）	ネクサバール®錠服用ダイアリー	バイエル薬品 株式会社	
	ネクサバール®錠服用ハンドブック（肝細胞がん）	バイエル薬品 株式会社	
	ネクサバール®錠服用ハンドブック（腎細胞がん）	バイエル薬品 株式会社	
	ネクサバール®錠服用ハンドブック（甲状腺細胞がん）	バイエル薬品 株式会社	
タルセバ® （エルロチニブ塩酸塩）	治療日誌　タルセバを服用される患者さんへ	中外製薬株式会社	
スチバーガ® （レゴラフェニブ水和物）	スチバーガ服用ダイアリー	バイエル薬品 株式会社	
ヴォトリエント® （パゾパニブ塩酸塩）	ヴォトリエントを服用する患者さんへ	ノバルティスファーマ株式会社	＊
スーテント® （スニチニブリンゴ酸塩）	スーテント®を服用される患者さんへ	ファイザー株式会社	＊
リムパーザ® （オラパリブ）	リムパーザを使用される患者様とご家族へ	MSD 株式会社	＊
イレッサ® （ゲフィチニブ）	イレッサを服用される患者さんとご家族へ	アストラゼネカ株式会社	
ジオトリフ®	ジオトリフ®を服用される方へ	日本ベーリンガーインゲルハイム株式会社	
	ジオトリフ®を服用される方へのお知らせ（パッケージ封入指導箋）	日本ベーリンガーインゲルハイム株式会社	
	ジオトリフ®錠で起こりやすい副作用とその対処法	日本ベーリンガーインゲルハイム株式会社	

患者指導資材一覧

薬剤名	資材名	提供元	掲載元
タグリッソ® (オシメルチニブ)	タグリッソを服用される患者さんとご家族へ	アストラゼネカ株式会社	
	タグリッソ服薬手帳	アストラゼネカ株式会社	
	タグリッソ注意喚起カード(シール)	アストラゼネカ株式会社	
アレセンサ® (アレクチニブ塩酸塩)	アレセンサハンドブック	中外製薬株式会社	
	アレセンサダイアリー	中外製薬株式会社	
	アレセンサ®緊急時連絡カード	中外製薬株式会社	＊
ローブレナ® (ロルラチニブ)	患者向医薬品ガイド:ローブレナ®錠25mg/100mg	医薬品医療機器総合機構	
ジカディア® (セリチニブ)	ジカディアカプセルお薬連絡ノート	ノバルティスファーマ株式会社	
	ジカディアカプセルを服用される方へ	ノバルティスファーマ株式会社	
	ジカディア治療確認カード	ノバルティスファーマ株式会社	＊
ビジンプロ® (ダコミチニブ)	ビジンプロ錠を服用される方へ	ファイザー株式会社	
	私の治療日誌 ビジンプロ錠を服用される方へ	ファイザー株式会社	
ノルバデックス® (タモキシフェンクエン酸塩錠)	ノルバデックス®服用ガイドQ＆A	アストラゼネカ株式会社	＊

付　録

薬剤名	資材名	提供元	掲載元
アリミデックス® （アナストロゾール）	アリミデックス®服用ガイドＱ＆Ａ	アストラゼネカ株式会社	＊
フェマーラ® （レトロゾール）	フェマーラ®の服用をはじめるあなたのために	ノバルティスファーマ株式会社	＊
アロマシン® （エキセメスタン）	Take care! アロマシン®Q&A	ファイザー株式会社	＊
	Take care! アロマシン®治療日誌	ファイザー株式会社	＊
イブランス® （パルボシクリブ）	イブランス®カプセルを服用される方へ	ファイザー株式会社	＊
ベージニオ® （アベマシクリブ）	ベージニオ®を服用される患者さんへ	日本イーライリリー株式会社	
	ベージニオダイアリー	日本イーライリリー株式会社	
UFT®/ロイコボリン（ユーゼル®） （テガフール・ウラシル・ホリナート療法）	ユーエフティ®服用のてびき	大鵬薬品工業株式会社	＊
ロンサーフ® （トリフルリジン・チビラシル塩酸塩）	ロンサーフ服用のてびき	大鵬薬品工業株式会社	＊
	ブリスターカード（服薬補助ツール）	大鵬薬品工業株式会社	＊
イクスタンジ® （エンザルタミド）	イクスタンジを服用される患者さんへ	アステラス製薬株式会社	
	イクスタンジの治療をはじめる方へ	アステラス製薬株式会社	
ザイティガ® （アビラテロン酢酸エステル）	ザイティガ®服用カレンダー	アストラゼネカ株式会社	＊
	ザイティガ®を服用される方へ	アストラゼネカ株式会社	＊
	ザイティガ®錠による治療を受けられる方へ「医療費自己負担の限度額について」	アストラゼネカ株式会社	＊

患者指導資材一覧

薬剤名	資材名	提供元	掲載元
カソデックス® （ビカルタミド）	カソデックス®服用ガイドＱ＆Ａ	アストラゼネ カ株式会社	＊
インライタ® （アキシチニブ）	インライタ®による治療を受ける 患者さんへ	ファイザー株 式会社	＊
	治療と体調のチェックシート	ファイザー株 式会社	＊
グリベック® （イマチニブメシル 酸塩）	慢性骨髄性白血病 グリベック®を 服用される方へ	ノバルティス ファーマ株式 会社	
スプリセル® （ダサチニブ水和 物）	スプリセル®錠治療ハンドブック	ブリストル・ マイヤーズ スクイブ株式 会社	
	スプリセル®錠を服用される患者 さまへ	ブリストル・ マイヤーズ スクイブ株式 会社	
	スプリセル®を服用される慢性期 慢性骨髄性白血病の患者さんへ	ブリストル・ マイヤーズ スクイブ株式 会社	
タシグナ® （ニロチニブ）	私の服薬日誌	ノバルティス ファーマ株式 会社	＊
	お薬服用スケジュール	ノバルティス ファーマ株式 会社	＊
レブラミド® （レナリドミド水和 物）	レブメイト®キット	セルジーン株 式会社	＊
	多発性骨髄腫（MM）の治療でレ ブラミド®を服用される方へ	セルジーン株 式会社	
	骨髄異形成症候群（MDS）の治療 でレブラミド®を服用される方へ	セルジーン株 式会社	
	成人Ｔ細胞白血病リンパ腫 （ATLL）の治療でレブラミド®を 服用される方へ	セルジーン株 式会社	

383

付 録

薬剤名	資材名	提供元	掲載元
レブラミド® (レナリドミド水和物)	多発性骨髄腫（MM）治療日記	セルジーン株式会社	
	骨髄異形成症候群（MDS）の治療日記	セルジーン株式会社	
	成人T細胞白血病リンパ腫（ATLL）の治療日記	セルジーン株式会社	
レンビマ® (レンバチニブメシル酸塩)	レンビマ®HAND BOOK	エーザイ株式会社	
	レンビマ®DIARY	エーザイ株式会社	
テモダール® (テモゾロミド)	テモダール® カプセル服薬日誌	MSD 株式会社	
	テモダール® 患者用小冊子	MSD 株式会社	
メキニスト® (トラメチニブ) タフィンラー® (ダブラフェニブ)	小冊子～悪性黒色腫でタフィンラーとメキニストを服用される方へ～	ノバルティスファーマ株式会社	
	服薬日誌～悪性黒色腫でタフィンラー・メキニストを服用される方へ	ノバルティスファーマ株式会社	
	服薬指導リーフ～悪性黒色腫・非小細胞肺がんでタフィンラー・メキニストを服用される方へ	ノバルティスファーマ株式会社	

各掲載元の最終閲覧日：2019 年 10 月 10 日.
＊を付した資材については直接提供元にお問い合わせください.

一般索引

欧文

Child-Pugh 分類　90, 275, 299
medication event monitoring system
　（MEMS）　20
medication possession ratio（MPR）
　19
Morisky medication adherence scale
　（MMAS）　21
Motzer のリスク分類　90
Pill counts　19
RevMate®　337
Self-report　20

ア行

アドヒアランス　3
エンパワーメント　28
　――の５つのステップ　29

カ行

過少服用　24
過量服用　22
肝機能障害　150, 176, 195, 275, 299
間質性肺疾患　108, 150, 165, 175, 181,
　195
客観的評価方法　19
筋骨格系症状　230
計画的行動理論　7
経口避妊薬　373
下痢　159
健康行動科学　26
健康信念モデル　5, 26
高脂肪食　94
好中球減少症　241
口内炎　161
コントロール所在　9
コンプライアンス　3

サ行

催奇形性　334
自己効力感　9
自己報告　20
主観的評価方法　20
小児　325
女性化乳房　294
女性ホルモン補充療法　225
処方日数による評価（MPR）　19
節薬バッグ運動　43
増量基準　303

タ行

治療日誌　20
手足症候群　94, 117, 137
電子機器を用いたモニタリング法
　（MEMS）　20

ナ行

妊娠　320

ハ行

皮膚障害　110, 159
ピルカウント　19
服薬アドヒアランス　2
　――の評価方法　10, 18
服薬日誌　34
閉経　214
ヘルスリテラシー　9
変化のステージモデル　8
ホーソン効果　21
ホットフラッシュ　216, 225, 234, 294

ヤ行

薬剤師外来　34

薬剤索引

ア行

アキシチニブ　297
アナストロゾール　214
アビラテロン酢酸エステル　277
アファチニブマレイン酸　156
アベマシクリブ　244
アレクチニブ塩酸塩　171
イマチニブメシル酸塩　306
エキセメスタン　227
エベロリムス　77
エルロチニブ塩酸塩　102
エンザルタミド　269
オシメルチニブ　162
オラパリブ　139

カ行

カペシタビン　62
ゲフィチニブ　148

サ行

スニチニブリンゴ酸塩　130
セリチニブ　187
ソラフェニブ　89

タ行

ダコミチニブ　198

ダサチニブ水和物　317
ダブラフェニブ　370
タモキシフェンクエン酸塩　208
テガフール・ウラシル・ホリナート　253
テガフール・ギメラシル・オテラシルカリウム　50
テモゾロミド　353
トラメチニブ　362
トリフルリジン・チピラシル塩酸塩　261

ナ行

ニロチニブ　325

ハ行

パゾパニブ塩酸塩　121
パルボシクリブ　236
ビカルタミド　288

ラ行

レゴラフェニブ水和物　112
レトロゾール　220
レナリドミド水和物　334
レンバチニブメシル酸塩　343
ロルラチニブ　179

アドヒアランスに着目した
経口抗がん薬 服薬支援マニュアル

2019 年 11 月 15 日　1 版 1 刷　　　　　　　　　　　　　©2019

編　者
　川上 和宣　　堀 里子　　松尾 宏一
　（かわかみ　かずよし）（ほり　さとこ）（まつお　こういち）

発行者
　株式会社 南山堂　代表者 鈴木幹太
　〒113-0034　東京都文京区湯島 4-1-11
　TEL 代表 03-5689-7850　　www.nanzando.com

ISBN 978-4-525-70591-6　　定価（本体 3,500 円＋税）

JCOPY ＜出版者著作権管理機構 委託出版物＞
複製を行う場合はそのつど事前に (一社) 出版者著作権管理機構（電話 03-5244-5088,
FAX 03-5244-5089, e-mail: info@jcopy.or.jp）の許諾を得るようお願いいたします．

本書の内容を無断で複製することは，著作権法上での例外を除き禁じられています．
また，代行業者等の第三者に依頼してスキャニング，デジタルデータ化を行うことは
認められておりません．

MEMO

MEMO

MEMO

MEMO

MEMO

主な有害事象一覧―②症状・症候

分類	有害事象	Grade 1	Grade 2	
消化器	味覚異常	味覚の変化はあるが食生活は変わらない	食生活の変化を伴う味覚変化	
	口腔粘膜炎	症状がない，または軽度の症状がある；治療を要さない	中等度の疼痛；経口摂取に支障がない；食事の変更を要する	
	悪心	摂食習慣に影響のない食欲低下	顕著な体重減少；脱水または栄養失調を伴わない経口摂取量の減少	
	嘔吐	24 時間に 1～2 エピソードの嘔吐	24 時間に 3～5 エピソードの嘔吐	
	食欲不振	食生活の変化を伴わない食欲低下	顕著な体重減少や栄養失調を伴わない摂食量の変化；経口栄養剤による補充を要する	
	下痢	ベースラインと比べて＜4 回/日の排便回数増加；ベースラインと比べて人工肛門からの排泄量が軽度に増加	ベースラインと比べて 4～6 回/日の排便回数増加；ベースラインと比べて人工肛門からの排泄量が中等度に増加	
	便秘	不定期または間欠的な症状；便軟化剤/緩下剤/食事の工夫/浣腸を不定期に使用	緩下剤または浣腸の定期的使用を要する持続的症状；身の回り以外の日常生活動作の制限	
皮膚	ざ瘡様皮疹	体表面積の＜10% を占める紅斑丘疹および/または膿疱で，そう痒や圧痛の有無は問わない	体表面積の 10～30% を占める紅斑丘疹および/または膿疱で，そう痒や圧痛の有無は問わない；社会心理学的な影響を伴う；身の回り以外の日常生活動作の制限	
	爪囲炎	爪襞の浮腫や紅斑；角質の剥脱	局所的処置を要する（例：抗菌薬/抗真菌薬/抗ウイルス薬）；疼痛を伴う爪襞の浮腫や紅斑；滲出液や爪の分離を伴う；身の回り以外の日常生活動作の制限	
	皮膚乾燥	体表面積の＜10% を占めるが紅斑やそう痒は伴わない	体表面積の 10～30% を占め，紅斑またはそう痒を伴う；身の回り以外の日常生活動作の制限	
	脱毛症	遠くからではわからないが近くで見ると正常よりも明らかな 50% 未満の脱毛；脱毛を隠すために，かつらやヘアピースは必要ないが，通常と異なる髪形が必要となる	他人にも容易に明らかな 50% 以上の脱毛；患者が脱毛を完全に隠したいと望めば，かつらやヘアピースが必要；社会心理学的な影響を伴う	
神経	末梢性感覚ニューロパチー	症状がない；深部腱反射の低下または知覚異常	中等度の症状がある；身の回り以外の日常生活動作の制限	
	手掌・足底発赤知覚不全症候群	疼痛を伴わないわずかな皮膚の変化または皮膚炎	疼痛を伴う皮膚の変化；身の回り以外の日常生活動作の制限	
全身	アレルギー反応	一過性の潮紅または皮疹；＜38℃の薬剤熱；治療を要さない	治療または点滴の中断が必要．ただし症状に対する治療には速やかに反応する；≦ 24 時間の予防的投薬を要する	
	倦怠感	だるさ，または元気がない	だるさ，または元気がない；身の回り以外の日常生活動作の制限	
循環器	高血圧	前高血圧状態（収縮期血圧 120～139 mmHg または拡張期血圧 80～89 mmHg）	ステージ 1 の高血圧（収縮期血圧 140～159 mmHg または拡張期血圧 90～99 mmHg）；内科的治療を要する；再発性または持続性（≧ 24 時間）；症状を伴う＞20 mmHg（拡張期圧）の上昇または以前正常であった場合は＞140/90 mmHg への上昇；単剤の薬物治療を要する	
眼	流涙	治療を要さない	治療を要する	

「有害事象共通用語規準（CTCAE）v5.0 日本語訳 JCOG 版」より引用，改変．
なお，Grade 5 についてはすべて省略し，本書には記載していない．

Grade 3	Grade 4
—	—
高度の疼痛；経口摂取に支障がある	生命を脅かす；緊急処置を要する
カロリーや水分の経口摂取が不十分；経管栄養 / TPN/ 入院を要する	—
24 時間に 6 エピソード以上の嘔吐；TPN または入院を要する	生命を脅かす；緊急処置を要する
顕著な体重減少や栄養失調を伴う；静脈内輸液 / 経管栄養 /TPN を要する	生命を脅かす；緊急処置を要する
ベースラインと比べて 7 回以上 / 日の排便回数増加；便失禁；入院を要する；ベースラインと比べて人工肛門からの排泄量が高度に増加；身の回りの日常生活動作の制限	生命を脅かす；緊急処置を要する
敵便を要する頑固な便秘；身の回りの日常生活動作の制限	生命を脅かす；緊急処置を要する
体表面積の >30% を占める紅斑丘疹および / または膿疱で，そう痒や圧痛の有無は問わない；身の回りの日常生活動作の制限；経口抗菌薬を要する局所の重複感染	紅斑丘疹および / または膿疱が体表のどの程度のを占めるかによらず，搔痒や圧痛の有無を問わが，静注抗菌薬を要する広範囲の局所の二次感染う；生命を脅かす
外科的処置や抗菌薬の静脈内投与を要する；身の回りの日常生活動作の制限	
体表面積の >30% を占め，そう痒を伴う；身の回りの日常生活動作の制限	
	—
高度の症状がある；日常生活動作の制限	生命を脅かす；緊急処置を要する
疼痛を伴う高度の皮膚の変化；日常生活動作の制限	—
遅延；一度改善しても再発する；続発症	生命を脅かす；緊急処置を要する
—	—
ステージ 2 の高血圧（収縮期血圧 ≧ 160 mmHg または拡張期血圧 ≧ 100 mmHg）；内科的治療を要する；2 種類以上の薬物治療または以前よりも強い治療を要する	生命を脅かす（例：悪性高血圧，一過性または恒な神経障害，高血圧クリーゼ）；緊急処置を要する
外科的治療を要する	—